普通高等教育基础医学类系列教材

供基础、临床、预防、口腔、护理等医学类专业使用

组织学与胚胎学学习指导

（第二版）

郭泽云　吴春云　主编

科学出版社

北　京

内 容 简 介

本书在《组织学与胚胎学学习指导》(第一版)的基础上修订完成,体现以学生为中心、以培养岗位胜任力为导向的指导思想,内容上主要参照《组织学与胚胎学》(唐军民、张雷主编,2018),并补充吸取国内外医学院校编著的教材及相关资料进行编写。全书共25章,每章包括大纲要求、学习要点、复习题和参考答案四部分内容。

本书适用于医学类专业本科生学习、研究生入学考试复习,也适用于专科生和成人自学者使用,还可供本专业教师教学和命题时参考。

图书在版编目(CIP)数据

组织学与胚胎学学习指导 / 郭泽云,吴春云主编. —2 版. —北京:科学出版社,2021.4

普通高等教育基础医学类系列教材

ISBN 978-7-03-068354-0

Ⅰ.①组… Ⅱ.①郭… ②吴… Ⅲ.①人体组织学-高等学校-教学参考资料 ②人体胚胎学-高等学校-教学参考资料 Ⅳ.①R32

中国版本图书馆 CIP 数据核字(2021)第 044801 号

责任编辑:刘 畅 / 责任校对:王晓茜
责任印制:师艳茹 / 封面设计:迷底书装

科 学 出 版 社 出版
北京东黄城根北街 16 号
邮政编码:100717
http://www.sciencep.com
新科印刷有限公司 印刷
科学出版社发行 各地新华书店经销
*
2015 年 1 月第 一 版 开本:787 × 1092 1/16
2021 年 4 月第 二 版 印张:18 1/2
2021 年 12 月第二次印刷 字数:438 000
定价:59.00 元
(如有印装质量问题,我社负责调换)

前　言

　　组织学与胚胎学是医学类专业主干课程，是医学生学习其他医学基础课和临床课程的重要基础。由于医学教育的改革及现代医学对医学生能力要求的提高，学生不仅要掌握扎实的基础知识，更要具有自主性学习的能力，同时也需要基础知识与临床结合，能学以致用。基于这样的目的，本书在《组织学与胚胎学学习指导》（第一版）的基础上进行了内容的更新和修订。

　　本书主要根据《组织学与胚胎学》（唐军民、张雷主编，2018）的主要内容进行编写，同时也参考了国内外医学院校编写的教材、习题和有关资料。

　　全书共 25 章，每一章内容包括大纲要求、学习要点、复习题和参考答案四部分。本次大纲的修订，不仅对教学内容与知识点有更详细的要求，而且对技能目标及情感、态度和价值观目标都有具体的描述，使学生不仅掌握理论知识，同时也能培养相应的技能和应有的职业道德。学习要点仍以图表的形式对教材中基本内容、知识点进行归纳、总结、比较，把教材中烦琐的内容简单化，对概念进行强化，有利于学生自学和掌握所学内容。复习题做了较大改动，保留了原来的单项选择题、多项选择题和论述题，删除了判断题，增加了 A2 型题（病例摘要型最佳选择题）、B 型题（标准配伍题）和简述题。编写复习题时，力求做到重点突出、内容丰富，既考虑到知识的覆盖面，又注意到突出教材的重点，既有考察基本理论、基本知识的题目，又有具一定难度、综合性较强的试题。同时 A2 型题的增加，使教与学能与临床相结合，使学生能学以致用，使其在掌握基本知识的同时，全面分析问题和解决问题的能力也得以提高。

　　由于编者的水平有限，疏漏在所难免，恳请同行、专家、师生和各方读者批评指正，以使本书不断完善和提高。

郭泽云

2021 年 2 月

使 用 说 明

一、选择题

（一）A1 型题（单句型最佳选择题）

从每题的 5 个备选答案中选出一个最佳答案。

（二）A2 型题（病例摘要型最佳选择题）

试题由 1 个简要病例作为题干和 5 个备选答案组成,备选答案中只有 1 个是最佳选择。

（三）B 型题（标准配伍题）

共用备选答案,答案后至少 2 道题,为每一道题选择 1 个与其关系密切的答案,每个备选答案可以选用 1 次或数次或不选用。

（四）X 型题（多项选择题）

每组题目下设 5 个备选答案,其中有 2～5 个正确答案,答题时应选出所有正确答案,多选或少选均为错误。

二、简述题

针对问题用简要的语言回答。

三、论述题

针对问题作较详细的回答,需条理清楚,分析正确,内容全面。

四、星号标识

本书学习要点与复习题中,针对学生自主性学习内容用星号标识出,以利于学生学习。

目　录

第一章 绪 论

【大纲要求】

一、知识目标

1. 能够概述组织学的概念、研究内容及意义。
2. 能够说出苏木精-伊红（HE）染色法的原理。
3. 能够解释嗜酸性、嗜碱性的定义和意义。
4. 能够解释 PAS 反应的意义。
5. 能够说出电子显微镜技术、组织化学和免疫组织化学技术、原位杂交技术、图像分析技术、放射自显影术、组织培养工程等技术的原理及意义。

二、技能目标

1. 能够理解组织胚胎学这门学科学什么、为什么要学、怎样学的问题。
2. 能够绘制 HE 染色细胞。
3. 能够联系组织细胞结构推导功能。
4. 能够构建平面与立体、局部与整体的关系。

三、情感、态度和价值观目标

1. 能够感受良好的学习方法是学好医学形态学科的关键。
2. 能够认同组织学与医学其他相关课程的相互关系，认可学好基础医学课程的重要性。
3. 能够对组织学产生学习兴趣，树立学好组织学的信心。

【学习要点】

一、组织学的研究内容

组织学（histology）是借助显微镜研究正常机体微细结构及其相关功能的科学。

二、组织学的常用方法

（一）光学显微镜技术

1. 石蜡切片术主要步骤

取材、固定、脱水、包埋、切片、染色和封片。

2. HE 染色

染料	苏木精（hematoxylin）	伊红（eosin）
化学性质	碱性	酸性
被染物质	酸性物质，如细胞核、粗面内质网、核糖体	碱性物质，如滑面内质网、溶酶体、线粒体
显示颜色	紫蓝色	粉红色
	组织结构易被碱性染料着色的性质称为嗜碱性	组织结构易被酸性染料着色的性质称为嗜酸性

*（二）电子显微镜技术

类型	原理	观察对象
透射电子显微镜（transmission electron microscope，TEM）	电子束穿透超薄切片（50～80nm），经电磁场聚合放大在荧光屏上显像	细胞内部的超微结构
扫描电子显微镜（scanning electron microscope，SEM）	极细电子束在样品表面扫描，形成电信号在荧光屏上显像	标本表面的立体结构，有三维立体感

*（三）组织化学技术

类型	原理	检测对象
一般组织化学技术	化学反应原理	多糖、糖蛋白、核酸、脂类等，如 PAS 反应显示多糖和糖蛋白
免疫组织化学技术	抗原与抗体特异性结合原理	多肽或蛋白质（如各种膜蛋白）
原位杂交技术	核酸碱基配对原理	细胞内 mRNA 或 DNA 片段

【复习题】

一、选择题

（一）A1 型题（单句型最佳选择题）

1. 组织切片最常用的染色方法是（　　）

　　A. 醛复红染色法　　　　　　B. 硝酸银染色法　　　　　　C. 苏木精-伊红染色法

　　D. 瑞氏染色法　　　　　　　E. 苏丹染色法

2. HE 染色时细胞核为（　　）

　　A. 中性　　　　　　　　　　B. 嗜碱性　　　　　　　　　C. 嗜酸性

D. 嗜银性　　　　　　　　　　E. 异染性

3. HE 染色时通常细胞质被染成（　　　）

    A. 紫蓝色　　　　　　　　B. 棕黑色　　　　　　　　C. 棕黄色

    D. 粉红色　　　　　　　　E. 蓝色

4. 关于组织的构成，下列叙述哪项正确（　　　）

    A. 细胞和细胞外基质　　　B. 纤维和基质　　　　　　C. 细胞和纤维

    D. 细胞外基质和体液　　　E. 细胞和组织液

5. 扫描电子显微镜主要用于观察（　　　）

    A. 细胞膜的内部结构　　　B. 细胞器的内部结构　　　C. 细胞的表面结构

    D. 细胞核的内部结构　　　E. 组织的内部结构

*6. 免疫组织化学技术主要用于检测（　　　）

    A. 多肽与 DNA　　　　　B. 蛋白质与 DNA　　　　C. 多肽与 RNA

    D. 蛋白质与 RNA　　　　E. 多肽与蛋白质

7. PAS 反应可以显示（　　　）

    A. 脂类　　　　　　　　　B. 酶类　　　　　　　　　C. 多糖和糖蛋白

    D. 核酸　　　　　　　　　E. 蛋白质

（二）A2 型题（病例摘要型最佳选择题）

8. 要检测某一组织中是否含有蛋白质，并要对该蛋白质进行精确定位，最佳的检测技术是（　　　）

    A. HE 染色法　　　　　　B. 免疫组织化学技术　　　C. PAS 反应

    D. 透射电子显微镜技术　　E. 扫描电子显微镜技术

9. 临床进行液体检测（如血液、精液等），标本制作方式是（　　　）

    A. 铺片法　　　　　　　　B. 涂片法　　　　　　　　C. 切片法

    D. 压片法　　　　　　　　E. 磨片法

*10. 女性 52 岁，因乳房包块住院行包块切除，术中要明确包块的性质，需立即进行病理学观察以决定手术方式，此时对组织切片制作的最佳方法是采用（　　　）

    A. 石蜡包埋技术　　　　　B. 冰冻切片技术　　　　　C. 火棉胶包埋技术

    D. 电子显微镜技术　　　　E. 细胞培养技术

11. 采用 PAS 技术在光学显微镜下观察到某一组织内有细胞出现紫红色的颗粒，可以推断该细胞内含有（　　　）

    A. 蛋白质　　　　　　　　B. 脂肪　　　　　　　　　C. 糖蛋白

    D. 核酸　　　　　　　　　E. 糖

12. HE 染色观察到某一种细胞的细胞质呈强嗜碱性，可以推断该细胞内什么细胞器数量较多（　　　）

    A. 线粒体　　　　　　　　B. 溶酶体　　　　　　　　C. 滑面内质网

    D. 粗面内质网、核糖体　　E. 中心体

（三）B 型题（标准配伍题）

（13～17 题共用备选答案）

A. 糖原或糖蛋白检测与定位　　　B. 蛋白质检测与定位

C. 细胞的超微结构观察　　　　　D. 细胞的表面结构观察

E. DNA 或 mRNA 原位检测

13. 扫描电子显微镜技术用于（　　）

14. PAS 反应用于（　　）

15. 透射电子显微镜技术用于（　　）

*16. 原位杂交技术用于（　　）

*17. 免疫组织化学技术用于（　　）

（18～22 题共用备选答案）

A. HE 染色细胞质呈粉红色

B. HE 染色细胞核呈紫蓝色

C. 肥大细胞中颗粒经碱性染料染色后呈现紫红色

D. 组织经硝酸银染色呈黑色

E. 组织经硝酸银处理后再加还原剂显色

18. 嗜碱性（　　）

19. 嗜酸性（　　）

20. 亲银性（　　）

21. 嗜银性（　　）

*22. 异染性（　　）

（四）X 型题（多项选择题）

23. 对伊红亲和力强的结构有（　　）

A. 核糖体　　　　　　B. 溶酶体　　　　　　C. 细胞核

D. 粗面内质网　　　　E. 滑面内质网

24. 对苏木精亲和力强的结构有（　　）

A. 线粒体　　　　　　B. 溶酶体　　　　　　C. 染色质

D. 核糖体　　　　　　E. 粗面内质网

*25. 制作组织标本的方法有（　　）

A. 涂片法　　　　　　B. 铺片法　　　　　　C. 磨片法

D. 石蜡切片法　　　　E. 压片法

26. 组织化学技术可检测（　　）

A. DNA　　　　　　　B. 多糖　　　　　　　C. 糖蛋白

D. 脂肪　　　　　　　E. 酶

二、简述题

1. 什么叫 HE 染色法？

2. HE 染色时嗜碱性、嗜酸性分别指的是什么？

3. What is tissue？

三、论述题

试述 PAS 反应的原理及意义。

【参考答案】

一、选择题

（一）A1 型题（单句型最佳选择题）

1. C 2. B 3. D 4. A 5. C 6. E 7. C

（二）A2 型题（病例摘要型最佳选择题）

8. B 9. B 10. B 11. C 12. D

（三）B 型题（标准配伍题）

13. D 14. A 15. C 16. E 17. B 18. B 19. A 20. D 21. E 22. C

（四）X 型题（多项选择题）

23. BE 24. CDE 25. ABCDE 26. ABCDE

二、简述题

1. 什么叫 HE 染色法？

HE 染色法，即苏木精和伊红染色，是最常用的染色方法。苏木精为碱性染料，可将细胞核的染色质和细胞质中的嗜碱性物质染成紫蓝色，而伊红为酸性染料，可将细胞外基质和细胞质中的嗜酸性物质染成粉红色,便于对组织和细胞的结构进行观察与研究。

2. HE 染色时嗜碱性、嗜酸性分别指的是什么？

HE 染色时，嗜碱性是指组织或细胞中的某些物质或结构能与碱性染料（如苏木精）有较强的亲和力，被染成紫蓝色的特性。嗜酸性是指组织或细胞中的某些物质或结构能与酸性染料（如伊红）有较强的亲和力，被染成粉红色的特性。

3. What is tissue？

tissue 即组织，是由形态和功能相同或相似的细胞群及细胞外基质组成的结构。细胞是组成机体结构和功能的基本单位，细胞外基质由细胞产生，构成细胞生存的微环境。机体包括 4 种基本组织：上皮组织、结缔组织、肌组织和神经组织。

三、论述题

试述 PAS 反应的原理及意义。

PAS 反应即过碘酸希夫反应，是显示组织或细胞内多糖和糖蛋白的一种组织化学技术。其基本原理是通过过碘酸的氧化作用，使糖分子的乙二醇基变为乙二醛基，醛基与希夫试剂结合成紫红色化合物。PAS 反应阳性部位为多糖和糖蛋白存在的部位。

（郭泽云）

第二章 上皮组织

【大纲要求】

一、知识目标

1. 能够概述上皮组织的特性。
2. 能够比较和归纳各种单层上皮及复层扁平上皮的结构特点、分布与功能。
3. 能够阐述微绒毛和纤毛的概念，区分其结构与功能。
4. 能够说出细胞连接的结构特点及功能。
5. 能够描述基膜的位置、结构与功能。
6. 能够说出复层柱状上皮、变移上皮的结构、分布和功能；质膜内褶、半桥粒的结构特点与功能；腺上皮、腺的概念。

二、技能目标

1. 能够绘制图表对比梳理不同类型被覆上皮的分布、结构特点及功能，强化和有效记忆易混知识点。
2. 能够联系被覆上皮共性和各类上皮的特性，理解不同类型上皮组织功能的结构基础。

三、情感、态度和价值观目标

1. 能够感受组织结构与功能密切相关，学会通过功能推导结构或通过结构推导功能。
2. 能够认同作为一名医生，只有学好基础医学知识，才能避免误操作带给患者的损害。
3. 能够树立科学辩证的思维模式，将基础与临床有机结合。

【学习要点】

一、上皮组织的特性

组成	大量细胞和少量细胞外基质
分布	体表或体腔及有腔器官腔面；构成腺体
分类	被覆上皮　　　　腺上皮
结构	细胞紧密排列成层；细胞有极性；通过基膜与结缔组织相连接
血管	一般无血管分布
神经	丰富
再生能力	较强
功能	保护、吸收、分泌、排泄等

二、被覆上皮

	类型	主要分布	主要功能
单层上皮	单层扁平上皮	①心、血管和淋巴管腔面——内皮；②胸膜、腹膜和心包膜——间皮；③肺泡、肾小囊壁层	游离面光滑，利于血液和淋巴的流动；表面光滑，能减少器官间的摩擦
	单层立方上皮	肾小管、甲状腺滤泡	吸收、分泌
	单层柱状上皮	胃、肠、胆囊、子宫、输卵管等	吸收、分泌
	假复层纤毛柱状上皮	呼吸管道	分泌和保护
复层上皮	复层扁平上皮	皮肤表皮——角化；口腔、食管、阴道——未角化	保护
	复层柱状上皮	男性尿道等	保护
	变移上皮	排尿管道	保护

*三、腺上皮和腺

腺上皮：由腺细胞组成的以分泌功能为主的上皮。

腺：以腺上皮为主要成分构成的器官。

种类	导管	结构特点	腺细胞类型
外分泌腺	有	由分泌部（腺泡）与导管构成	①蛋白质分泌细胞（浆液性腺细胞）；②糖蛋白分泌细胞（黏液性腺细胞）；③脂类分泌细胞
内分泌腺	无	腺细胞排列为团、索或围成滤泡；毛细血管丰富	①含氮激素分泌细胞；②类固醇激素分泌细胞

四、上皮细胞的特化结构

（一）游离面

1. 微绒毛

微绒毛
（microvillus）
- 概念：上皮细胞游离面的细胞膜和细胞质伸出的微细指状突起
- 结构：表面为细胞膜，内为细胞质，细胞质中含有许多纵行的微丝
- 功能：显著增加细胞游离面的表面积，有利于物质的吸收

2. 纤毛

纤毛
（cilium）
- 概念：上皮细胞游离面的细胞膜和细胞质伸出的较粗而长的突起
- 结构：表面为细胞膜，内为细胞质，细胞质中含有许多纵行的微管
- 功能：快速而有节律地定向摆动，将上皮表面的黏液及其吸附的颗粒定向推送

（二）侧面

1. 紧密连接

紧密连接
（tight junction）
- 结构：相邻细胞膜形成数个点状融合，融合处细胞间隙消失，在连接处的膜内实际是蛋白质颗粒形成的网格，相邻网格吻合位于细胞的侧面顶端
- 功能：封闭细胞间隙，可阻挡物质穿过，具有屏障作用

2. 中间连接

中间连接
（intermediate junction）
- 结构：相邻细胞膜之间有15～20nm的间隙，其内充满细丝状的物质，在间隙两侧的细胞膜内面有薄层的致密物附着，细胞质中终末网的横行微丝贴附于细胞膜内面
- 功能：黏着作用；保持细胞形状和传递细胞收缩力

3. 桥粒

桥粒
（desmosome）
{
结构：相邻细胞膜之间有20～30nm的间隙，其内充满密度较低的丝状物。在间隙中央有一条与细胞膜平行的致密中间线，由丝状物交织而成。在相邻细胞膜的内侧各有一致密物质构成的附着板，细胞质中许多张力丝附着于板上，并常折成袢状返回细胞质，起固定和支持作用

功能：牢固连接细胞
}

4. 缝隙连接

缝隙连接
（gap junction）
{
结构：相邻细胞膜之间隔以3nm的间隙，细胞膜上有许多规则分布的柱状颗粒，每个柱状颗粒由6个亚单位组成，中央有直径2nm的管腔。相邻细胞膜中的颗粒彼此对应相接，管腔也连通，成为细胞间的直接通道

功能：交换物质，传递信息和电冲动
}

（三）基底面

1. 基膜

基膜
（basement membrane）
{
光镜结构：上皮细胞基底面与深部结缔组织之间的薄膜

电镜结构：可分为基板和网板。基板紧靠上皮，由上皮细胞分泌形成，又可分为透明层和致密层。网板位于基板下方，主要由网状纤维和基质组成，由结缔组织的成纤维细胞分泌产生

功能：支持、连接和固着作用；半透膜作用；引导上皮细胞移动、影响细胞的增殖和分化；交换物质，传递信息和电冲动
}

2. 质膜内褶

质膜内褶
（plasma membrane infolding）
{
概念：上皮细胞基底面的细胞膜向细胞质内凹陷折叠形成的结构

功能：扩大细胞基底面的表面积
}

3. 半桥粒

半桥粒
（hemidesmosome）
{
结构：为桥粒结构的一半

功能：可将上皮细胞固着在基膜上
}

【复习题】

一、选择题

（一）A1 型题（单句型最佳选择题）

1. 对上皮组织的描述下列哪项正确（　　）

　　A. 既覆盖在人体外表面又可衬贴于有管、腔、囊器官的内表面

　　B. 其内既可见大量的细胞又可见大量的细胞外基质

　　C. 细胞排列松散

　　D. 既含丰富的血管又含丰富的神经末梢

　　E. 细胞游离面与基底面的结构和功能基本相同

2. 下列哪种细胞有极性（　　）

　　A. 白细胞　　　　　　　　B. 红细胞　　　　　　　　C. 成纤维细胞

　　D. 上皮细胞　　　　　　　E. 骨骼肌细胞

3. 关于内皮的特点错误的是（　　）

　　A. 是一种单层扁平上皮　　　　　　　B. 分布在血管、心脏、淋巴管腔面

　　C. 细胞游离面光滑　　　　　　　　　D. 细胞侧面可有紧密连接形成

　　E. 能分泌少量浆液

4. 上皮细胞通过何种结构与深部的组织相连（　　）

　　A. 基膜　　　　　　　　　B. 半桥粒　　　　　　　　C. 质膜内褶

　　D. 桥粒　　　　　　　　　E. 紧密连接

5. 假复层纤毛柱状上皮分布于（　　）

　　A. 膀胱　　　　　　　　　B. 食管　　　　　　　　　C. 皮肤

　　D. 气管　　　　　　　　　E. 胃

6. 杯状细胞可见于下列哪些上皮内（　　）

　　A. 单层柱状上皮和复层扁平上皮

　　B. 复层柱状上皮和单层立方上皮

　　C. 单层立方上皮和假复层纤毛柱状上皮

　　D. 假复层纤毛柱状上皮和复层扁平上皮

　　E. 单层柱状上皮和假复层纤毛柱状上皮

7. 关于复层扁平上皮的描述哪项错误（　　）

　　A. 由两层以上细胞组成　　　　　　　B. 浅层细胞呈扁平形

　　C. 中间数层为多边形细胞　　　　　　D. 浅层细胞均发生角化

　　E. 保护功能较强

8. 人体中最耐摩擦的上皮是（　　）

　　A. 未角化的复层扁平上皮　　　　　　B. 复层柱状上皮

　　C. 单层柱状上皮　　　　　　　　　　D. 角化的复层扁平上皮

　　E. 假复层纤毛柱状上皮

9. 下列哪种细胞的游离面有数量较多的微绒毛（　　）

　　A. 血管表面内皮细胞　　　　B. 胸膜表面间皮细胞　　　　C. 小肠吸收细胞

　　D. 皮肤表皮细胞　　　　　　E. 食管表面上皮细胞

10. 下列哪种结构不属于细胞连接（　　）

　　A. 桥粒　　　　　　　　　　B. 中间连接　　　　　　　　C. 紧密连接

　　D. 缝隙连接　　　　　　　　E. 基膜

11. 关于假复层纤毛柱状上皮的描述哪项错误（　　）

　　A. 由几种形态不同的细胞组成　　　　B. 所有细胞的基底面都附着于基膜上

　　C. 所有细胞表面均有纤毛　　　　　　D. 具有分泌和保护功能

　　E. 主要分布于呼吸道的腔面

12. 关于纤毛的叙述下列哪项错误（　　）

　　A. 形成于细胞游离面　　　B. 其表面有细胞膜　　　　C. 其中轴有微管

　　D. 可节律性地定向摆动　　E. 主要功能是增大细胞表面积

13. 缝隙连接的功能是（　　）

　　A. 封闭细胞间隙　　　　　B. 传递信息和电冲动　　　C. 维持细胞形态

　　D. 屏障作用　　　　　　　E. 传递细胞收缩力

14. 下列哪项不是基膜的特点（　　）

　　A. 位于上皮细胞与细胞间　　　　　　B. 为半透膜

　　C. 电镜下由基板和网板构成　　　　　D. 有支持、连接作用

　　E. 能引导上皮细胞移动，影响细胞增殖与分化

*15. 内、外分泌腺的主要区别是（　　）

　　A. 分泌物的排出方式不同　　　　　　B. 腺泡不同

　　C. 导管的粗细不同　　　　　　　　　D. 血管分布多少不同

　　E. 组织来源不同

16. 下列哪种组织中无血管（　　）

　　A. 神经组织　　　　　　　B. 肌组织　　　　　　　　　C. 结缔组织

　　D. 上皮组织　　　　　　　E. 淋巴组织

17. 下列哪项没有单层扁平上皮分布（　　）

　　A. 心脏腔面　　　　　　　B. 心包膜表面　　　　　　　C. 胃壁内表面

　　D. 胃壁外表面　　　　　　E. 肺泡壁

（二）A2 型题（病例摘要型最佳选择题）

18. 覆盖在人体体表的上皮组织具有较丰富的感觉功能，是因为上皮组织内有丰富的（　　）

　　A. 血管　　　　　　　　　B. 神经末梢　　　　　　　　C. 淋巴管

　　D. 细胞　　　　　　　　　E. 细胞外基质

19. 上皮组织细胞间常通过形成特殊结构以构成机体的保护或物质交换的屏障，防止渗漏，下列哪种结构与此作用有关（　　）

　　A. 紧密连接　　　　　　　B. 桥粒　　　　　　　　　　C. 中间连接

D. 缝隙连接　　　　　　　E. 质膜内褶

20. 女性，55岁，因咳嗽3个月就诊，临床检查与CT检查不能确诊，支气管镜取材活体标本病理检查发现，肺内主支气管上皮有化生现象（一种上皮被另一种上皮所替代，称为化生）。正常气管、支气管、肺内主支气管的上皮是（　　）

A. 单层立方上皮　　　　　　　　　　B. 单层柱状上皮含有杯状细胞

C. 单层柱状上皮不含杯状细胞　　　　D. 假复层纤毛柱状上皮

E. 复层柱状上皮

21. 人体组织细胞为增大物质交换面积或吸收面积，可通过形成微绒毛的形式来增加表面积，下列哪种细胞不形成微绒毛（　　）

A. 肾小管上皮细胞　　　　B. 肝细胞　　　　　　C. 小肠上皮细胞

D. 破骨细胞　　　　　　　E. 内皮细胞

22. 男性，2个月，出生后一直出现腹泻，依靠肠外营养维持生命，被诊断为微绒毛包涵体疾病（microvilli inclusion disease，MID），该病是小肠微绒毛萎缩所致。微绒毛与下列哪种功能相关（　　）

A. 加强小肠上皮细胞之间的连接

B. 降低小肠内的渗透压

C. 增加小肠上皮细胞游离面的表面积，并有消化酶存在

D. 增加上皮组织与结缔组织的连接面积

E. 增强小肠的防御功能

23. 9岁男孩，因反复的鼻窦炎、呼吸道感染就诊，被诊断为卡塔格内综合征（Kartagener syndrome），为纤毛运动功能障碍引起，该病为常染色体疾病，下列哪项不是纤毛的结构特点（　　）

A. 由细胞游离面的细胞膜和细胞质向游离面突出形成

B. 电镜可见纤毛中央有两条单独微管，周围有9组双联微管

C. 微管含动力蛋白

D. 纤毛内含大量微丝

E. 有运动功能

24. 上皮组织具有较强的再生功能，在复层扁平上皮中通常依靠哪一层完成再生功能（　　）

A. 浅层细胞　　　　　　B. 角质层细胞　　　　　C. 中间层细胞

D. 基底层细胞　　　　　E. 所有的上皮细胞

25. 细胞之间的缝隙连接被破坏（如心肌细胞），下列哪种现象最有可能发生（　　）

A. 细胞容易脱落　　　　　　　　B. 细胞面积缩小

C. 心肌细胞出现收缩节律异常　　D. 细胞修复延迟

E. 信号转导速度增快

26. 心血管系统和淋巴系统运输着血液和淋巴，衬贴在其腔面的上皮细胞游离面表面光滑，利于血液与淋巴的流动，下列哪种上皮的细胞具有这种特点（　　）

A. 单层立方上皮　　　　B. 单层柱状上皮　　　　C. 假复层纤毛柱状上皮

    D. 内皮   E. 复层扁平上皮

27. 女性，60 岁，因胸痛 3 天到医院就诊。胸部听诊呼吸急促，可听到胸膜摩擦音，胸部 CT 检查提示胸膜炎。正常胸膜表面衬贴着（   ）

    A. 单层立方上皮   B. 单层柱状上皮   C. 假复层纤毛柱状上皮

    D. 间皮   E. 复层扁平上皮

28. 男性，45 岁，因上腹部疼痛 1 个月伴黑大便 2 天入院，消化道内窥镜检查发现食管下段有 1cm 大小的溃疡，溃疡底部平坦，有出血，病理检查发现溃疡为良性溃疡，溃疡周围的黏膜上皮有部分为单层柱状上皮，临床与病理诊断为巴雷特综合征（Barrett syndrome）。正常食管黏膜的上皮为（   ）

    A. 单层立方上皮   B. 单层柱状上皮   C. 假复层纤毛柱状上皮

    D. 角化的复层扁平上皮   E. 未角化的复层扁平上皮

（三）B 型题（标准配伍题）

（29～34 题共用备选答案）

    A. 内皮   B. 间皮   C. 单层立方上皮

    D. 变移上皮   E. 复层扁平上皮

29. 心血管腔面衬贴的上皮是（   ）

30. 上皮细胞的层次和形态可随器官容积发生变化（   ）

31. 心包膜、腹膜、胸膜表面的上皮是（   ）

32. 覆盖在人体体表的上皮是（   ）

33. 甲状腺滤泡上皮是（   ）

34. 肾小管上皮是（   ）

（35～41 题共用备选答案）

    A. 基膜   B. 质膜内褶   C. 桥粒

    D. 缝隙连接   E. 中间连接

35. 电镜下可见相邻细胞有 20～30nm 的间隙，间隙中有致密中间线，细胞一侧有附着板（   ）

36. 最牢固的细胞连接（   ）

37. 细胞膜上有连接小体，连接小体由连接蛋白构成，相邻细胞膜连接小体彼此相连（   ）

38. 位于上皮组织与结缔组织之间，对上皮组织有支持、连接和固着作用（   ）

*39. PAS 反应阳性，电镜下由基板与网板构成（   ）

40. 维持细胞形态、传递细胞收缩力（   ）

41. 上皮细胞基底面细胞向细胞内褶以扩大细胞基底面积（   ）

（42～46 题共用备选答案）

    A. 微绒毛   B. 纤毛   C. 基膜

    D. 半桥粒   E. 连接复合体

42. 细胞膜与细胞质突出形成，细胞质内有微丝（   ）

43. 细胞膜与细胞质突出形成，细胞质内有微管（   ）

44. 具有紧密连接、中间连接、桥粒、缝隙连接中两种以上的结构（　　）

45. 加固上皮细胞与基膜的连接（　　）

46. 为半透膜的是（　　）

（47～50 题共用备选答案）

  A. 纤毛细胞   B. 浆液性细胞   C. 黏液性细胞

  D. 类固醇分泌细胞   E. 肽分泌细胞

*47. 含有酶原颗粒，分泌物较稀薄，其中含酶（　　）

*48. 含有黏原颗粒，分泌物较黏稠，主要成分为糖蛋白（　　）

*49. 分泌类固醇激素（　　）

*50. 嗜银细胞或嗜铬细胞（　　）

（四）X 型题（多项选择题）

51. 被覆上皮的特点包括（　　）

  A. 由大量细胞和少量细胞外基质构成

  B. 覆盖于体表、体腔或衬于有腔器官的腔面

  C. 上皮细胞呈现明显的极性

  D. 含丰富的毛细血管和神经

  E. 具有保护、吸收、分泌和排泄等作用

52. 下列哪些器官的腔面被覆有单层柱状上皮（　　）

  A. 小肠   B. 胃   C. 大肠

  D. 子宫   E. 气管

53. 单层扁平上皮分布于（　　）

  A. 心包膜   B. 淋巴管   C. 肺泡

  D. 肾小囊   E. 静脉

54. 复层扁平上皮的结构特点包括（　　）

  A. 浅层细胞扁平并可不断脱落

  B. 基底层细胞幼稚，分裂增殖能力强

  C. 中间层细胞呈多边形

  D. 与结缔组织的连接面凹凸不平

  E. 可分为角化型和未角化型

*55. 变移上皮有哪些特点（　　）

  A. 分布在排尿管道的腔面   B. 表层细胞为扁平状或立方形

  C. 细胞层数和形状可发生变化 D. 有保护功能

  E. 基底面无基膜

56. 紧密连接的功能包括（　　）

  A. 连接作用   B. 增加细胞表面积 C. 支持作用

  D. 运动   E. 封闭细胞间隙

57. 关于质膜内褶哪些正确（　　）

  A. 存在于上皮细胞的基底面 B. 为细胞膜向细胞质内凹陷形成

    C. 光镜下呈纵纹状   D. 能扩大细胞表面积

    E. 质膜内褶间含有丰富的溶酶体

58. 桥粒的特点是（   ）

    A. 细胞膜的胞质面有致密物质构成的附着板

    B. 细胞间隙内有丝状物质交织形成的中间线

    C. 细胞质内有张力丝呈袢状附着于附着板上

    D. 分布于易受刺激和摩擦较多的部位

    E. 牢固连接细胞

59. 缝隙连接可见于下列哪些细胞间（   ）

    A. 心肌细胞   B. 上皮细胞   C. 神经细胞

    D. 骨细胞   E. 平滑肌细胞

*60. 关于外分泌腺的描述哪些正确（   ）

    A. 由分泌部（腺泡）和导管部组成

    B. 腺泡有浆液性、黏液性和混合性腺泡三种

    C. 导管由单层或复层上皮构成

    D. 腺细胞的分泌物可为蛋白质或黏液

    E. 导管能将分泌物排至体表或器官腔内，同时还具有吸收与排泌作用

二、简述题

1. What is endothelium？

2. What is mesothelium？

3. 什么叫微绒毛，举例说明其功能。

4. 什么叫纤毛，有什么作用？

三、论述题

1. 试述被覆上皮的一般特性。

2. 被覆上皮中，抵抗机械摩擦作用最强的是哪一种？试述其与功能相适应的结构特点。

【参考答案】

一、选择题

（一）A1 型题（单句型最佳选择题）

1. A   2. D   3. E   4. A   5. D   6. E   7. D   8. D   9. C   10. E   11. C   12. E
13. B   14. A   15. A   16. D   17. C

（二）A2 型题（病例摘要型最佳选择题）

18. B   19. A   20. D   21. E   22. C   23. D   24. D   25. C   26. D   27. D   28. E

（三）B 型题（标准配伍题）

29. A　30. D　31. B　32. E　33. C　34. C　35. C　36. C　37. D　38. A　39. A
40. E　41. B　42. A　43. B　44. E　45. D　46. C　47. B　48. C　49. D　50. E

（四）X 型题（多项选择题）

51. ABCE　52. ABCD　53. ABCDE　54. ABCDE　55. ABCD　56. AE　57. ABCD
58. ABCDE　59. ABCDE　60. ABCDE

二、简述题

1. What is endothelium？

endothelium 即内皮，指衬贴于心、血管和淋巴管腔面的单层扁平上皮。其游离面光滑，利于血液和淋巴的流动，内皮细胞较薄，利于物质交换。

2. What is mesothelium？

mesothelium 即间皮，指被覆于胸膜、腹膜和心包膜表面的单层扁平上皮。间皮表面湿润光滑，可减少摩擦，利于内脏的运动。

3. 什么叫微绒毛，举例说明其功能。

微绒毛是上皮细胞游离面伸出的微细指状突起。电镜下，微绒毛的表面为细胞膜，内为细胞质，细胞质中含有许多纵行的微丝，微丝与细胞顶部细胞质内的终末网相连。机体中如小肠上皮细胞、肾小管上皮细胞等可以通过形成微绒毛的方式扩大细胞表面积，以利于物质的吸收。

4. 什么叫纤毛，有什么作用？

纤毛是上皮细胞游离面伸出的细长突起，光镜下呈细丝状。电镜下，纤毛的表面为细胞膜，内为细胞质，细胞质中含有纵行排列的微管。活体内，纤毛能快速而有节律地做定向摆动，从而将上皮表面黏附的分泌物和颗粒定向推送。

三、论述题

1. 试述被覆上皮的一般特性。

被覆上皮的特性表现在以下几个方面。①分布：体表或体腔及有腔器官腔面。②组成：大量细胞和少量细胞外基质。③结构特点：细胞紧密排列成层或膜状；细胞有明显极性，有游离面和基底面之分；基底面借基膜与结缔组织相连；一般无血管，但神经末梢丰富。④功能：保护、吸收、分泌、排泄等。⑤再生能力：较强。

2. 被覆上皮中，抵抗机械摩擦作用最强的是哪一种？试述其与功能相适应的结构特点。

被覆上皮中，抵抗机械摩擦作用最强的是角化的复层扁平上皮，其主要分布在皮肤的表皮，由多层细胞组成。紧贴基膜的一层细胞呈立方或矮柱状，具有分裂增殖的能力；中间数层细胞为多边形，接近表面的细胞呈梭形；浅层细胞呈扁平形，在移向游离面的过程中，浅层细胞干燥变硬，细胞核消失，细胞质中充满角蛋白，角蛋白具有很强的耐摩擦和阻止异物侵入等作用。上皮损伤后的再生修复能力也较强。

（郭泽云）

第三章 结缔组织

【大纲要求】

一、知识目标

1. 能够概述结缔组织的特性。
2. 能够归纳疏松结缔组织中成纤维细胞、巨噬细胞、浆细胞、肥大细胞的结构与功能。
3. 能够说出脂肪细胞、未分化的间充质细胞的结构特点和功能。
4. 能够比较疏松结缔组织中胶原纤维、弹性纤维、网状纤维的特性、化学组成和功能。
5. 能够阐述疏松结缔组织中基质的化学组成、分子结构特点和功能。
6. 能够描述致密结缔组织、脂肪组织、网状组织的结构特点和功能。

二、技能目标

1. 能够联系被覆上皮的特点比较结缔组织的特性，能绘制出两种基本组织结构简图，并比较功能的不同。
2. 能够联系疏松结缔组织中各种细胞和纤维的结构特点，推导出相关功能。
3. 能够联系疏松结缔组织的结构特点，归纳和比较其他固有结缔组织的特点。

三、情感、态度和价值观目标

1. 能够感受疏松结缔组织细胞的多样性和功能的重要性。
2. 能够认同显微镜下的微细结构特点与功能之间的辩证关系。
3. 通过学习，了解结缔组织病的前沿知识，提高学习兴趣，树立开拓创新的大学精神。

【学习要点】

一、结缔组织的特性

结缔组织来源于胚胎时期的间充质，由少量细胞和大量细胞外基质构成。细胞散在分布，无极性。细胞外基质包括基质、纤维和组织液。具有支持、连接、防御、保护、营养和修复等功能。

*二、结缔组织分类

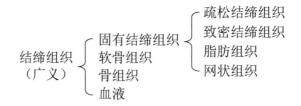

（一）疏松结缔组织

1. 疏松结缔组织（loose connective tissue）的特性

组成	少量细胞和大量细胞外基质（基质、纤维和组织液）
分布	器官之间、组织之间、细胞之间
结构特点	①细胞种类多，基质丰富； ②纤维较少，排列疏松，结构呈蜂窝状，又称蜂窝组织； ③有丰富的血管、淋巴管及神经； ④再生能力强
功能	支持、连接、防御、保护、营养和修复等

2. 疏松结缔组织的细胞及其结构与功能

细胞	光镜特点	电镜特点	功能
成纤维细胞（fibroblast）	细胞多突起，细胞质丰富，呈弱嗜碱性，细胞核卵圆形，着色浅	细胞质内含大量粗面内质网、游离核糖体、高尔基体	合成分泌纤维和基质
巨噬细胞（macrophage）	呈圆形、卵圆形或不规则形。功能活跃时，多有伪足伸出，细胞质丰富，呈嗜酸性，细胞核较小，着色深	细胞表面有大量微绒毛、皱褶，细胞质内含大量的溶酶体、微丝和微管	①变形运动和趋化性；②吞噬；③抗原提呈；④分泌多种生物活性物质
浆细胞（plasma cell）	呈圆形或卵圆形，细胞质丰富，呈嗜碱性，细胞核旁细胞质有浅染区。核多居细胞一侧，核内异染色质在核膜内侧呈辐射状排列	细胞质内有大量粗面内质网、游离核糖体、高尔基体	合成和分泌免疫球蛋白
肥大细胞（mast cell）	呈圆形或卵圆形，细胞质内充满粗大的异染性分泌颗粒。核小，着色深	颗粒大小不一，呈圆形或卵圆形，有单位膜包裹	释放组胺、肝素、嗜酸性粒细胞趋化因子、白三烯。与机体的过敏反应有关

*3. 纤维

纤维	新鲜色泽	光镜特点	电镜特点	化学成分	功能
胶原纤维	白色，又称白纤维	HE 染色呈浅红色。数量最多，粗细不等	由胶原原纤维聚合构成，其上呈现约 64nm 的周期性横纹	Ⅰ 型和Ⅲ型胶原蛋白	韧性大，抗拉力强
弹性纤维	黄色，又称黄纤维	HE 染色呈淡红色，不易与胶原纤维区分，较细，有分支，交织成网	由更细的微原纤维集合而成	弹性蛋白和微原纤维	弹性好
网状纤维		HE 染色不易分辨，银染呈深黑色，又称嗜银纤维。纤维较细	由胶原原纤维聚合构成，其上也呈现约 64nm 的周期性横纹	Ⅲ型胶原蛋白	以网状细胞构成网状组织，提供细胞发育的微环境

4. 基质

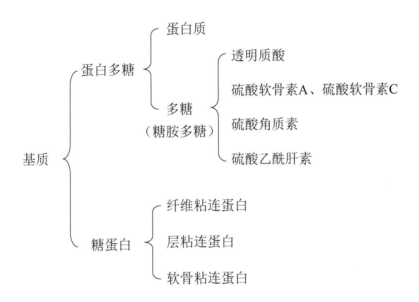

分子结构：透明质酸形成蛋白多糖复合物的主干，其他糖胺多糖和蛋白质与透明质酸共同形成有微小孔隙的分子筛。

5. 组织液

组织液为基质中毛细血管动脉端渗出的液体，组织液不断更新，有利于血液与组织中的细胞进行物质交换，成为细胞赖以生存的微环境。

*（二）致密结缔组织

致密结缔组织（dense connective tissue）以纤维为主要成分，纤维粗大，排列致密，主要具有支持和连接等作用。可分为以下几种类型。

分类	分布	结构特点
规则致密结缔组织	肌腱和腱膜	大量胶原纤维平行排列成束,其间的腱细胞为特殊的成纤维细胞
不规则致密结缔组织	真皮、硬脑膜、巩膜及多数内脏器官的被膜	粗大的胶原纤维排列不规则,纵横交织成致密的板层结构,纤维之间含少量成纤维细胞和基质
弹性组织	黄韧带、项韧带、弹性动脉的中膜	弹性纤维平行排列成束或编织成膜状

*（三）脂肪组织

分类	分布	组成	功能
黄色脂肪组织	皮下组织、网膜、肠系膜、黄骨髓	单泡脂肪细胞	储存脂肪,参与脂肪代谢、保持体温、缓冲、保护和充填等
棕色脂肪组织	肩胛间区、腋窝等	多泡脂肪细胞	在寒冷的环境下,棕色脂肪细胞内脂类物质易于分解氧化,产生大量热能

*（四）网状组织

网状组织由网状细胞和网状纤维构成,是造血器官、淋巴组织和淋巴器官的基本组成成分,为血细胞发生及淋巴细胞生长发育提供适宜的微环境。

【复习题】

一、选择题

（一）A1 型题（单句型最佳选择题）

1. 分化程度最低的细胞是（　　　）

    A. 成纤维细胞　　　　　B. 肥大细胞　　　　　C. 间充质细胞

    D. 巨噬细胞　　　　　　E. 浆细胞

2. 成纤维细胞转变为纤维细胞表示其（　　　）

    A. 功能旺盛　　　　　　B. 功能相对静止　　　　C. 准备分裂增生

    D. 即将死亡　　　　　　E. 进入衰老状态

3. 关于巨噬细胞的描述哪项不正确（　　　）

    A. 来源于单核细胞　　　B. 细胞质嗜碱性　　　　C. 具有吞噬功能

    D. 细胞质内含大量溶酶体　E. 微丝及微管发达

4. 浆细胞的细胞质嗜碱性是由于（　　　）

    A. 含吞饮小泡较多　　　　　　　　B. 含大量的异染性颗粒

    C. 粗面内质网发达　　　　　　　　D. 含有丰富的滑面内质网

    E. 含有较多的溶酶体

5. 疏松结缔组织基质的主要化学成分是（　　　）

    A. 纤维粘连蛋白和弹性蛋白　　　　B. 蛋白多糖和弹性蛋白

    C. 胶原蛋白和蛋白多糖　　　　　　D. 胶原蛋白和层粘连蛋白

E. 蛋白多糖和糖蛋白

6. 下列哪种细胞可释放肝素（　　　）

    A. fibroblast　　　　　　　B. plasma cell　　　　　　C. macrophage

    D. mast cell　　　　　　　E. fat cell

7. 下列关于成纤维细胞的描述哪项正确（　　　）

    A. 胞体较大，有突起，细胞质嗜酸性

    B. 核圆，着色深，染色质致密

    C. 参与机体过敏反应

    D. 是疏松结缔组织中较少见的细胞类型

    E. 有丰富的粗面内质网和高尔基体

8. 关于结缔组织的描述哪项错误（　　　）

    A. 来源于胚胎时期的间充质

    B. 细胞分散在细胞外基质内，无极性

    C. 细胞外基质包括纤维、基质及组织液

    D. 各种结缔组织的细胞外基质成分完全相同

    E. 固有结缔组织和血液几乎存在于所有的器官

9. 具有明显趋化性的细胞是（　　　）

    A. 巨噬细胞　　　　　　　B. 浆细胞　　　　　　　C. 成纤维细胞

    D. 脂肪细胞　　　　　　　E. 肥大细胞

10. 肥大细胞不能释放的物质是（　　　）

    A. 组胺　　　　　　　　　　　　B. 白三烯

    C. 肝素　　　　　　　　　　　　D. 嗜酸性粒细胞趋化因子

    E. 抗体

11. 细胞质内含有丰富分泌颗粒的细胞是（　　　）

    A. 巨噬细胞　　　　　　　B. 浆细胞　　　　　　　C. 肥大细胞

    D. 成纤维细胞　　　　　　E. 脂肪细胞

12. 能合成分泌抗体的细胞是（　　　）

    A. 肥大细胞　　　　　　　B. 浆细胞　　　　　　　C. 巨噬细胞

    D. 纤维细胞　　　　　　　E. 成纤维细胞

13. 人体皮肤损伤修复时，下列哪种细胞的功能活跃（　　　）

    A. 纤维细胞　　　　　　　B. 成纤维细胞　　　　　C. 肥大细胞

    D. 浆细胞　　　　　　　　E. 脂肪细胞

14. 下列哪组细胞合成蛋白质的功能较强（　　　）

    A. 肥大细胞和脂肪细胞　　B. 浆细胞和脂肪细胞　　C. 巨噬细胞和纤维细胞

    D. 浆细胞和成纤维细胞　　E. 纤维细胞和浆细胞

15. 构成基质分子筛主干的是（　　　）

    A. 蛋白质　　　　　　　　B. 糖蛋白　　　　　　　C. 层粘连蛋白

    D. 透明质酸　　　　　　　E. 纤维粘连蛋白

16. 肿瘤细胞等可产生哪种物质破坏基质的防御屏障 （　　　）

    A. 透明质酸酶　　　　　B. 胶原蛋白酶　　　　　C. 溶菌酶

    D. 碱性磷酸酶　　　　　E. 酸性磷酸酶

*17. 胶原纤维由下列哪项构成 （　　　）

    A. 透明质酸　　　　　　B. 弹性蛋白　　　　　　C. 胶原原纤维

    D. 弹性纤维　　　　　　E. 微原纤维

*18. 下列关于网状组织的描述哪项错误 （　　　）

    A. 由网状细胞、网状纤维组成

    B. 不属于固有结缔组织

    C. 网状纤维由网状细胞产生

    D. 网状纤维又称嗜银纤维

    E. 多分布于造血器官和淋巴器官

*19. 分布在皮肤真皮的组织是 （　　　）

    A. 上皮组织　　　　　　　　　　B. 脂肪组织

    C. 网状组织　　　　　　　　　　D. 不规则的致密结缔组织

    E. 规则的致密结缔组织

（二）A2 型题（病例摘要型最佳选择题）

20. 患者女性，20 岁，因用手挤压面部粉刺后，导致面部皮肤红、肿、痛而就诊，诊断为急性蜂窝组织炎，即疏松结缔组织的急性感染。下面关于疏松结缔组织描述错误的是（　　　）

    A. 细胞种类多　　　　　B. 细胞有极性　　　　　C. 细胞外基质丰富

    D. 分布广　　　　　　　E. 有丰富的血管和神经分布

*21. 一早产男婴出生后 2 天出现低体温和大腿外侧皮肤硬肿，诊断为新生儿寒冷损伤综合征，硬肿的发生与新生儿皮下脂肪的结构特点有关。下列关于脂肪组织描述错误的是（　　　）

    A. 主要由大量的脂肪细胞组成

    B. 可分为黄色脂肪组织和棕色脂肪组织

    C. 黄色脂肪组织由单泡脂肪细胞组成

    D. 棕色脂肪组织由多泡脂肪细胞组成

    E. 新生儿皮下以黄色脂肪组织为主

22. 患者女性，30 岁，因去公园赏花后突发呼吸困难，干咳，胸闷入院，双肺可闻及哮鸣音，患者有支气管哮喘病史，本次为急性发作。支气管哮喘是一种变态反应性疾病，其发病机制与肥大细胞有关。下列关于肥大细胞描述错误的是（　　　）

    A. 在疏松结缔组织中常沿小血管、小淋巴管分布

    B. 细胞质内充满了粗大的异染性嗜碱性颗粒

    C. 细胞颗粒内含的组胺及细胞质内含的白三烯与过敏反应有关

    D. 机体首次接触过敏原引起细胞脱颗粒、释放介质导致过敏反应

    E. 细胞的结构特点及功能与嗜碱性粒细胞相似

23. 新生儿出生后需要接种乙肝疫苗和卡介苗。免疫接种的目的是让机体针对某种抗原产生相应的抗体,使机体获得对抗该疾病的能力。下列能合成抗体的细胞是(　　)

  A. 成纤维细胞　　　　　　　B. 巨噬细胞　　　　　　　C. 浆细胞

  D. 肥大细胞　　　　　　　　E. 脂肪细胞

24. 患者做完胆囊切除手术后,医生给予抗炎、营养等支持治疗。外科手术后的患者伤口需要尽快修复愈合,在伤口修复中发挥主要作用的细胞是(　　)

  A. 成纤维细胞　　　　　　　B. 纤维细胞　　　　　　　C. 脂肪细胞

  D. 肥大细胞　　　　　　　　E. 未分化的间充质细胞

25. 在疏松结缔组织铺片制作中,给活体大鼠腹腔内注射台盼蓝,然后处死大鼠并将其肠系膜进行铺片、染色等处理,在显微镜下观察时,下列哪种细胞的细胞质内能观察到台盼蓝颗粒(　　)

  A. 巨噬细胞　　　　　　　　B. 纤维细胞　　　　　　　C. 成纤维细胞

  D. 肥大细胞　　　　　　　　E. 脂肪细胞

*26. 紫外线的照射会加速皮肤老化,产生皱纹。皱纹的产生与皮肤中弹性纤维的断裂有关,下列关于弹性纤维描述错误的是(　　)

  A. 新鲜状态下呈黄色,又称为黄纤维

  B. HE 染色下呈粉红色

  C. 电镜下观察由微原纤维和弹性蛋白组成

  D. 弹性好,韧性也好

  E. 在疏松结缔组织中,数量没有胶原纤维多

27. 溶血性链球菌和癌细胞等能产生透明质酸酶,破坏基质的防御屏障,致使感染和肿瘤浸润扩散。下列关于基质描述错误的是(　　)

  A. 基质是由蛋白多糖和糖蛋白构成的胶状物

  B. 多糖的主要成分是透明质酸

  C. 蛋白多糖构成分子筛

  D. 分子筛具有物质交换和防御屏障的作用

  E. 不含水分

28. 组织液潴留在组织间隙,使组织间隙中的体液增多导致水肿。下列关于组织液描述错误的是(　　)

  A. 存在于疏松结缔组织的基质中

  B. 由毛细血管静脉端渗出,经毛细血管动脉端回流

  C. 是血液与组织中的细胞进行物质交换的媒介

  D. 主要由水和一些小分子的营养物质组成

  E. 生成和吸收保持动态平衡

*29. 赵某在一次篮球比赛中,突然出现右侧足跟部疼痛、肿胀,行走无力的症状,到医院就诊,诊断为右侧跟腱断裂。跟腱主要由致密结缔组织构成,关于致密结缔组织描述错误的是(　　)

  A. 致密结缔组织中纤维少,基质多,纤维粗大、排列紧密

B. 可分为规则、不规则致密结缔组织及弹性组织三种类型

C. 含粗大的胶原纤维，故支持保护功能较强

D. 不规则致密结缔组织的主要特点是纤维粗大、方向不一、纵横交织

E. 项韧带和黄韧带主要由弹性组织构成

（三）B 型题（标准配伍题）

（30～37 题共用备选答案）

    A. 疏松结缔组织   B. 规则致密结缔组织   C. 不规则致密结缔组织

    D. 脂肪组织   E. 网状组织

30. 称为蜂窝组织的是（　　　）

*31. 纤维顺着受力方向平行排列的是（　　　）

*32. 纤维方向不一，纵横交错的是（　　　）

33. 广泛分布于器官间、组织间、细胞间的是（　　　）

*34. 分布于真皮的是（　　　）

35. 细胞种类最多的是（　　　）

*36. 主要起支持、填充、缓冲、保护作用的是（　　　）

*37. 造血器官和淋巴器官的基本组织成分是（　　　）

（38～45 题共用备选答案）

    A. 成纤维细胞   B. 巨噬细胞   C. 浆细胞

    D. 肥大细胞   E. 脂肪细胞

38. 具有增生和修复功能的细胞是（　　　）

39. 具有趋化性和变形运动功能的细胞是（　　　）

40. 与过敏反应有关的细胞是（　　　）

41. 能合成纤维与基质的细胞是（　　　）

42. 有抗原提呈作用的细胞是（　　　）

43. 能合成和分泌抗体的细胞是（　　　）

44. 细胞质中含有脂滴的细胞是（　　　）

45. 来自于血液中单核细胞的是（　　　）

（46～50 题共用备选答案）

    A. 胶原纤维   B. 弹性纤维   C. 网状纤维

    D. 基质   E. 透明质酸

*46. 由胶原原纤维组成的是（　　　）

*47. 使疏松结缔组织富于弹性的是（　　　）

48. 由蛋白多糖和糖蛋白构成的是（　　　）

*49. 构成造血器官和淋巴器官支架的是（　　　）

50. 构成分子筛主干的是（　　　）

（四）X 型题（多项选择题）

*51. 下列哪些属于固有结缔组织（　　　）

    A. loose connective tissue   B. reticular tissue   C. adipose tissue

D. dense connective tissue   E. blood

52. 关于成纤维细胞的描述哪些正确（   ）

A. 是结缔组织中数量最多的一种细胞

B. 在静止状态下称为纤维细胞

C. 能分裂增殖

D. 分泌活性物质参与免疫反应

E. 有修复的作用

53. 与上皮组织相比，疏松结缔组织的特点是（   ）

A. 细胞数量多　　　　　　　B. 细胞种类多

C. 细胞外基质多　　　　　　D. 血管多，神经多

E. 除保护功能外，还有支持、连接、营养、修复等功能

54. 关于浆细胞结构特点的描述哪些正确（   ）

A. 来源于 B 细胞　　　　　　　　　B. 细胞质呈嗜酸性

C. 细胞质内含丰富的粗面内质网　　D. 在慢性炎症部位分布较多

E. 合成分泌免疫球蛋白

55. 巨噬细胞在免疫应答中的作用是（   ）

A. 合成分泌免疫球蛋白　　B. 抗原提呈作用　　　　C. 吞噬抗原

D. 分泌免疫活性物质调节免疫应答　　　　　E. 可杀伤肿瘤细胞

56. 肥大细胞的特点是（   ）

A. 常沿着小血管分布　　　　　　B. 细胞质中充满易染性颗粒

C. 细胞膜上有 IgE 受体　　　　　D. 由淋巴细胞分化而来

E. 与过敏反应关系密切

57. 参与机体免疫应答的细胞是（   ）

A. 淋巴细胞　　　　　　B. 巨噬细胞　　　　　　C. 浆细胞

D. 肥大细胞　　　　　　E. 单核细胞

58. 能合成分泌组胺、肝素和白三烯的细胞是（   ）

A. 浆细胞　　　　　　　B. 巨噬细胞　　　　　　C. 肥大细胞

D. 嗜碱性粒细胞　　　　E. 嗜酸性粒细胞

*59. 对于胶原纤维的描述正确的是（   ）

A. 韧性大，抗拉力强　　　　　　B. HE 染色呈嗜酸性

C. 由胶原原纤维构成　　　　　　D. 新鲜时呈黄色，故又称黄纤维

E. 镀银染色呈棕黑色

*60. 对于弹性纤维的描述正确的是（   ）

A. 新鲜时呈白色，故又称为白纤维

B. HE 染色切片中难与胶原纤维区别

C. 由弹性蛋白和微原纤维构成

D. 可有分支，交织成网

E. 有很大的弹性

*61. 广义的结缔组织中包括（　　）

  A. 血液   B. 软骨组织   C. 固有结缔组织

  D. 骨组织   E. 淋巴组织

*62. 由胶原蛋白构成的纤维是（　　）

  A. 胶原纤维   B. 弹性纤维   C. 网状纤维

  D. 神经原纤维   E. 肌原纤维

63. 关于基质的描述正确的是（　　）

  A. 为无定形的胶状物

  B. 有一定的黏性

  C. 构成基质的大分子物质有蛋白多糖和糖蛋白

  D. 其内可形成分子筛

  E. 组织液可在基质内流动

*64. 下列哪些结构主要由致密结缔组织构成（　　）

  A. 表皮   B. 真皮   C. 骨膜和软骨膜

  D. 肌腱   E. 韧带

*65. 与疏松结缔组织相比，致密结缔组织的特点是（　　）

  A. 细胞数量多   B. 纤维数量多   C. 纤维粗大

  D. 纤维排列致密   E. 支持、连接、保护功能较强

66. 与疏松结缔组织防御功能有关的细胞或结构包括（　　）

  A. 巨噬细胞   B. 浆细胞   C. 白细胞

  D. 基质   E. 成纤维细胞

二、简述题

1. What is fibroblast?

2. 什么是间充质？

3. 何谓蜂窝组织？它有什么特点？

4. 什么是分子筛？它的作用是什么？

三、论述题

1. 简述疏松结缔组织的特点。

2. 疏松结缔组织中参与机体防御、免疫的成分有哪些？分别叙述其结构和功能。

3. 试述基质的化学组成、结构特点及功能。

【参考答案】

一、选择题

（一）A1 型题（单句型最佳选择题）

1. C   2. B   3. B   4. C   5. E   6. D   7. E   8. D   9. A   10. E   11. C   12. B

13. B 14. D 15. D 16. A 17. C 18. B 19. D

（二）A2 型题（病例摘要型最佳选择题）

20. B 21. E 22. D 23. C 24. A 25. A 26. D 27. E 28. B 29. A

（三）B 型题（标准配伍题）

30. A 31. B 32. C 33. A 34. C 35. A 36. D 37. E 38. A 39. B

40. D 41. A 42. B 43. C 44. E 45. B 46. A 47. B 48. D 49. C 50. E

（四）X 型题（多项选择题）

51. ABCD 52. ABCE 53. BCDE 54. ACDE 55. BCDE 56. ABCE

57. ABCDE 58. CD 59. ABC 60. BCDE 61. ABCDE 62. AC 63. ABCDE

64. BCDE 65. BCDE 66. ABCD

二、简述题

1. What is fibroblast?

即成纤维细胞，是疏松结缔组织的主要细胞。细胞体积较大，呈扁平星状多突起，细胞质内容物丰富，弱嗜碱性；细胞核大，椭圆形，着色浅，核仁明显。电镜下，可见细胞质内含大量粗面内质网、游离核糖体和发达的高尔基体，成纤维细胞具有合成纤维和基质的能力。

2. 什么是间充质？

间充质是胚胎时期分散存在的中胚层组织，由间充质细胞和大量稀薄的基质组成。细胞呈星状多突起，相邻细胞以突起连接成网；细胞核大，染色浅，核仁明显；细胞质弱嗜碱性。间充质细胞是一种低分化的细胞，在胚胎发育过程中可分化成多种结缔组织细胞、血管内皮细胞和肌细胞等。

3. 何谓蜂窝组织？它有什么特点？

即疏松结缔组织，在体内广泛分布于器官之间、组织之间，甚至细胞之间。主要形态特点是纤维较少且分布比较疏松，细胞种类多，基质比较丰富。因为结构疏松形似蜂窝，故称蜂窝组织。

4. 什么是分子筛？它的作用是什么？

由疏松结缔组织基质中的一些化学成分组成的立体构型，主要化学成分是蛋白多糖分子。透明质酸形成蛋白多糖复合物的主干，其他糖胺多糖和蛋白质与透明质酸共同形成有微小孔隙的分子筛。小于孔隙的水和营养物质、代谢产物、激素等可以通过，大于孔隙的大分子物质、细菌则不能通过，成为限制有害物质扩散的防御屏障。但溶血性链球菌和癌细胞等能产生、分泌透明质酸酶，破坏分子筛的屏障结构，致使细菌和肿瘤细胞蔓延浸润。

三、论述题

1. 简述疏松结缔组织的特点。

疏松结缔组织的特点如下。①来源：胚胎时期的间充质。②组成：大量细胞外基质和少量细胞。③结构特点：细胞数量少，种类多，散在分布，无极性，纤维较少，排列稀疏呈蜂窝状，有丰富血管和神经末梢。④分布：广泛，位于细胞之间、组织之间、器官之间。⑤功能：支持、连接、营养、保护、防御、修复等。⑥再生能力：强。

2. 疏松结缔组织中参与机体防御、免疫的成分有哪些？分别叙述其结构和功能。

疏松结缔组织中具有防御、免疫作用的成分有巨噬细胞、浆细胞、白细胞、肥大细胞和基质。

巨噬细胞分布广泛，一般情况下呈圆形或椭圆形，功能活跃时，多有伪足伸出而形态不规则，胞体较大，细胞质内容物丰富，弱嗜酸性。细胞核小，呈圆形或椭圆形，着色深。电镜下，细胞表面有大量微绒毛、皱褶和小泡，细胞质内含大量的溶酶体、吞饮小泡、微丝和微管。主要功能是：①趋化性的变形运动；②吞噬作用；③参与免疫应答；④分泌多种生物活性物质。

浆细胞呈圆形或卵圆形，核圆形，常偏于细胞一侧，核内异染色质致密呈块状，于核膜内侧呈辐射状排列。细胞质嗜碱性，核旁有一浅染区。电镜下，细胞质内有大量粗面内质网、游离核糖体和发达的高尔基体。浆细胞具有合成和分泌抗体即免疫球蛋白的功能。

肥大细胞体积较大，呈圆形或椭圆形，细胞核小，呈圆形，细胞质内充满粗大的分泌颗粒，颗粒嗜碱性，易溶于水。颗粒内含肝素、组胺、嗜酸性粒细胞趋化因子，细胞质还合成白三烯。肥大细胞主要参与机体的过敏反应。

血液中的白细胞，如中性粒细胞、淋巴细胞、嗜酸性粒细胞等穿出毛细血管和微静脉，游走在疏松结缔组织内行使防御功能。

基质中的蛋白多糖可构成分子筛，小于孔隙的水和营养物质、代谢产物、激素等可以通过，大于孔隙的大分子物质、细菌则不能通过，成为限制有害物质扩散的防御屏障。

3. 试述基质的化学组成、结构特点及功能。

基质是无定形的生物大分子物质，具有一定的黏性，孔隙中有组织液。其化学成分主要为蛋白多糖和糖蛋白。其中蛋白多糖是基质的主要成分，为多糖与蛋白质结合的大分子复合物。蛋白多糖中的多糖成分包括透明质酸、硫酸软骨素、硫酸角质素、硫酸肝素等，以透明质酸分子为主干，与其他蛋白多糖聚合形成微孔隙的立体网状结构，称为分子筛，小于孔隙的水和营养物质、代谢产物、激素等可以通过，大于孔隙的大分子物质、细菌则不能通过，成为限制有害物质扩散的防御屏障。糖蛋白主要包括纤维粘连蛋白、层粘连蛋白和软骨粘连蛋白，可将多种细胞、胶原及蛋白多糖有机连接，并对细胞的分化和迁移有一定作用。组织液为基质中毛细血管动脉端渗出的液体，组织液不断更新，有利于血液与组织中的细胞进行物质交换，成为细胞赖以生存的微环境。

（李晓文）

第四章 软骨和骨

【大纲要求】

一、知识目标

1. 能够归纳软骨组织的组成和结构。
2. 能够概述软骨膜的结构与功能。
3. 能够比较软骨的类型、分布及其生长方式。
4. 能够归纳骨组织的组成和结构。
5. 能够阐述骨组织的细胞类型、结构特点、功能及相互关系。
6. 能够总结长骨、骨干、骨密质的结构。
7. 能够描述骨松质的结构特点、骨发生的基本过程、方式及长骨的生长特点。

二、技能目标

1. 能够联系结缔组织的特性，绘制出软骨组织和骨组织的共性及特性。
2. 能够联系软骨细胞、成骨细胞、骨细胞、破骨细胞的结构充分理解其相关功能，为学习临床骨相关病变奠定基础。

三、情感、态度和价值观目标

1. 能够感受广义的结缔组织分布广泛，形式多样。
2. 能够了解骨组织在不同年龄阶段的结构变化，学会辩证地思考和分析临床问题。
3. 能够认识骨折恢复的长期性，关心骨折患者的身体和精神健康。

【学习要点】

一、软骨

（一）软骨的组成和结构

软骨 ┬ 软骨组织 ┬ 软骨细胞 ┬ 分布：位于软骨陷窝内
│   │   │
│   │   ├ 结构：位于软骨组织周边的细胞体积小，呈扁椭圆形，单个分布，较幼稚；位于深部的细胞体积稍大，成群分布，较为成熟。细胞质内可见丰富的粗面内质网和发达的高尔基体
│   │   │
│   │   ├ 同源细胞群：由一个软骨细胞分裂增生形成的、聚集在同一个软骨陷窝内的2～8个细胞
│   │   │
│   │   └ 功能：合成、分泌纤维和基质
│   │
│   ├ 基质：主要为蛋白多糖与水，无血管，营养靠渗透供应
│   │
│   └ 纤维：含胶原原纤维、胶原纤维、弹性纤维等，不同软骨类型所含纤维种类不同
│
└ 软骨膜 ┬ 内层：纤维少，细胞和血管较多，含骨原细胞，主要起营养和修复功能
          │
          └ 外层：胶原纤维多，主要起保护作用

（二）软骨的类型及其特点

类型	分布	结构特点
透明软骨	肋、关节和呼吸道等处	基质内含由Ⅱ型胶原蛋白组成的胶原原纤维。由于纤维折光率与基质相近，故在光镜下难以分辨
纤维软骨	椎间盘、关节盘与耻骨联合等处	基质内含有大量平行或交错排列的胶原纤维束，韧性大
弹性软骨	耳郭、咽喉和会厌等处	基质内含有大量弹性纤维，具有较强弹性

（三）软骨的生长

生长方式	特点
间质生长（软骨内生长）	软骨细胞的分裂增殖，产生基质和纤维，使软骨从内部膨胀式增大
外加生长（软骨膜下生长）	软骨膜内层的骨原细胞在软骨组织表面分裂分化形成软骨细胞，产生基质和纤维，使软骨从表面向外扩大

二、骨组织与骨

（一）骨组织的组成与结构

1. 骨组织的组成

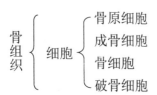

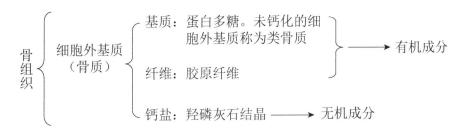

2. 骨组织的结构

骨组织的结构呈板层状，称为骨板。骨板由胶原纤维平行排列成层，并与骨盐及无定形基质黏合而成。同一骨板内的纤维相互平行，相邻骨板的纤维则互相垂直，这种结构形式有效地增强了骨的支持能力。

3. 骨组织的细胞

名称	分布	结构特点	功能
骨原细胞	骨外膜内层和骨内膜	梭形，细胞质少，弱嗜碱性，细胞核呈卵圆形	骨组织中的干细胞，可分裂分化为成骨细胞
成骨细胞	骨组织表面，常紧密排列成一层	矮柱状或椭圆形，细胞质嗜碱性，细胞核呈圆形，核仁明显。含丰富的粗面内质网和发达的高尔基体。细胞质内可见致密颗粒和许多基质小泡	能合成和分泌骨基质的有机成分。完成功能后转化为骨细胞
骨细胞	单个分散于骨板内或骨板间	扁椭圆形，细胞质弱嗜碱性，胞体位于骨陷窝，突起位于骨小管。相邻骨细胞形成缝隙连接	具有一定的溶骨和成骨作用，参与钙、磷平衡的调节
破骨细胞	骨质的表面，数量较少	多细胞核的大细胞，细胞质嗜酸性，含大量溶酶体和线粒体	有溶解和吸收骨基质的作用

（二）长骨的结构

长骨由骨松质、骨密质、骨膜、关节软骨、骨髓等构成。骨膜、骨密质及骨松质组成、分布及其特点如下。

组成		分布	特点
骨膜		骨的内外表面	由结缔组织构成，能保护、营养骨组织，参与骨的生长、改建和修复等功能
骨密质	环骨板	环绕骨干内、外表面排列	分别称内环骨板和外环骨板
	骨单位（哈弗斯系统）	内外环骨板间	由中央管与4～20层同心圆排列的骨板构成，中央管内含血管、神经和骨内膜。是长骨起支持作用的主要结构
	间骨板	骨单位间或骨单位与环骨板之间	骨板或环骨板未被吸收的残留部分
骨松质		长骨的骨骺和骨干内侧	由大量骨小梁组成多孔的网架结构，孔内充满红骨髓

三、骨的发生

（一）骨组织发生的基本过程

骨组织发生	基本特点
形成	骨原细胞→成骨细胞→类骨质→骨质→骨组织
吸收	破骨细胞溶解吸收旧的骨组织

（二）骨发生的方式

骨发生方式	基本过程	发生部位
膜内成骨	间充质→骨原细胞→成骨细胞→骨组织	顶骨、额骨、锁骨等扁骨
软骨内成骨	软骨雏形形成→软骨周骨化→软骨内骨化。软骨内骨化过程包括初级骨化中心形成、骨髓腔的形成与骨的增长、次级骨化中心出现及骨骺形成和骨单位的形成与改建	人体四肢骨、躯干骨及颅底骨等

【复习题】

一、选择题

（一）A1 型题（单句型最佳选择题）

1. 关于软骨组织的描述哪项错误（　　）

    A. 属于结缔组织

    B. 所含细胞为软骨细胞

    C. 不同的软骨所含的纤维均为胶原纤维

    D. 基质为固态，主要成分为蛋白多糖和水

    E. 外有软骨膜覆盖，起保护、营养作用

2. 下列哪项属于软骨的基质成分（　　）

    A. 骨钙蛋白、骨桥蛋白　　　　　B. 骨黏连蛋白、钙结合蛋白

    C. 蛋白多糖、水　　　　　　　　D. Ⅰ型和Ⅲ型胶原蛋白

    E. 弹性蛋白、胶原蛋白

3. 下列有关软骨的描述哪项错误（　　）

    A. 肋软骨是弹性软骨　　　　　　B. 椎间盘处分布的是纤维软骨

    C. 耳郭处是弹性软骨　　　　　　D. 气管中含有透明软骨

    E. 肌腱附着于骨的部位是纤维软骨

4. 有关透明软骨的描述哪项错误（　　）

    A. 软骨组织表面覆有结缔组织　　B. 含大量弹性纤维

    C. 软骨细胞位于软骨陷窝内　　　D. 可见同源细胞群

    E. 关节软骨是透明软骨

5. 关于软骨细胞的描述哪项错误（　　）

    A. 扁圆、球形或椭圆形　　B. 位于软骨陷窝内　　　C. 细胞质弱嗜碱性

    D. 含大量粗面内质网和高尔基体　　　　　　E. 主要起保护功能

6. 有关软骨描述下列哪项错误（　　）

    A. 软骨细胞来自骨原细胞　　　　B. 软骨组织含血管与神经

    C. 软骨囊呈强嗜碱性　　　　　　D. 软骨内含同源细胞群

    E. 软骨基质中富含水分

7. 对纤维软骨中纤维的描述哪项正确（　　）

    A. 胶原原纤维交织排列　　　　　B. 胶原纤维束平行或交叉排列

  C. 弹性纤维交织排列   D. 网状纤维交织排列

  E. 微原纤维交织排列

8. 弹性软骨中的纤维是（   ）

  A. 弹性纤维   B. 胶原纤维   C. 网状纤维

  D. 胶原原纤维   E. 张力原纤维

9. 骨细胞突起间的连接处有（   ）

  A. 紧密连接   B. 缝隙连接   C. 中间连接

  D. 桥粒   E. 半桥粒

10. 下列有关骨单位的描述哪项错误（   ）

  A. 位于内、外环骨板之间   B. 顺骨干长轴排列

  C. 骨板呈同心圆排列   D. 中央管内无血管、神经

  E. 是长骨中起支持作用的主要结构

11. 骨组织中未钙化的细胞外基质称（   ）

  A. 骨质   B. 类骨质   C. 骨板

  D. 骨单位   E. 间骨板

12. 骨组织之所以坚硬是因为（   ）

  A. 有大量平行排列的胶原纤维   B. 有骨板形成

  C. 基质内含大量骨盐   D. 基质内有大量骨钙蛋白

  E. 基质内含水量较少

13. 骨质的结构呈（   ）

  A. 板层状   B. 网状   C. 蜂窝状

  D. 同心圆状   E. 不规则形

14. 长骨骨干中主要起支持作用的结构是（   ）

  A. 骨板   B. 内环骨板   C. 外环骨板

  D. 骨单位   E. 间骨板

15. 关于骨组织的发生哪项错误（   ）

  A. 来源于间充质

  B. 只有骨组织的形成而无骨组织的吸收

  C. 骨原细胞增殖分化为成骨细胞

  D. 成骨细胞能产生有机成分

  E. 类骨质钙化为骨质

16. 下列哪种激素可增强成骨细胞功能，促进成骨（   ）

  A. 降钙素   B. 甲状旁腺激素   C. 胰岛素

  D. 肾上腺激素   E. 雄激素

（二）A2 型题（病例摘要型最佳选择题）

17. 患者男性，36 岁，不慎从高空坠落，主诉右大腿疼痛难忍，不能自行站立及行走，急诊入院 X 射线检查提示：股骨中段骨皮质连续性中断。诊断为：右股骨骨干骨折。关于骨组织的修复下列哪项错误（   ）

A. 骨膜内的骨原细胞分化为成骨细胞

B. 成骨细胞产生胶原纤维和基质

C. 成骨细胞释放基质小泡

D. 骨组织内的骨原细胞分化为骨细胞

E. 成骨细胞形成类骨质后转变为骨细胞

18. 青少年因骨骺未闭，腺垂体生长激素分泌过多刺激骺软骨过度生长，可能形成巨人症。骺软骨的生长方式是（　　　）

　　A. 软骨膜下生长　　　　　B. 软骨内生长　　　　　C. 膜内成骨

　　D. 软骨内成骨　　　　　　E. 骨的再生

19. 患者男性，50岁，右髋部反复疼痛伴活动障碍2年，加重5个月。查体：右侧髋关节活动受限，右下肢外展、内收活动受限，"4"字试验阳性，右下肢轴向叩击痛，肌肉萎缩、缩短。双足背动脉搏动可以触及，感觉正常。左下肢未见异常。骨盆平片示：右股骨头无菌性坏死合并髋关节退行性骨关节病，右髋关节半脱位。诊断为：右股骨头缺血性骨坏死。该病主要是下列哪种结构发生缺血坏死（　　　）

　　A. 骨膜　　　　　　　　　B. 骨髓　　　　　　　　　C. 关节软骨

　　D. 骨板　　　　　　　　　E. 右下肢肌肉

20. 患者女性，60岁，间断腰背痛5年。近5年来有2次摔倒致手骨骨折。月经史：绝经年龄50岁，已绝经10年。家族史：其母曾有髋部骨折史。查体：腰椎CT显示L3、L4轻度退行性改变。诊断为：绝经后骨质疏松症。导致骨质疏松的主要原因是（　　　）

A. 绝经，雌激素减少，成骨细胞功能减弱，骨生成减少

B. 绝经，雌激素减少，破骨细胞功能增强，骨丢失加速

C. 骨原细胞转化为成骨细胞数量减少

D. 遗传因素

E. 骨折使骨丢失增加

21. 患者女性，60岁，反复左膝关节疼痛伴活动受限5年，加重7天。查体：左膝关节压痛，研磨试验（+），X射线提示关节间隙变窄，关节边缘有骨赘形成，关节面不平。诊断为左膝关节骨性关节炎。该病主要为关节软骨发生退行性改变，关节软骨中的主要成分是（　　　）

　　A. 透明软骨　　　　　　　B. 弹性软骨　　　　　　　C. 纤维软骨

　　D. 肌腱　　　　　　　　　E. 韧带

22. 患者女性，10岁，左大腿酸痛1个月余。查体：左大腿中段稍肿大，有明确的肿块扪及，约4cm×3cm大小，皮肤无溃破。X射线检查提示：左股骨中段有骨破坏病灶，局部骨皮质增厚。骨膜反应日光样表现，软组织肿大。入院行病理学检查，诊断为：骨肉瘤。骨肉瘤是由骨原细胞异变形成，如果是正常发育，骨原细胞将发育为（　　　）

　　A. 成骨细胞　　　　　　　B. 破骨细胞　　　　　　　C. 软骨细胞

　　D. 骨基质　　　　　　　　E. 骨膜

23. 患者女性，6岁，跌伤导致左肘部肿胀疼痛活动受限，至医院就诊被诊断为孟氏骨折Ⅰ型（尺骨青枝骨折）。另一例患者，男性，90岁，在家中因下肢无力不慎跌倒，

臀部着地，感左侧髋关节剧烈疼痛，不能自行站立行走，至医院就诊被诊断为左侧股骨转子间粉碎性骨折。这两个病案说明儿童骨折多为青枝骨折，而老人骨折易发生粉碎性骨折，这主要与下列什么因素有关（ ）

  A. 骨中有机成分的含量   B. 骨中无机成分的含量

  C. 骨单位的数量   D. 骨板的数量

  E. 骨的血供情况

（三）B 型题（标准配伍题）

（24～31 题共用备选答案）

  A. 骨原细胞   B. 成骨细胞   C. 骨细胞

  D. 破骨细胞   E. 骨髓

24. 嗜碱性最强的是（ ）

25. 体积最大的是（ ）

26. 骨组织的干细胞是（ ）

27. 位于骨陷窝内的细胞是（ ）

28. 能合成与分泌骨胶纤维和基质的是（ ）

29. 溶解和吸收骨质，参与骨组织的重建和维持血钙平衡的细胞是（ ）

30. 骨髓腔中含有的是（ ）

31. 相邻细胞间形成缝隙连接的是（ ）

（32～39 题共用备选答案）

  A. 软骨膜下生长 B. 软骨内生长 C. 膜内成骨

  D. 软骨内成骨   E. 骨的再生

32. 软骨膜内层的骨原细胞分裂、分化，向软骨组织表面添加软骨细胞的是（ ）

33. 软骨组织内的软骨细胞分裂增殖，使软骨从内部向周围扩大的是（ ）

34. 在原始的结缔组织内直接成骨的是（ ）

35. 先形成未来骨的透明软骨雏形，然后软骨组织逐渐由骨组织替代的是（ ）

36. 人出生后骨的继续生长是（ ）

37. 骨折后骨组织的修复是（ ）

38. 人体的四肢骨、躯干骨和部分颅底骨等大多数骨的发生方式是（ ）

39. 顶骨、额骨、枕骨和锁骨等少数骨的发生方式是（ ）

（四）X 型题（多项选择题）

40. 对软骨细胞的描述哪些正确（ ）

  A. 近软骨膜为幼稚细胞   B. 近中央为成熟细胞

  C. 位于软骨陷窝内   D. 粗面内质网、高尔基体丰富

  E. 能产生基质和纤维

41. 软骨基质的主要化学成分是（ ）

  A. 纤维   B. 水   C. 血管

  D. 钙盐   E. 蛋白多糖

42. 关于软骨膜的描述哪些正确（ ）

A. 为薄层致密结缔组织　　B. 内层细胞、血管多　　C. 外层胶原纤维多

D. 为软骨提供营养　　E. 有保护作用

43. 三种软骨组织的共性是（　　）

A. 均被覆软骨膜　　B. 均含有纤维　　C. 均含有基质

D. 均含丰富血管　　E. 均含有软骨细胞

44. 能产生基质和纤维的细胞有（　　）

A. 成纤维细胞　　B. 软骨细胞　　C. 成骨细胞

D. 网状细胞　　E. 纤维细胞

45. 长骨骨干的骨密质中可见哪些结构（　　）

A. 骨小梁　　B. 内环骨板　　C. 外环骨板

D. 骨单位　　E. 间骨板

46. 关于骨组织的描述哪些正确（　　）

A. 由细胞和钙化的细胞外基质构成

B. 骨板多层排列如木质胶合板

C. 无机盐沉积于类骨质

D. 骨板内的纤维相互平行

E. 相邻骨板的纤维互相垂直

47. 关于骨细胞的描述哪些正确（　　）

A. 胞体位于骨陷窝内　　B. 突起在骨小管中

C. 位于骨板内或骨板间　　D. 具有一定的溶骨和成骨作用

E. 释放基质小泡

48. 破骨细胞溶骨时可释放（　　）

A. 多种水解酶　　B. 有机酸　　C. 基质小泡

D. 羟基磷灰石结晶　　E. 碱性磷酸酶

49. 下列对骨单位的描述哪些错误（　　）

A. 是骨组织的基本结构单位

B. 分布于骨干及骨骺

C. 长筒状，其方向与骨干长轴一致

D. 由多层骨板呈同心圆排列而成

E. 一旦形成后就不再改变

50. 软骨组织与骨组织共有的特点是（　　）

A. 软骨细胞和骨细胞都位于陷窝内

B. 细胞外基质均有钙盐沉积

C. 都来源于间充质

D. 均无血管分布

E. 表面均覆有结缔组织膜

51. 下列哪些与骨组织的营养供应有关（　　）

A. 中央管　　B. 骨小管　　C. 穿通管

D. 骨内膜   E. 骨外膜

二、简述题

1. 什么是同源细胞群？

2. What is osteon?

3. What is bone lamella?

三、论述题

1. 论述软骨组织的组成和结构。

2. 论述长骨骨干的结构。

3. 比较成骨细胞和破骨细胞的来源、结构及功能。

【参考答案】

一、选择题

（一）A1 型题（单句型最佳选择题）

1. C   2. C   3. A   4. B   5. E   6. B   7. B   8. A   9. B   10. D   11. B   12. C
13. A   14. D   15. B   16. A

（二）A2 型题（病例摘要型最佳选择题）

17. D   18. D   19. D   20. B   21. A   22. A   23. A

（三）B 型题（标准配伍题）

24. B   25. D   26. A   27. C   28. B   29. D   30. E   31. C   32. A   33. B
34. C   35. D   36. D   37. E   38. D   39. C

（四）X 型题（多项选择题）

40. ABCDE   41. BE   42. ABCDE   43. ABCE   44. ABCD   45. BCDE
46. ABCDE   47. ABCD   48. AB   49. ABE   50. ACE   51. ABCDE

二、简述题

1. 什么是同源细胞群？

在软骨内部，软骨细胞常成群分布，2～8 个细胞聚集在同一个软骨陷窝内，它们由一个软骨细胞分裂而来，称同源细胞群。

2. What is osteon?

osteon 即骨单位，是长骨起支持作用的主要结构，位于内、外环骨板间，呈长筒状，由中央管与 4～20 层同心圆排列的哈弗斯骨板构成，中央管内含血管、神经和骨内膜。

3. What is bone lamella?

bone lamella 即骨板，是骨基质的结构形式，由胶原纤维平行排列成层，并与骨盐及无定形基质黏合而成。同一骨板内的纤维相互平行，相邻骨板的纤维则互相垂直，这种结构形式有效地增强了骨的支持能力。

三、论述题

1. 论述软骨组织的组成和结构。

软骨组织由软骨细胞、基质和纤维组成。①软骨细胞：位于软骨陷窝内。形态不一，在软骨组织周边部的软骨细胞幼稚，体积较小，呈扁椭圆形，单个分布。越靠近软骨中央，细胞越成熟，体积逐渐增大，变成圆形或椭圆形，且多为2～8个细胞聚集在同一个软骨陷窝内，它们是由一个软骨细胞分裂增生形成的，称同源细胞群。成熟软骨细胞在电子显微镜下可见丰富的粗面内质网和发达的高尔基体，线粒体较少，糖原和脂滴较多。具有合成、分泌纤维和基质的功能。②基质：基质呈凝胶态，主要成分为蛋白多糖和水，也形成分子筛的结构。在软骨陷窝周围的基质含较多硫酸软骨素，HE染色呈强嗜碱性，形似囊状包绕软骨细胞，称软骨囊。软骨组织内无血管，营养物质通过渗透进入软骨组织深部。③纤维：大量纤维在基质内交织排列。其种类和含量因软骨类型而异，透明软骨含细小的胶原原纤维，纤维软骨含粗大的胶原纤维束，而弹性软骨则含大量弹性纤维。

2. 论述长骨骨干的结构。

长骨骨干内、外表面均被覆骨膜，有保护和营养骨组织的作用，并为骨的生长与修复提供成骨细胞。骨干主要由骨密质组成，内侧有少量骨小梁。骨密质在骨干的内外表面形成环骨板，在中层形成骨单位和间骨板。①环骨板：是环绕骨干内、外表面排列的骨板，分别称内环骨板和外环骨板。②骨单位：又称哈弗斯系统，是长骨起支持作用的主要结构，位于内、外环骨板间，数量多，长筒状，由中央管与4～20层同心圆排列的哈弗斯骨板构成，中央管内含血管、神经和骨内膜。③间骨板：是骨单位间或骨单位与环骨板之间，一些形状不规则的骨板，为骨生长和改建中哈弗斯骨板或环骨板未被吸收的残留部分。

3. 比较成骨细胞和破骨细胞的来源、结构及功能。

成骨细胞来源于骨原细胞的分化，其胞体呈立方形或矮柱状，核圆，细胞质嗜碱性。电子显微镜下，可见大量粗面内质网、核糖体和高尔基体，能合成和分泌骨基质的有机成分，形成类骨质，钙化后形成骨质。此外，成骨细胞还释放基质小泡，小泡膜上有碱性磷酸酶和钙结合蛋白，在骨组织钙化过程中起重要作用。破骨细胞来源于血液中的单核细胞，胞体大，核多个，细胞质嗜酸性。电子显微镜下，细胞器丰富，以溶酶体、线粒体较多，细胞紧贴近骨质一侧有许多突起，形成光学显微镜下的皱褶缘。破骨细胞释放多种水解酶和有机酸，溶解骨组织，分解有机成分，与成骨细胞相互协调，共同参与骨的生长和改建。

（郭小兵）

第五章　血液和血细胞的发生

【大纲要求】

一、知识目标

1. 能够阐述血液的组成和功能。
2. 能够描述红细胞的形态和结构特点，并解释其功能。
3. 能够区别五类白细胞的结构特点，并解释其对应的功能。
4. 能够辨认血小板的形态结构特点，并说出其功能。

二、技能目标

1. 能够辨识各类血细胞在光学显微镜下的结构。
2. 能够绘制光学显微镜下的各类血细胞。
3. 能够联系血液的基础医学知识，思考并解释日常生活现象或临床疾病的表现特点。

三、情感、态度和价值观目标

1. 能够通过中性粒细胞吞噬杀菌的功能，关注合理使用抗生素的科学依据，树立切勿滥用抗生素的意识。
2. 能够辩证思考白细胞的功能，树立事物都有两面性的观点，认同真正的自由必须建立在一定的规则之下。

【学习要点】

一、血液的组成

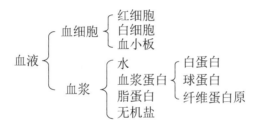

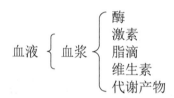

$$血液 \begin{cases} 血浆 \begin{cases} 酶 \\ 激素 \\ 脂滴 \\ 维生素 \\ 代谢产物 \end{cases} \end{cases}$$

二、红细胞（erythrocyte）

形态	双凹圆盘状
结构特点	无细胞核，无细胞器，细胞质中充满血红蛋白，细胞膜为半透膜，具有弹性和可塑性，含血型抗原
功能	运输 O_2 和 CO_2
正常值	男性为（4.0～5.5）×10^{12}/L，女性为（3.5～5.0）×10^{12}/L
寿命	平均约 120 天

三、网织红细胞

结构特点	未成熟红细胞，无细胞核，有细胞器（核糖体）
功能	合成血红蛋白
正常值	占红细胞的 0.5%～1.5%
临床意义	是血液病诊断、疗效判断、预后评估的指标

四、白细胞（leukocyte）

（一）正常值

正常值为（4～10）×10^9/L。

（二）各类白细胞的结构特点及功能

类型	百分比	细胞核	细胞质	功能
中性粒细胞（neutrophil）	50%～70%	杆状核，分叶核	粉红，含细小、均匀的特殊颗粒及少量的嗜天青颗粒	吞噬杀菌
嗜酸性粒细胞（eosinophil）	0.5%～3%	分叶核，常呈八字形	橘红，含粗大、均匀的特殊颗粒	抗过敏、抗寄生虫
嗜碱性粒细胞（basophil）	0～1%	S 形或不规则形核，常被颗粒掩盖	蓝紫，含大小不等、分布不均的特殊颗粒	参与过敏反应、抗凝血作用
单核细胞（monocyte）	3%～8%	肾形、马蹄形核	灰蓝，含大量的嗜天青颗粒	巨噬细胞前身，吞噬
淋巴细胞（lymphocyte）	20%～30%	圆形，核一侧常有凹陷	蔚蓝，极少，呈一窄带，含少量的嗜天青颗粒	T 细胞参与细胞免疫；B 细胞参与体液免疫；NK 细胞可非特异杀伤肿瘤细胞和病毒感染细胞

五、血小板（blood platelet，PLT）

来源	由骨髓巨核细胞胞质脱落而成
形态	静止状态为双凸扁盘状，机能状态为不规则形
光镜结构	无细胞核，有细胞器；中央部有蓝紫色颗粒为颗粒区；周边部呈均质浅蓝色为透明区
电镜结构	颗粒区有特殊颗粒、致密颗粒、溶酶体；透明区有微管、微丝
正常值	（100～300）×10^9/L
功能	参与止血与凝血

*六、血液的发生

（一）造血器官的演变

造血器官	造血时期
卵黄囊壁的血岛	人胚发育第2～6周
肝	人胚发育第6周至第5个月
脾	人胚发育第4～5个月
骨髓	人胚发育第4个月至终生

（二）骨髓的结构

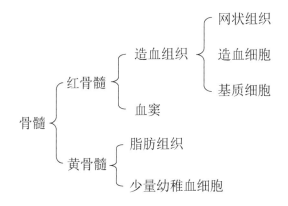

（三）血细胞发生的基本过程

原始阶段→幼稚阶段→成熟阶段。

（四）血细胞发生的演变规律

血细胞	共同规律	特殊变化
细胞体	由大变小	巨核细胞则由小变大
细胞核	由大变小；染色质由细疏变粗密；核的着色由浅变深；核仁由明显渐至消失	红细胞的核最后消失；粒细胞的核由圆形逐渐变成杆状乃至分叶；巨核细胞的核由小变大呈分叶状

续表

血细胞	共同规律	特殊变化
细胞质	由少变多；嗜碱性逐渐变弱，最后变为嗜酸性；特殊结构（成分）从无到有并渐多	单核细胞和淋巴细胞仍保持嗜碱性
分裂能力	从有到无	淋巴细胞仍保持很强的潜在分裂能力

【复习题】

一、选择题

（一）A1 型题（单句型最佳选择题）

1. 血液属于下列哪种组织（　　　）

　　A. epithelial tissue　　　　B. connective tissue　　　C. nervous tissue
　　D. muscle tissue　　　　　E. lymphoid tissue

2. 关于成熟红细胞描述错误的是（　　　）

　　A. 形态呈双凹圆盘状　　　B. 没有细胞核　　　　　C. 细胞质内有核糖体
　　D. 细胞质内含血红蛋白　　E. 细胞膜上含血型抗原

3. 决定 ABO 血型抗原的蛋白质位于（　　　）

　　A. 红细胞的细胞膜　　　　B. 红细胞的细胞质　　　C. 白细胞的细胞膜
　　D. 白细胞的细胞质　　　　E. 血小板

4. 关于 erythrocytes 描述错误的是（　　　）

　　A. 寿命约 120 天　　　　　　　　　B. 在红骨髓内生成
　　C. 能通过比其直径小的毛细血管　　D. 仅能携带 O_2 和 CO_2
　　E. 衰老的红细胞在脾和肝内被清除

5. 红细胞能通过直径比其小的毛细血管是因为（　　　）

　　A. 形态呈圆球形容易通过　　　　　B. 形态具有可变性
　　C. 细胞膜上有 ABO 血型抗原　　　D. 无细胞核和细胞器，体积小
　　E. 含有血红蛋白，具有运动能力

*6. 用煌焦油蓝染色可显示网织红细胞中残留的（　　　）

　　A. 线粒体　　　　　　　　B. 高尔基体　　　　　　C. 核糖体
　　D. 粗面内质网　　　　　　E. 溶酶体

*7. 关于网织红细胞描述错误的是（　　　）

　　A. 是一种未完全成熟的红细胞
　　B. 有细胞核
　　C. 有核糖体
　　D. 一般情况下占红细胞总数的 0.5%～1.5%
　　E. 若贫血患者计数增加，表明治疗有效

8. 血液中的白细胞包括（　　　）

A. 中性粒细胞、嗜酸性粒细胞、嗜碱性粒细胞、淋巴细胞、巨噬细胞

B. 中性粒细胞、嗜酸性粒细胞、嗜碱性粒细胞、巨噬细胞、单核细胞

C. 中性粒细胞、嗜酸性细胞、嗜碱性细胞、淋巴细胞、巨噬细胞

D. 中性粒细胞、嗜酸性细胞、嗜碱性细胞、淋巴细胞、单核细胞

E. 有粒白细胞、无粒白细胞

9. 有粒白细胞与无粒白细胞的分类原则是（　　　）

A. 有无细胞核　　　　　　　B. 有无趋化性　　　　　　　C. 有无特殊颗粒

D. 有无嗜天青颗粒　　　　　E. 有无吞噬功能

10. 关于 neutrophils 描述错误的是（　　　）

A. 是数量最多的白细胞

B. 细胞核呈杆状或分叶状

C. 细胞质内含特殊颗粒

D. 具有趋化性，能穿出血管壁进入周围组织

E. 能吞噬细菌并继续存活

11. 关于 eosinophils 描述正确的是（　　　）

A. 细胞核多为肾形或马蹄形

B. 细胞质内充满粗大的嗜碱性颗粒

C. 特殊颗粒内含组胺酶、芳基硫酸酯酶等

D. 寄生虫感染时，细胞数量减少

E. 过敏反应时，细胞数量减少

12. 下列哪种细胞增多时，提示机体可能患寄生虫病（　　　）

A. neutrophils　　　　　　　B. eosinophils　　　　　　　C. basophils

D. lymphocytes　　　　　　　E. monocytes

13. 关于 basophils 描述正确的是（　　　）

A. 细胞质内含嗜酸性颗粒　　　　　　　B. 颗粒内含物与中性粒细胞相似

C. 能释放组胺、白三烯　　　　　　　　D. 能直接杀灭寄生虫

E. 能吞噬杀灭细菌

14. 与肥大细胞功能相似的血细胞是（　　　）

A. 中性粒细胞　　　　　　　B. 嗜酸性粒细胞　　　　　　　C. 嗜碱性粒细胞

D. 单核细胞　　　　　　　　E. 淋巴细胞

15. 关于 monocytes 描述错误的是（　　　）

A. 是体积最大的白细胞　　　　　　　B. 占白细胞总数的 3%～8%

C. 核呈肾形、马蹄形或不规则形　　　D. 是体内所有巨噬细胞的前身

E. 细胞质中有特殊颗粒

16. 关于淋巴细胞描述错误的是（　　　）

A. 细胞核圆，色深，有浅凹

B. 有 B 细胞、T 细胞和 NK 细胞三种类型

C. 细胞质内含嗜天青颗粒

    D. 穿出血管进入组织后可分化为巨噬细胞

    E. 执行免疫功能

*17. 关于 blood platelet 描述错误的是（　　　）

    A. 是巨核细胞胞质脱落下来的碎块　　　B. 既有细胞核又有细胞器

    C. 结构中有颗粒区和透明区　　　D. 参与止血和凝血

    E. 正常值为（100～300）×10^9/L

*18. 人类最早形成血管和血细胞的场所是（　　　）

    A. 卵黄囊的胚外中胚层（血岛）　　　B. 胸腺

    C. 脾　　　D. 肝

    E. 骨髓

*19. 人体最大的造血器官是（　　　）

    A. 卵黄囊　　　B. 胸腺　　　C. 脾

    D. 肝　　　E. 骨髓

*20. 下列哪项不属于红细胞系统发生过程中的变化（　　　）

    A. 细胞体积由大逐渐变小

    B. 细胞核由大逐渐变小，最终失去细胞核

    C. 染色质由细疏逐渐变得粗密

    D. 血红蛋白由多逐渐减少，最后消失

    E. 细胞分裂能力从有到无

（二）A2 型题（病例摘要型最佳选择题）

21. 患者男性，67 岁，近半年出现活动后心慌气短。查体：面色苍白，双肺呼吸音清晰，心界不大，心率 88 次/分，未闻及杂音，肝脾肋下未触及，双下肢无水肿。血常规检查示 WBC $5.6×10^9$/L，neutrophils 56%，eosinophils 2.5%，basophils 0.5%，lymphocytes 36.5%，monocytes 4.5%，RBC $3.1×10^{12}$/L，Hb 86g/L，PLT $230×10^9$/L。该患者最可能的初步诊断为（　　　）

    A. 未见异常　　　B. 细菌感染　　　C. 病毒感染

    D. 贫血　　　E. 红细胞增多症

22. 患者女性，36 岁，咳嗽、发热 2 天。查体：体温 38.9℃，咽充血，双肺呼吸音清晰，未闻及干湿啰音。血常规示 WBC $11.6×10^9$/L，neutrophils 88.4%，eosinophils 0.2%，basophils 0.1%，lymphocytes 9.1%，monocytes 2.2%，RBC $4.64×10^{12}$/L，Hb 142g/L，PLT $240×10^9$/L。该患者最可能的初步诊断为（　　　）

    A. 病毒感染　　　B. 细菌感染　　　C. 寄生虫感染

    D. 贫血　　　E. 过敏性疾病

23. 患儿男性，5 岁，发热、咳嗽 3 天。查体：体温 39.2℃，心率加快，呼吸正常，咽充血，双侧扁桃体Ⅱ度红肿，有脓苔附着，双肺呼吸音清晰，未闻及干湿啰音。经实验室检查后诊断为急性化脓性扁桃体炎。下列最符合该患儿的血象是（　　　）

    A. WBC 总数升高，中性粒细胞绝对值及比例增高

    B. WBC 总数升高，嗜酸性粒细胞绝对值及比例增高

C. WBC 总数升高，嗜碱性粒细胞绝对值及比例增高

D. WBC 总数升高，淋巴细胞绝对值及比例增高

E. WBC 总数升高，单核细胞绝对值及比例增高

24. 患者男性，32 岁，畏寒，发热伴乏力 1 周，无咳嗽、胸痛及咯血等症状。曾使用抗生素治疗无效。入院后追问病史，患者常户外钓鱼和下河捕鱼，且喜欢生食鱼片。实验室检验：血常规异常，肝功能异常，华支睾吸虫皮实检查（+），粪检（直接涂片法）检出华支睾吸虫虫卵，诊断为华支睾吸虫病。下列最符合该患者的血象是（   ）

A. 中性粒细胞绝对值及比例增高

B. 嗜酸性粒细胞绝对值及比例增高

C. 嗜碱性粒细胞绝对值及比例增高

D. 淋巴细胞绝对值及比例增高

E. 单核细胞绝对值及比例增高

25. 患者女性，49 岁，间歇性咳嗽 1 月余，伴右侧胸痛 1 周，加重 3 天。既往从事血吸虫病、肺血吸虫病流行病学调查及病原体分离工作 17 年，有食腌蟹、腌虾等习惯。入院后经实验室相关检查诊断为肺血吸虫病。下列有助于确诊该病的血象是（   ）

A. 中性粒细胞绝对值及比例增高

B. 嗜酸性粒细胞绝对值及比例增高

C. 嗜碱性粒细胞绝对值及比例增高

D. 淋巴细胞绝对值及比例增高

E. 单核细胞绝对值及比例增高

26. 患者男性，3 岁，高热 4 天，骤然退热后出现皮疹 2 天。查体：体温 37.1℃，胸腹部可见大量红色皮疹。患儿除发热外无其他临床症状，结合血常规检验初步考虑为人类疱疹病毒 6、7 型感染的幼儿急疹。下列最符合该患儿的血象是（   ）

A. WBC 总数升高，中性粒细胞绝对值及比例增高

B. WBC 总数升高，嗜酸性粒细胞绝对值及比例增高

C. WBC 总数正常，淋巴细胞绝对值及比例增高

D. 红细胞绝对值及血红蛋白比例增高

E. 血小板绝对值增高

27. 抽取血液放入加有肝素的试管中，将试管置于离心机中，转速调至 3500～4000 转/分钟，离心 5 分钟后，试管中的血液分为三层，下列判断正确的是（   ）

A. 最上层红色的为红细胞

B. 中间层灰白色的为白细胞和血小板

C. 中间层灰白色的仅有白细胞

D. 最下层淡黄色的为血清

E. 最下层淡黄色的为血浆

28. 抽取血液放入未添加抗凝剂的试管中静置一段时间后，试管中的血凝块聚缩后释出清亮的淡黄色液体，该淡黄色液体的成分（   ）

A. 为血浆　　　　　　　　　B. 为血清　　　　　　　　　C. 含有纤维蛋白原

D. 含有白蛋白　　　　　　　E. 含有球蛋白

29. 患者男性，21 岁，居住在高原地区，起床后滴水未沾快速奔跑到距离家有 5km 的学校，虽然汗如雨下，但总算是如愿以偿地第一个抽血做了体检，然而血常规检查结果显示：红细胞和血红蛋白均高于正常值，医生判断该结果属于生理性增高，下列原因中不支持医生判断的是（　　　）

A. 出汗过多可导致暂时性的血液浓缩，造成红细胞和血红蛋白轻度升高

B. 水分摄入不足可导致暂时性的血液浓缩，造成红细胞和血红蛋白轻度升高

C. 成年男性的红细胞和血红蛋白一般较婴幼儿的高

D. 高原地区居民的红细胞和血红蛋白往往高于平原地区的居民

E. 该男性未患严重呕吐、腹泻、尿崩症、肺源性心脏病等引发红细胞和血红蛋白增高的疾病

*30. 患者女性，29 岁，乏力、全身皮肤出现散在出血点 2 月余。经血常规、骨髓穿刺、骨髓活检、染色体分析等检查，确诊为再生障碍性贫血，经过一个疗程治疗，复查血常规提示治疗无明显效果，下列哪项可以说明治疗效果不明显（　　　）

A. 血红蛋白较前增多　　　B. 红细胞较前增多　　　C. 网织红细胞较前减少

D. 白细胞较前增多　　　　E. 血小板较前增多

（三）B 型题（标准配伍题）

（31～38 题共用备选答案）

A. neutrophils　　　　　B. eosinophils　　　　　C. basophils

D. lymphocytes　　　　　E. monocytes

31. 外周血中数量最多的白细胞是（　　　）

32. 外周血中体积最大的白细胞是（　　　）

33. 能吞噬杀灭细菌的是（　　　）

34. 能杀灭寄生虫的是（　　　）

35. 发生过敏反应的是（　　　）

36. 减轻过敏反应的是（　　　）

37. 可分化为巨噬细胞的是（　　　）

38. 参与免疫应答的是（　　　）

（39～43 题共用备选答案）

A. 成熟红细胞　　　　　B. 网织红细胞　　　　　C. 白细胞

D. 血小板　　　　　　　E. 巨核细胞

39. 数量最多的血细胞是（　　　）

40. 既无细胞核又无细胞器的血细胞是（　　　）

41. 既有细胞核又有细胞器的血细胞是（　　　）

*42. 没有细胞核但有核糖体的血细胞是（　　　）

*43. 没有细胞核但有溶酶体、微管、微丝的血细胞是（　　　）

（四）X 型题（多项选择题）

44. 下列哪些物质属于血液的成分（　　　）

A. 红细胞　　　　　　　B. 白细胞　　　　　　C. 血小板

D. 血浆蛋白　　　　　　E. 水

45. 既无细胞器又无细胞核的细胞是（　　　）

A. 网织红细胞　　　　　B. 成熟红细胞　　　　C. 无粒白细胞

D. 破骨细胞　　　　　　E. 角质细胞

*46. 关于网织红细胞描述正确的是（　　　）

A. 占红细胞总数的 0.5%～1.5%

B. 无细胞核，但有细胞器

C. 是衰老的红细胞

D. 用煌焦油蓝染色可与成熟红细胞区分

E. 若贫血患者计数增加，说明治疗有效

47. 下列属于有粒白细胞的是（　　　）

A. neutrophils　　　　　B. eosinophils　　　　C. basophils

D. lymphocytes　　　　　E. monocytes

48. 与过敏反应有关的白细胞有（　　　）

A. neutrophils　　　　　B. eosinophils　　　　C. basophils

D. lymphocytes　　　　　E. monocytes

49. 单核细胞与淋巴细胞的共有特征是（　　　）

A. 细胞质均较少且均为嗜酸性

B. 细胞内均含嗜天青颗粒

C. 细胞核均不分叶

D. 均可穿出血管并分化为巨噬细胞

E. 均参与免疫反应

50. 各类 leukocytes 均具有的特点是（　　　）

A. 形态都呈球形　　　　B. 都有细胞核　　　　C. 都有细胞器

D. 都能做变形运动　　　E. 都能穿出血管壁进入周围组织

*51. 关于血小板描述正确的是（　　　）

A. 是巨核细胞胞质脱落下来的碎块　　B. 呈双凹圆盘状

C. 无细胞核但有细胞器　　　　　　　D. 激活状态下呈不规则形

E. 参与止血和凝血

52. 红骨髓主要含有（　　　）

A. 疏松结缔组织　　　　B. 造血细胞　　　　　C. 血窦

D. 网状细胞　　　　　　E. 网状纤维

*53. 造血干细胞有下列哪些特征（　　　）

A. 是形成血细胞的原始细胞　　　　　B. 由造血祖细胞分化而来

C. 有多向分化能力　　　　　　　　　D. 有自我复制能力

E. 有很强的增殖潜能

*54. 下列符合血细胞发生演变规律的是（　　　）

    A. 细胞体积由大逐渐变小

    B. 细胞核由大逐渐变小，最终均消失

    C. 细胞质由少逐渐增多

    D. 嗜碱性由强逐渐变弱，最后均变为嗜酸性

    E. 细胞分裂能力均由有逐渐到无

二、简述题

  *1. 何为网织红细胞？其功能是什么？

  2. What are neutrophils?

  3. What are eosinophils?

  4. What are basophils?

  5. What are monocytes?

  6. What are lymphocytes?

三、论述题

  1. 结合红细胞的结构特点阐述其功能。

  2. 比较各类白细胞的结构特点与功能。

【参考答案】

一、选择题

（一）A1 型题（单句型最佳选择题）

  1. B 2. C 3. A 4. D 5. B 6. C 7. B 8. E 9. C 10. E 11. C 12. B
13. C 14. C 15. E 16. D 17. B 18. A 19. E 20. D

（二）A2 型题（病例摘要型最佳选择题）

  21. D 22. B 23. A 24. B 25. B 26. C 27. B 28. B 29. C 30. C

（三）B 型题（标准配伍题）

  31. A 32. E 33. A 34. B 35. C 36. B 37. E 38. D 39. A 40. A
41. C 42. B 43. D

（四）X 型题（多项选择题）

  44. ABCDE 45. BE 46. ABDE 47. ABC 48. BC 49. BCE 50. ABCDE
51. ACDE 52. BCDE 53. ACDE 54. AC

二、简述题

1. 何为网织红细胞？其功能是什么？

网织红细胞是未完全成熟的红细胞，占红细胞总数的 0.5%～1.5%，在常规染色血涂片中不能区分红细胞与网织红细胞，用煌焦油蓝染色见网织红细胞内有细网状的核糖体，表明它仍能继续合成血红蛋白。网织红细胞的计数有一定的临床意义，它是贫血等某些血液病的诊断、疗效判断和预后估计的指标之一。

2. What are neutrophils？

neutrophils 是中性粒细胞。中性粒细胞是数量最多的一类白细胞。细胞呈球形；杆状核或分叶核；细胞质呈粉红色，内含细小均匀的特殊颗粒及嗜天青颗粒；具有较强的趋化作用和吞噬杀菌作用。

3. What are eosinophils？

eosinophils 是嗜酸性粒细胞。嗜酸性粒细胞是数量较少的一类白细胞。细胞呈球形；分叶核，常呈八字形；细胞质呈橘红色，内含嗜酸性颗粒粗大均匀；具有抗过敏和抗寄生虫作用。

4. What are basophils？

basophils 是嗜碱性粒细胞。嗜碱性粒细胞是数量最少的一类白细胞。细胞呈球形；S 形或不规则形核，常被颗粒掩盖；细胞质呈蓝紫色，内含嗜碱性颗粒大小不等、分布不均；参与过敏反应和抗凝血作用。

5. What are monocytes？

monocytes 是单核细胞。单核细胞是体积最大的一类白细胞。细胞呈球形；细胞核呈肾形、马蹄形、卵圆形或不规则形；细胞质呈灰蓝色，内含大量嗜天青颗粒；是巨噬细胞的前身，具有吞噬功能，并参与免疫作用。

6. What are lymphocytes？

lymphocytes 是淋巴细胞。淋巴细胞大小不等，外周血中大部分是小淋巴细胞。细胞呈球形；圆形核或有小凹；细胞质极少，呈蔚蓝色，在核周成一窄带，内含少量嗜天青颗粒；淋巴细胞可分为参与细胞免疫的 T 细胞、参与体液免疫的 B 细胞及特异杀伤肿瘤细胞和病毒感染细胞的 NK 细胞。

三、论述题

1. 结合红细胞的结构特点阐述其功能。

红细胞呈双凹圆盘状，中央薄，周围厚，这种形态特点与同体积的球形结构相比，细胞表面积可以增大约 25%，有利于细胞内外气体的迅速交换；红细胞有一定的形态可变性，当它通过比其自身直径小的毛细血管时，可以变形，使红细胞顺利通过毛细血管；红细胞的细胞膜为半透膜，这使红细胞内的渗透压等于红细胞外的血浆渗透压；红细胞的细胞膜上含有血型抗原，构成人类的 ABO 血型抗原系统；红细胞无细胞核和细胞器，细胞质内充满血红蛋白，有结合与运输 O_2 和 CO_2 的功能。

2. 比较各类白细胞的结构特点与功能。

中性粒细胞是数量最多的一类白细胞，细胞呈球形，杆状核或分叶核，细胞质呈粉红色，内含细小均匀的特殊颗粒及嗜天青颗粒，主要具有吞噬杀菌功能；嗜酸性粒细胞是数量较少的一类白细胞，细胞呈球形，分叶核，常呈八字形，细胞质呈橘红色，内含粗大均匀的嗜酸性颗粒，具有抗过敏和抗寄生虫作用；嗜碱性粒细胞是数量最少的一类白细胞，细胞呈球形，S 形或不规则形核，常被颗粒掩盖，细胞质内含大小不等、分布不均的嗜碱性颗粒，参与过敏反应和抗凝血作用；单核细胞是体积最大的一类白细胞，细胞呈球形，细胞核呈肾形、马蹄形、卵圆形或不规则形，细胞质内含大量嗜天青颗粒，是巨噬细胞的前身，具有吞噬功能，并参与免疫作用；淋巴细胞大小不等，外周血中大部分是白细胞中体积最小的小淋巴细胞，细胞呈球形，圆形核或有小凹，细胞质极少，在核周成一窄带，内含少量嗜天青颗粒，淋巴细胞可分为参与细胞免疫的 T 细胞、参与体液免疫的 B 细胞及特异杀伤肿瘤细胞和病毒感染细胞的 NK 细胞。

（赵　敏）

第六章 肌 组 织

【大纲要求】

一、知识目标

1. 能够概述肌组织的组成、分类、分布及功能。
2. 能够比较骨骼肌纤维与心肌纤维的光镜和电镜结构。
3. 能够说出骨骼肌纤维的收缩原理。
4. 能够归纳平滑肌纤维的光镜结构，并说出其超微结构特点。

二、技能目标

1. 能够列表比较三种肌组织的结构和功能的异同点，培养学生有效记忆的学习方法。
2. 能够绘图解释肌节、闰盘和三联体的概念。

三、情感、态度和价值观目标

1. 能够认同显微镜下的微细结构特点与功能之间的辩证关系。
2. 能够认同保持良好的生活习惯、规律作息的重要性。
3. 能够关注身体健康，养成坚持锻炼身体的习惯。

【学习要点】

一、肌组织的特性

组成	主要由肌细胞组成，肌细胞间有少量结缔组织
结构	结缔组织反复包裹肌细胞成束或成层
功能	产生运动
再生能力	较弱

二、肌组织的分类

类型	分布	收缩特点	神经支配	横纹
骨骼肌	骨骼、消化管两端、面部	快而有力、易疲劳	躯体神经→随意肌	有且明显→横纹肌
心肌	心脏	自动节律、不易疲劳	内脏神经→非随意肌	有但不明显→横纹肌
平滑肌	内脏、血管	缓慢持久、有节律	内脏神经→非随意肌	无→非横纹肌

三、骨骼肌（skeletal muscle）

（一）骨骼肌纤维的光镜结构

（1）形态：长圆柱状。

（2）细胞核：多个，椭圆形，位于细胞边缘。

（3）肌浆：含大量肌原纤维。

（4）横纹：有，明显。

（5）肌节（sarcomere）
- 概念：相邻两条Z线间的一段肌原纤维
- 组成：1/2 I带+A带+1/2 I带
- 功能：骨骼肌纤维结构和功能的基本单位

（二）骨骼肌纤维的电镜结构

（1）肌原纤维：由粗、细肌丝沿肌纤维长轴规则排列而成。

肌丝	分子组成	I带	A带两侧	H带	附着点
粗肌丝	肌球蛋白	无	有	有	M线
细肌丝	肌动蛋白、原肌球蛋白、肌钙蛋白	有	有	无	Z线

（2）横小管
- 概念：肌膜向肌浆内凹陷形成的小管
- 位置：A带和I带交界处
- 功能：将肌膜的电兴奋快速同步地传至每个肌节

（3）肌浆网（肌质网）
- 概念：肌纤维内特化的滑面内质网
- 位置：横小管间，纵行排列且分支吻合
- 结构
  - 中部：纵行包绕每条肌原纤维，称纵小管
  - 末端：在横小管两侧吻合成环形的扁囊，称终池
- 功能：调节肌浆内Ca^{2+}浓度

（4）三联体：每条横小管与其两侧的终池共同组成的结构（终池＋横小管＋终池）。

（三）骨骼肌纤维的收缩原理

目前公认的机制为肌丝滑动原理。

四、心肌（cardiac muscle）

（一）心肌纤维的光镜结构

（1）形态：短柱状，有分支连成网。

（2）细胞核：1 或 2 个，卵圆形，居中。

（3）肌浆：丰富，肌原纤维少。

（4）横纹：有，不明显。

（5）闰盘（intercalated disc）
- 概念：心肌纤维的连接部位
- 光镜：为与心肌纤维长轴垂直的一深染的线状或阶梯状结构
- 电镜：为心肌间的细胞连接（中间连接、桥粒和缝隙连接）
- 功能：连接相邻心肌细胞，传递电冲动和信息，使心肌协同收缩

（二）心肌纤维的电镜结构特点

（1）肌原纤维不明显。

（2）横小管短粗，位于 Z 线水平。

（3）肌浆网稀疏，纵小管不发达，终池少而小，多见二联体。

（4）心肌细胞间借闰盘相互连接。

五、平滑肌（smooth muscle）

（一）平滑肌纤维的光镜结构

（1）形态：长梭形。

（2）细胞核：单个，长椭圆形或杆状，居中。

（3）横纹：无横纹。

（二）平滑肌纤维的电镜结构特点

（1）无肌原纤维，但有粗、细肌丝。

（2）无横小管，但肌膜内陷形成大量小凹。

（3）细胞骨架系统较发达，主要由密斑、密体和中间丝组成。

【复习题】

一、选择题

（一）A1 型题（单句型最佳选择题）

1. sarcomere 是指（　　）

　　A. 相邻两条 M 线之间的一段肌原纤维

　　B. 相邻两条 Z 线之间的一段肌原纤维

　　C. 相邻两个 H 带之间的一段肌原纤维

　　D. 相邻两个 A 带之间的一段肌原纤维

E. 相邻两个 I 带之间的一段肌原纤维

2. 关于肌原纤维的描述错误的是（　　）

    A. 沿肌纤维长轴平行排列　　　　　B. 由粗、细肌丝构成

    C. 表面有结缔组织包裹　　　　　　D. 在骨骼肌纤维中最丰富

    E. 肌丝规则排列形成明暗带

3. 下列关于骨骼肌的构造描述错误的是（　　）

    A. 包在整块肌外面的组织称为肌外膜

    B. 包裹肌束的组织称为肌束膜

    C. 分布在每条肌纤维周围的组织称为肌内膜

    D. 肌纤维的细胞膜称为肌膜

    E. 肌外膜、肌束膜、肌内膜和肌膜均由结缔组织构成

4. 下列哪种蛋白质不参与构成肌丝（　　）

    A. 肌球蛋白　　　　　　B. 原肌球蛋白　　　　　　C. 肌钙蛋白

    D. 肌动蛋白　　　　　　E. 肌红蛋白

5. sarcomere 中既有粗肌丝又有细肌丝的是（　　）

    A. I 带　　　　　　　　B. H 带两侧的 A 带　　　　C. H 带

    D. A 带　　　　　　　　E. 以上都不是

6. 构成骨骼肌纤维粗肌丝的蛋白质是（　　）

    A. 肌钙蛋白　　　　　　B. 原肌球蛋白　　　　　　C. 肌球蛋白

    D. 肌动蛋白　　　　　　E. 胶原蛋白

7. 关于骨骼肌纤维细肌丝描述正确的是（　　）

    A. 由肌动蛋白、肌球蛋白和肌钙蛋白三种蛋白质分子组成

    B. 肌球蛋白嵌于肌动蛋白双股螺旋链浅沟内

    C. 肌动蛋白形如豆芽状

    D. 肌钙蛋白能与 Ca^{2+} 相结合

    E. 肌钙蛋白附着于肌动蛋白上

8. 横桥位于（　　）

    A. 粗肌丝　　　　　　　B. 细肌丝　　　　　　　　C. 横小管

    D. 肌浆网　　　　　　　E. 三联体

9. 下列具有激活 ATP 酶，可以分解 ATP 的蛋白质是（　　）

    A. 肌动蛋白　　　　　　B. 肌钙蛋白　　　　　　　C. 肌球蛋白

    D. 原肌球蛋白　　　　　E. 肌红蛋白

10. 骨骼肌纤维的肌膜向肌浆内凹陷形成（　　）

    A. 三联体　　　　　　　B. 纵小管　　　　　　　　C. 肌浆网

    D. 横小管　　　　　　　E. 终池

11. 骨骼肌纤维收缩时，下列变化错误的是（　　）

    A. 肌膜的兴奋经横小管迅速传向肌浆网

    B. 大量的钙离子从肌浆转入肌浆网内

C. 肌丝长度不变，肌节缩短

D. 细肌丝滑入 A 带

E. A 带长度不变

12. 骨骼肌纤维收缩时，肌节的变化错误的是（　　　）

　　A. 肌丝长度不变　　　　　　B. 肌节缩短　　　　　　　C. I 带变窄

　　D. H 带变窄　　　　　　　　E. A 带变窄

13. 构成三联体的是（　　　）

　　A. 纵小管和两侧的终池　　　　　　B. 纵小管和两侧的横小管

　　C. 横小管、终池和纵小管　　　　　　D. 终池和两侧的横小管

　　E. 横小管和两侧的终池

14. 横纹肌内的 Ca^{2+} 储存在（　　　）

　　A. 横小管内　　　　　　　　B. 肌钙蛋白上　　　　　　C. 肌浆内

　　D. 肌浆网内　　　　　　　　E. 肌膜上

15. 骨骼肌纤维的基本结构功能单位是（　　　）

　　A. 肌原纤维　　　　　　　　B. 肌节　　　　　　　　　C. 横小管

　　D. 纵小管　　　　　　　　　E. 肌丝

16. 关于骨骼肌纤维肌浆网描述错误的是（　　　）

　　A. 是肌纤维内特化的粗面内质网

　　B. 中部纵行包绕在肌原纤维周围

　　C. 末端在横小管两侧吻合形成终池

　　D. 横小管与其两侧的终池组成三联体

　　E. 肌浆网膜上有丰富的钙泵

17. 心肌纤维的光镜结构描述错误的是（　　　）

　　A. 肌纤维呈短圆柱状，有分支　　　　B. 细胞核多个，位于中央

　　C. 可见横纹　　　　　　　　　　　　D. 横纹不如骨骼肌明显

　　E. 有闰盘

18. 关于 intercalated disc 的描述错误的是（　　　）

　　A. 是横纹肌特有的结构　　　　　　B. 光镜下 HE 染色呈粗线状

　　C. 电镜下为细胞连接　　　　　　　D. 具有连接作用

　　E. 有利于细胞间化学信息的交流

19. 将心肌纤维彼此相连形成功能性整体的结构是（　　　）

　　A. 横小管　　　　　　　　　B. 肌浆网　　　　　　　　C. 闰盘

　　D. 二联体　　　　　　　　　E. 终池

*20. 关于心肌纤维横小管描述错误的是（　　　）

　　A. 由肌膜向肌浆内凹陷形成

　　B. 位于明、暗带交界处

　　C. 多与一侧终池贴近形成二联体

　　D. 走向与肌纤维长轴垂直

E. 可传导肌膜的兴奋

21. 关于平滑肌纤维描述错误的是（　　　）

    A. 肌纤维呈长梭形

    B. 分布于消化管、呼吸道、血管等中空性的器官管壁

    C. 肌浆内肌原纤维丰富

    D. 无横纹

    E. 细胞核一个，位于细胞中央

（二）A2 型题（病例摘要型最佳选择题）

22. 健美运动员经过一定强度的力量训练，让肌组织发生一定程度的损伤，再通过修复和再生的过程来增加肌纤维的数量和体积，从而达到"增肌"的目的，所谓"增肌"，增加的是（　　　）

    A. 骨骼肌　　　　　　　B. 心肌　　　　　　　　C. 平滑肌

    D. 横纹肌　　　　　　　E. 非横纹肌

23. 剖宫产术后的子宫，短期内再次妊娠容易导致子宫破裂的最主要原因是（　　　）

    A. 子宫的肌组织为平滑肌，再生能力较强，术后伤口由肌组织增生修复

    B. 子宫的肌组织为平滑肌，再生能力较弱，术后伤口由结缔组织增生修复

    C. 子宫的肌组织为骨骼肌，再生能力较弱，术后伤口由肌组织增生修复

    D. 子宫的肌组织为骨骼肌，再生能力较强，术后伤口由结缔组织增生修复

    E. 子宫的肌组织为心肌，再生能力较弱，术后伤口由结缔组织增生修复

24. 男性，23 岁，畏寒、发热、乏力、腹痛、腹泻、全身肌肉疼痛 1 周。追问病史曾进食生猪肉。查体：体温 39℃，颜面及四肢呈凹陷性水肿，全身肌肉触痛，以双下肢及双上肢内侧肌群为甚，且活动受限，全腹不同程度压痛。实验室检查：WBC 11.2×10^9/L，其中嗜酸性粒细胞比值明显增高。腓肠肌镜检：肌纤维间可见梭形包囊，囊内见幼虫卷曲，长轴与肌纤维长轴平行，周围可见慢性炎细胞浸润。诊断为：旋毛虫病。旋毛虫幼虫主要寄生于人体的横纹肌，该患者体内哪些部位还有可能检出旋毛虫幼虫（　　　）

    A. 胃壁　　　　　　　　B. 小肠壁　　　　　　　C. 主动脉

    D. 肺　　　　　　　　　E. 肱二头肌

25. 重症肌无力是由于神经肌肉接头处突触后膜受损，乙酰胆碱受体数目减少引起的免疫性神经肌肉传导阻滞性疾病，其典型临床特征为受累骨骼肌运动后易疲劳，经休息或用抗胆碱类药物后症状减轻或消失。可见，重症肌无力一般不会受累的肌肉是（　　　）

    A. 眼外肌　　　　　　　B. 咀嚼肌　　　　　　　C. 咽喉肌

    D. 股四头肌　　　　　　E. 平滑肌

*26. 肌钙蛋白是临床上心肌损伤的标志物，在患急性心肌梗死、不稳定型心绞痛，以及胰腺炎、严重糖尿病酮症酸中毒、结缔组织疾病等其他导致心肌损伤的疾病时，可出现肌钙蛋白的升高，有关肌钙蛋白的描述正确的是（　　　）

    A. 肌钙蛋白可分布在肌膜

    B. 肌钙蛋白可分布在横小管

C. 肌钙蛋白可分布在肌浆网

D. 肌钙蛋白参与构成肌原纤维

E. 肌钙蛋白参与构成粗肌丝

27. "切法"是影响烹饪肉质口感的重要因素，一块附着于骨骼的牛肉，顺着纹理切即是"纵切"，切出的断面呈现白色的"川"字状，这种切法因为保留了完整的肌纤维，烹调过后的肉质口感较有嚼劲、不易咬断。相反，"横切"则是把肌纤维切断，切出的断面呈现白色的"井"字状，让肉质变得易嚼，所述牛肉（　　　）

A. 为平滑肌

B. 为非横纹肌

C. 肌纤维呈长梭形状

D. 肌纤维有多个细胞核，且位于细胞边缘

E. 肌纤维内没有肌原纤维

28. 脊髓性肌萎缩（SMA）是指一类由于脊髓前角细胞变性导致肌无力和肌萎缩的疾病。取患者萎缩侧的腓肠肌活检，光镜下肌纤维纵切面狭长可见横纹，横切面呈扁平形或带尖角，肌核多个聚集在肌纤维中央，肌纤维之间的结缔组织轻度增生；电镜下肌原纤维间隙较宽，肌丝排列紊乱或断裂，对照骨骼肌纤维的正常组织结构，没有发生病理变化的描述是（　　　）

A. 肌纤维纵切面可见横纹　　　　B. 肌纤维横切面呈扁平形

C. 肌核多个聚集于肌纤维中央　　D. 肌纤维内的肌原纤维稀疏

E. 构成肌原纤维的肌丝排列不规则

（三）B 型题（标准配伍题）

（29～36 题共用备选答案）

A. 骨骼肌纤维　　　　　B. 心肌纤维　　　　　C. 平滑肌纤维

D. 肌原纤维　　　　　　E. 肌节

29. 一个细胞有多个细胞核且位于细胞周边的是（　　　）

30. 光镜下横纹最为明显的肌纤维是（　　　）

31. 由粗肌丝和细肌丝按特定的空间排布规律排列组成的结构是（　　　）

32. 细胞质内的肌丝不形成肌原纤维的是（　　　）

33. 相邻两条 Z 线之间的一段肌原纤维是（　　　）

34. 位于心脏的肌纤维属于（　　　）

35. 位于小肠的肌纤维属于（　　　）

36. 位于面部表情肌的肌纤维属于（　　　）

（37～43 题共用备选答案）

A. 肌节　　　　　　　　B. 闰盘　　　　　　　C. 三联体

D. 横小管　　　　　　　E. 肌浆网

37. 位于相邻两心肌纤维之间，常呈阶梯状的是（　　　）

38. 相邻的两条 Z 线之间的一段肌原纤维是（　　　）

39. 肌纤维内特化的滑面内质网是（　　　）

40. 由一条横小管及其两侧相邻的终池组成的结构是（　　）

41. 肌膜向肌浆内凹陷形成的环绕在每条肌原纤维表面的管状结构是（　　）

42. 骨骼肌纤维收缩的基本结构与功能单位是（　　）

43. 可将肌膜的兴奋迅速传到每个肌节的是（　　）

（四）X 型题（多项选择题）

44. 光镜下可以观察到骨骼肌纤维的（　　）

  A. 形态呈长圆柱状   B. 细胞核有多个

  C. 细胞核呈扁椭圆形，位于周边 D. 肌浆内含大量肌原纤维

  E. 横纹明显

45. 与骨骼肌纤维相比，心肌纤维可见（　　）

  A. 横小管较粗，位于 Z 线水平 B. 肌原纤维更丰富

  C. 肌浆网更发达   D. 二联体多，三联体少

  E. 闰盘

*46. intercalated disc 处的细胞连接包括（　　）

  A. 紧密连接   B. 中间连接   C. 桥粒

  D. 缝隙连接   E. 基膜

*47. 骨骼肌纤维与心肌纤维的共同点包括（　　）

  A. 都有粗、细肌丝   B. 都有肌原纤维   C. 都有横小管

  D. 都有二联体   E. 都有纵小管

48. 关于平滑肌纤维的描述正确的是（　　）

  A. 分布于内脏器官、血管壁上 B. 细胞呈长梭形

  C. 细胞质内有丰富的肌原纤维 D. 细胞质内有粗、细肌丝

  E. 有横纹

*49. 平滑肌纤维肌浆内含有（　　）

  A. 肌丝   B. 横小管   C. 密体

  D. 密斑   E. 终池

50. 下列哪些结构属于细胞（　　）

  A. 肌纤维   B. 肌原纤维   C. 浦肯野纤维

  D. 神经纤维   E. 网状纤维

51. 下列哪些结构位于细胞内（　　）

  A. 胶原纤维   B. 弹性纤维   C. 肌原纤维

  D. 神经原纤维   E. 胶原原纤维

二、简述题

1. What is sarcomere?

2. What is intercalated disc?

3. 比较三种肌纤维的光镜结构特点。

4. 比较两种横纹肌的电镜结构特点。

三、论述题

结合三联体的结构阐述其在骨骼肌纤维收缩过程中发挥的作用。

【参考答案】

一、选择题

（一）A1 型题（单句型最佳选择题）

1. B　2. C　3. E　4. E　5. B　6. C　7. D　8. A　9. C　10. D　11. B　12. E
13. E　14. D　15. B　16. A　17. B　18. A　19. C　20. B　21. C

（二）A2 型题（病例摘要型最佳选择题）

22. A　23. B　24. E　25. E　26. D　27. D　28. A

（三）B 型题（标准配伍题）

29. A　30. A　31. D　32. C　33. E　34. B　35. C　36. A　37. B　38. A
39. E　40. C　41. D　42. A　43. D

（四）X 型题（多项选择题）

44. ABCDE　45. ADE　46. BCD　47. ABCE　48. ABD　49. ACD　50. AC
51. CD

二、简述题

1. What is sarcomere？

sarcomere 即肌节，是指相邻两条 Z 线之间的一段肌原纤维，每一完整的肌节都由
1/2 I 带＋A 带＋1/2 I 带所组成，是骨骼肌纤维收缩的基本结构与功能单位。

2. What is intercalated disc？

intercalated disc 即闰盘，是心肌纤维之间特有的连接结构。光镜下，闰盘呈线状或
阶梯状，与肌纤维长轴垂直。电镜下，闰盘实为心肌细胞连接，在心肌的横向连接部
位为中间连接和桥粒，在心肌纤维的纵向连接部位有缝隙连接。闰盘不仅增强心肌纤
维间的连接，而且有利于化学信息和电冲动传递，使心肌纤维同步收缩形成一个功能
上的整体。

3. 比较三种肌纤维的光镜结构特点。

	骨骼肌纤维	心肌纤维	平滑肌纤维
形态	长圆柱状	短柱状，有分支连成网	长梭形
细胞核	多个，椭圆形位于周边	1 或 2 个，卵圆形位于中央	单个，长椭圆形或杆状位于中央
肌浆	肌原纤维丰富	肌原纤维少	无肌原纤维
横纹	有，明显	有，不明显	无
特有结构	无	闰盘	无

4. 比较两种横纹肌的电镜结构特点。

	骨骼肌纤维	心肌纤维
肌原纤维	明显，可分明、暗带	不明显
横小管	较细，位于明、暗带交界处	较粗，位于 Z 线水平
肌浆网	发达，形成三联体	稀疏，多见二联体
细胞连接	无	中间连接、桥粒、缝隙连接

三、论述题

结合三联体的结构阐述其在骨骼肌纤维收缩过程中发挥的作用。

三联体主要见于骨骼肌纤维内，由一条横小管及其两侧相邻的终池组成。横小管是肌膜向肌浆内凹陷形成的管状结构，环绕在每条肌原纤维表面，由于它的走行方向与肌纤维长轴垂直，故称横小管，简称 T 小管。在骨骼肌纤维，横小管位于明、暗带交界处。在相邻两个横小管之间是肌纤维内特化的滑面内质网，称为肌浆网，由于纵行形成相互通联的小管网，所以又称纵小管，简称 L 小管。位于横小管两侧的肌浆网膨大形成终池。三联体可将兴奋沿横小管的肌膜传递到肌浆网的网膜上，肌浆网膜上的钙泵活动，将大量 Ca^{2+} 转运至肌纤维的细胞质内，这将促使粗、细肌丝中的蛋白质发生系列联动反应，引起肌丝滑动，肌纤维收缩，随后，肌质内 Ca^{2+} 被泵入肌浆网内，肌质内 Ca^{2+} 浓度降低，又引起肌纤维的舒张。

（赵　敏）

第七章 神经组织

【大纲要求】

一、知识目标

1. 能够概述神经组织的组成和神经元的分类。
2. 能够联系神经元的形态结构理解相应的功能。
3. 能够概述突触的概念、类型。
4. 能够区别电突触和化学突触的电镜结构和功能。
5. 能够概述神经纤维的概念、分类及功能。
6. 能够区别有髓神经纤维和无髓神经纤维的结构和功能特点。
7. 能够概述神经末梢的概念、分类及功能。
8. 能够说出神经纤维与神经的关系。
9. 能够列举神经胶质细胞的类型、结构特点与功能。

二、技能目标

1. 能够绘制神经组织的组成和结构思维导图。
2. 能够联系神经元的结构分析其功能特点。
3. 能够灵活运用神经组织的组织学知识，思考并解释部分日常生活现象或神经疾病临床表现特点。

三、情感、态度和价值观目标

1. 通过学习神经元的结构与功能，认识神经功能用进废退的科学原理，养成努力学习和终身学习的良好习惯。
2. 通过对神经组织的学习，能够关爱中老年人，改进生活方式，预防和减少中老年人常见神经疾病的发生。
3. 通过学习了解神经再生的前沿知识，提高学习兴趣，树立开拓创新的大学精神。

【学习要点】

神经组织（nerve tissue）主要由神经细胞和神经胶质细胞组成。

名称	功能
神经细胞（神经元，neuron）	神经系统结构和功能的基本单位；具有接受刺激、传导冲动和整合信息的能力；有些神经元还具有内分泌功能
神经胶质细胞	对神经元起支持、营养、保护和绝缘等作用

一、神经元

（一）神经元的结构

1. 细胞体

（1）细胞膜：可兴奋膜。

（2）细胞核：大而圆，位于细胞中央，着色浅，核仁明显。

（3）细胞质：含有以下两个特有结构。

名称	分布	光镜结构	电镜结构	功能
尼氏体（Nissl body）	细胞体和树突	（HE）呈块状或颗粒状的嗜碱性物质	发达的粗面内质网和游离核糖体	合成蛋白质
神经原纤维（neurofibril）	细胞体、树突和轴突	（银染）呈棕黑色细丝状	神经丝和微管	支持、运输

2. 突起

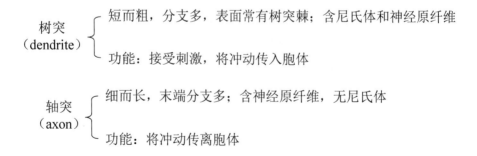

树突（dendrite）〔 短而粗，分支多，表面常有树突棘；含尼氏体和神经原纤维

功能：接受刺激，将冲动传入胞体

轴突（axon）〔 细而长，末端分支多；含神经原纤维，无尼氏体

功能：将冲动传离胞体

*（二）神经元的分类

（1）按神经元突起的多少分为多极神经元、双极神经元、假单极神经元。

（2）按神经元功能的不同分为感觉神经元、运动神经元、中间神经元。

（3）按轴突长短的差异分为高尔基Ⅰ型神经元、高尔基Ⅱ型神经元。

（4）按神经递质或神经调质不同分为胆碱能神经元、胺能神经元、氨基酸能神经元、肽能神经元等。

二、突触

概念	类型	电镜结构
神经元与神经元之间或神经元与效应细胞之间一种特化的细胞连接,是传递信息的功能部位	电突触	即缝隙连接
	化学突触	①突触前成分(presynaptic element),轴突终末膨大部分,包括突触前膜和突触小泡(含神经递质成分)等结构;②突触间隙(synaptic cleft),含糖蛋白和一些细丝;③突触后成分(postsynaptic element),其后一个神经元或效应细胞与突触前成分相对应的局部区域,包括突触后膜和后膜上能识别结合神经递质的特异性受体

*三、神经胶质细胞

(一)特点

(1)数量多,为神经元数量的 10~50 倍。

(2)均为有突起的细胞,但 HE 染色仅显示其细胞核和少量细胞质。

(3)突起无树突、轴突之分。

(4)具有支持、连接、保护、营养、绝缘和修复等作用。

(二)分类

神经系统	类型	主要特点和功能
中枢神经系统	星形胶质细胞	体积最大;有纤维性星形胶质细胞和原浆性星形胶质细胞两种;参与构成血-脑屏障等
	少突胶质细胞	中枢神经系统的髓鞘形成细胞
	小胶质细胞	体积最小;中枢神经系统损伤时,可转变为巨噬细胞
	室管膜细胞	覆盖在脑室及脊髓中央管腔面的一层立方或柱状细胞;具有支持、保护和参与脑脊液形成的作用
周围神经系统	施万细胞(神经膜细胞)	周围神经系统的髓鞘形成细胞
	卫星细胞	包裹神经元胞体的一层扁平或立方细胞;具有营养和保护神经节细胞的功能

四、神经纤维和神经

(一)神经纤维

1. 概念

神经纤维(nerve fiber)由神经元的长轴突外包神经胶质细胞所组成。

2. 类型

类型	周围神经系统	中枢神经系统	传导特点
有髓神经纤维（myelinated nerve fiber）	髓鞘形成细胞：施万细胞 结构：轴索＋髓鞘＋神经膜；有郎飞结	髓鞘形成细胞：少突胶质细胞 结构：轴索＋髓鞘＋神经膜	跳跃式传导，速度快
无髓神经纤维（unmyelinated nerve fiber）	由较细的轴突及其外面的施万细胞构成，无郎飞结	轴突裸露，无髓鞘，无郎飞结	沿轴膜连续传导，速度慢

*（二）神经

大量神经纤维及其周围的结缔组织、血管和淋巴管共同构成周围神经。包裹在神经表面的致密结缔组织称为神经外膜，在神经纤维束表面的结缔组织称为神经束膜，每条神经纤维表面的薄层结缔组织称为神经内膜。

*五、神经末梢（nerve ending）

1. 概念

神经末梢是指周围神经纤维的终末部分。

2. 类型

按功能分为感觉神经末梢和运动神经末梢两大类。

（一）感觉神经末梢

感觉神经末梢（sensory nerve ending）是感觉神经元周围突的终末部分，它们通常和周围组织共同构成感受器。

名称	结构	分布	功能
游离神经末梢	由有髓或无髓神经纤维的终末反复分支并失去髓鞘	表皮、角膜、毛囊上皮、结缔组织等处	感受冷、热、轻触觉和痛觉
触觉小体	卵圆形，含扁平细胞，外包结缔组织被囊。有髓神经纤维失去髓鞘进入小体盘绕在扁平细胞之间	皮肤的真皮乳头处	感受触觉
环层小体	较大卵圆形或圆形，有髓神经纤维失去髓鞘进入小体中央的圆柱体内，周围有多层同心圆排列的扁平细胞	皮下组织、腹膜、肠系膜等处	感受压觉和振动觉
肌梭	梭形，有结缔组织被囊，含梭内肌纤维。感觉神经纤维的轴突末端，失去髓鞘，环绕在梭内肌纤维中段含核部分。运动神经纤维分布在梭内肌纤维两端	骨骼肌内	是一种本体感受器，能感受肌纤维的伸缩变化

（二）运动神经末梢

运动神经末梢（motor nerve ending）是运动神经元轴突在肌组织和腺体的终末结构。该终末结构与邻近组织共同组成效应器。

名称	分布	形成
躯体运动神经末梢（运动终板）	骨骼肌内	运动神经末梢与骨骼肌纤维形成的突触连接
内脏运动神经末梢	内脏及心血管平滑肌、心肌和腺上皮细胞等	神经末梢与效应细胞之间建立突触

【复习题】

一、选择题

（一）A1 型题（单句型最佳选择题）

1. 关于神经元结构的描述哪项错误（　　　）

　　A. 突起分树突和轴突

　　B. 细胞质含丰富的粗面内质网和游离核糖体

　　C. 核大而圆，染色浅

　　D. 胞体和突起内含有尼氏体

　　E. 胞体和突起内含有神经原纤维

2. 神经元胞体中的 Nissl body 是（　　　）

　　A. 线粒体　　　　　　　　B. 糖原　　　　　　　　C. 微管

　　D. 微丝　　　　　　　　　E. 粗面内质网和游离核糖体

3. 神经元细胞核的特点为（　　　）

　　A. 分叶状，位于细胞体中央，着色深

　　B. 染色质呈车轮状，着色深，核仁明显

　　C. 大而圆，着色浅，位于细胞中央，核仁清晰

　　D. 杆状核，着色深，核仁不明显

　　E. 大而圆，被挤在细胞边缘，核仁不明显

4. 神经元接受刺激的部位是（　　　）

　　A. 细胞膜　　　　　　　　B. 细胞质　　　　　　　C. 细胞核

　　D. 髓鞘　　　　　　　　　E. 突触小泡

5. 在神经元 HE 染色标本中不能观察到的结构是（　　　）

　　A. 尼氏体　　　　　　　　B. 核周质　　　　　　　C. 神经原纤维

　　D. 轴突　　　　　　　　　E. 树突

6. 尼氏体分布在（　　　）

　　A. 神经元树突和胞体内　　　　　　B. 神经元树突和轴突内

　　C. 神经元胞体和轴突内　　　　　　D. 整个神经元内

　　E. 神经胶质细胞的胞体和突起

7. 神经元中的神经原纤维是（　　　）

　　A. 粗面内质网　　　　　　B. 微丝和微管　　　　　C. 线粒体

　　D. 神经丝和微管　　　　　E. 糖原

8. 下列哪项不是树突的特点（　　　）

　　A. 有神经原纤维　　　　　B. 有尼氏体　　　　　　C. 分支多

　　D. 表面光滑　　　　　　　E. 功能主要是接受刺激

9. 下列关于轴突的描述哪项错误（　　　）

　　A. 细而长，分支少　　　　　　　　B. 表面光滑

C. 内有大量微管和神经丝　　　　D. 主要功能是传导神经冲动

E. 能合成蛋白质

10. 神经元传导神经冲动是通过（　　　）

A. 轴膜　　　　　　　　B. 神经束膜　　　　　　C. 神经丝

D. 神经原纤维　　　　　E. 神经内膜

*11. 关于周围神经系统无髓神经纤维的描述哪项错误（　　　）

A. 由轴突和包在外面的施万细胞组成

B. 一个施万细胞只包绕一条轴突

C. 无髓鞘和郎飞结

D. 神经冲动沿轴膜连续传导

E. 传导速度比有髓神经纤维慢

12. 关于周围神经系统有髓神经纤维的描述哪项错误（　　　）

A. 由神经元的长轴突和施万细胞组成

B. 髓鞘由施万细胞呈同心圆状包卷而成

C. 髓鞘有绝缘和保护作用

D. 轴突越细，髓鞘越薄，结间体越短，传导速度越快

E. 神经冲动传导部位在郎飞结

13. 根据下列哪项可区分有髓与无髓神经纤维（　　　）

A. 有无神经胶质细胞包绕　　　　B. 有无髓鞘

C. 轴突的粗细　　　　　　　　　D. 轴突内的突触小泡数量

E. 轴突内的神经原纤维多少

14. 中枢神经系统有髓神经纤维的髓鞘形成细胞是（　　　）

A. 原浆性星形胶质细胞　　　　　B. 纤维性星形胶质细胞

C. 少突胶质细胞　　　　　　　　D. 小胶质细胞

E. 施万细胞

15. 周围神经系统有髓神经纤维的髓鞘形成细胞是（　　　）

A. 卫星细胞　　　　　　　B. 施万细胞　　　　　　C. 少突胶质细胞

D. 小胶质细胞　　　　　　E. 星形胶质细胞

*16. 神经内膜是指（　　　）

A. 包绕每条神经纤维的神经胶质细胞

B. 包绕每条神经纤维周围的结缔组织

C. 包绕每条神经纤维束周围的结缔组织

D. 包绕每条神经周围的结缔组织

E. 神经纤维周围的血管

17. 下列哪些细胞间无突触形成（　　　）

A. 神经元与骨骼肌细胞之间　　　B. 神经元与平滑肌细胞之间

C. 神经元与神经元之间　　　　　D. 神经元与腺细胞之间

E. 神经胶质细胞之间

*18. 下列关于运动终板的描述哪项正确（　　　）

    A. 分布于三种肌组织内　　　　　　　B. 又称肌梭

    C. 电镜下为化学突触　　　　　　　　D. 由无髓神经纤维末梢形成

    E. 一个轴突支配一条肌纤维

*19. 下列关于内脏运动神经末梢的描述哪项错误（　　　）

    A. 分布于心肌、平滑肌和腺细胞　　　B. 神经纤维较细，无髓鞘

    C. 轴突终末分支常呈串珠样膨体　　　D. 轴突终末仅释放乙酰胆碱

    E. 轴突终末与效应细胞建立突触联系

*20. 下列关于肌梭的描述哪项正确（　　　）

    A. 分布于骨骼肌和心肌　　　　　　　B. 肌梭内无运动神经末梢

    C. 引起肌纤维的伸缩变化　　　　　　D. 它是一种离子感受器

    E. 感觉神经纤维伸入其内包绕梭内肌纤维

*21. 下列关于环层小体的描述哪项错误（　　　）

    A. 分布在皮肤真皮乳头内　　　　　　B. 感受压觉和振动觉

    C. 圆形，体积较触觉小体大　　　　　D. 被囊由数十层扁平细胞组成

    E. 小体中央内含裸露的轴突

*22. 下列哪项不是中枢神经系统的胶质细胞（　　　）

    A. 星形胶质细胞　　　　　B. 少突胶质细胞　　　　　C. 小胶质细胞

    D. 卫星细胞　　　　　　　E. 室管膜细胞

*23. 下列关于神经胶质细胞的描述哪项错误（　　　）

    A. 数量比神经元多　　　　　　　　　B. 细胞有突起

    C. HE 染色能显示完整细胞外形　　　D. 无树突、轴突之分

    E. 无尼氏体和神经原纤维

*24. 下列关于星形胶质细胞的描述哪项错误（　　　）

    A. 是体积最大的胶质细胞

    B. 呈星状有突起，突起末端膨大形成脚板

    C. 仅分布在中枢神经系统的灰质内

    D. 分为原浆性星形胶质细胞和纤维性星形胶质细胞

    E. 细胞质内有大量胶质丝

*25. 下列关于星形胶质细胞的功能哪项错误（　　　）

    A. 能分泌神经营养因子　　　　　　　B. 能分泌生长因子

    C. 参与形成血-脑屏障　　　　　　　D. 参与形成髓鞘

    E. 具有支持和分隔神经元的作用

*26. 具有吞噬功能的神经胶质细胞是（　　　）

    A. 小胶质细胞　　　　　B. 少突胶质细胞　　　　　C. 星形胶质细胞

    D. 施万细胞　　　　　　E. 卫星细胞

（二）A2 型题（病例摘要型最佳选择题）

27. 患者男性，62 岁，突发肢体麻木，左上肢不能抬起，走路歪斜，CT 检查提示

脑血栓形成。血栓能堵塞血管，导致血管所供应区域内神经元缺血而发生坏死，此时胞体内什么结构可能消失（　　）

    A. 细胞膜   B. 尼氏体   C. 轴丘

    D. 细胞质   E. 细胞核

28. 患者男性，59 岁，数学老师，近 2 年来认知水平进行性下降，回答学生的提问逐渐出现困难，情绪波动较大，健忘，注意力易分散。初步诊断为阿尔茨海默病（AD），光镜下观察到神经原纤维有缠结现象发生，神经原纤维是由下列哪项形成（　　）

    A. 神经丝与微管   B. 中间丝   C. 高尔基体

    D. 核糖体   E. 角蛋白丝

29. 神经系统受到损伤后通过形成胶质瘢痕来进行修复，主要参与胶质瘢痕形成的细胞是神经胶质细胞，其中数量最多的是星形胶质细胞。下列关于神经胶质细胞的描述哪项正确（　　）

    A. 数量比神经元少   B. HE 染色可显示细胞全貌

    C. 仅分布于中枢神经系统   D. 均有细胞突起

    E. 无分裂增殖能力

*30. 患者女性，30 岁，主诉一侧下肢无力、麻木刺痛，查体时可见双侧皮质脊髓束或后索受累的体征，诊断为多发性硬化症。多发性硬化症是一种中枢神经系统自身免疫性疾病，主要病变是髓鞘发生破坏。中枢神经系统的髓鞘形成细胞是（　　）

    A. 原浆性星形胶质细胞   B. 纤维性星形胶质细胞   C. 小胶质细胞

    D. 施万细胞   E. 少突胶质细胞

*31. 患者女性，33 岁，经常感到头痛，呈爆炸样，MR 检查提示脑出血，医生给以开颅手术治疗，病检为左颞叶胶质母细胞瘤。胶质母细胞瘤是一种起源脑内星形胶质细胞的恶性肿瘤，下列关于星形胶质细胞的描述错误的是（　　）

    A. 是体积最大的胶质细胞

    B. 位于中枢神经系统的灰质和白质内

    C. 突起少而短

    D. 细胞质内有大量胶质丝

    E. 主要起支持和分隔神经元的作用

32. 腰椎间盘突出压迫神经出现右腿麻木，脚趾和脚底麻木明显，对冷热不是很敏感，最有可能是下列哪种结构受到损害（　　）

    A. 环层小体   B. 触觉小体   C. 肌梭

    D. 游离感觉神经末梢   E. 运动终板

33. 患者女，23 岁，右食指顶端挤压时有麻、痛及自发性一过性触电样疼痛，每日可发作数次。半年后上述部位出现麦粒大皮下结节，并缓慢增大至绿豆大，自觉症状较前加重，3 年前曾在当地医院疑为"鸡眼"，先后刮除 3 次，但均很快复发。体检：右食指外侧有 1.5cm×0.7cm 梭形萎缩性手术瘢痕，瘢痕中央有 0.4cm×0.4cm 皮下结节，高出皮肤，边缘清楚，表面完整，触之较硬，不活动，与皮下有粘连，稍用力挤压即有麻痛感。诊断为环层小体神经纤维瘤。下列关于环层小体的描述哪项错误（　　）

    A. 是一种本体感受器　　　　　　B. 属于有被囊神经末梢

    C. 感受压觉和震动觉　　　　　　D. 皮下组织常可观察到

    E. 有髓神经纤维失去髓鞘进入内部结构

34. 6 月 21 日是世界"渐冻人日"。"渐冻人症"即肌萎缩侧索硬化症，此病目前发病原因尚不明确。病变主要累及人体的运动神经元，导致四肢、躯干、胸部、腹部的肌肉逐渐无力和萎缩，患病早期感无力、肌肉跳动、容易疲劳等，逐渐进展为全身肌肉萎缩和吞咽困难、呼吸功能障碍等症状；而患者的思维和智力都不受影响。关于运动神经元的描述哪项错误（　　　　）

    A. HE 染色细胞核大而圆，着色浅，核仁明显

    B. 是多突起的细胞

    C. 数量多于神经胶质细胞

    D. 胞体是细胞的营养和代谢中心

    E. 尼氏体的数量和形态可作为运动神经元损伤程度的指标之一

*35. 目前研究神经元之间纤维联系比较广泛的方法是神经示踪技术，是在神经元轴浆流动的原理上发展起来的，主要是利用示踪物质（示踪剂）随神经元轴浆流动的特点来进行逆向标记神经元或顺向标记神经纤维及其终末。神经元轴突内物质运输称轴突运输，分为快速和慢速轴突运输，在轴突运输中起重要作用的结构是（　　　　）

    A. 线粒体　　　　　　B. 微管　　　　　　C. 微丝

    D. 尼氏体　　　　　　E. 突触小泡

*36. 断指再植是将完全或不完全断离的指体，在光学显微镜的助视下，将断离的血管重新吻合，彻底清创，进行骨、神经、肌腱及皮肤的整复术，术后进行各方面的综合治疗，以恢复其一定功能的精细手术。整个过程涉及神经纤维的再生环节，下列有关神经纤维再生的描述哪项错误（　　　　）

    A. 只有胞体存在的条件下才能再生

    B. 中枢轴突长出的枝芽难以穿越胶质瘢痕

    C. 周围轴突枝芽沿施万细胞索在基膜管内长到靶细胞

    D. 周围神经纤维的再生比中枢的困难

    E. 神经营养因子能促进神经纤维生长

（三）B 型题（标准配伍题）

（37～41 题共用备选答案）

    A. 神经原纤维　　　　B. 轴丘　　　　　　C. 尼氏体

    D. 缝隙连接　　　　　E. 脂褐素

37. 位于与神经元胞体轴突起始处的结构是（　　　　）

38. 作为神经细胞骨架的是（　　　　）

39. 电镜下是神经丝和微管的是（　　　　）

40. 电镜下是粗面内质网和核糖体的是（　　　　）

41. 电突触的结构基础是（　　　　）

（42～46 题共用备选答案）

A. 肌梭　　　　　　　B. 树突棘　　　　　　C. 郎飞结

D. 结间体　　　　　　E. 运动终板

42. 相邻郎飞结之间的一段神经纤维称为（　　　）

43. 是一种本体感受器（　　　）

44. 是有髓神经纤维传导神经冲动的部位（　　　）

45. 是位于骨骼肌的运动神经末梢（　　　）

46. 位于树突表面的棘状突起称为（　　　）

（四）X 型题（多项选择题）

47. 下列关于神经元的描述正确的是（　　　）

A. 胞体大小不一　　　B. 突起长短不等　　　C. 突起分树突和轴突

D. 胞体均位于脑和脊髓内　E. 部分神经元具有内分泌功能

48. 神经元结构包括（　　　）

A. 树突　　　　　　　B. 轴突　　　　　　　C. 神经内膜

D. 细胞体　　　　　　E. 神经外膜

49. 神经元在 HE 染色中的结构特点是（　　　）

A. 胞体可见到突起

B. 胞体、树突和轴突内有尼氏体

C. 胞体、树突和轴突内有神经原纤维

D. 细胞核大而圆，核仁明显

E. 轴丘内有尼氏体

50. 下列哪些是神经元的功能（　　　）

A. 接受刺激，传导冲动　B. 绝缘作用　　　　　C. 整合信息

D. 内分泌　　　　　　E. 参与构成血-脑屏障

51. 神经元的轴突（　　　）

A. 比树突细　　　　　B. 没有分支　　　　　C. 不能合成蛋白质

D. 内无细胞器　　　　E. 表面光滑

52. 电镜下观察神经元轴突内可见（　　　）

A. 粗面内质网　　　　B. 滑面内质网　　　　C. 神经丝

D. 微丝和微管　　　　E. 小泡

53. 有髓神经纤维髓鞘的主要作用是（　　　）

A. 绝缘　　　　　　　B. 营养轴突　　　　　C. 保护轴突

D. 加快神经冲动的传导速度　　　　　　　　　E. 参与损伤后的修复

54. 关于周围神经系统的有髓神经纤维的描述哪些正确（　　　）

A. 髓鞘由施万细胞包卷轴突而形成

B. 每个结间体由两个施万细胞包卷

C. 郎飞结处有薄层髓鞘

D. 传导速度慢

E. 轴突越粗，髓鞘就越厚，结间体就越长

55. 有髓神经纤维结间体的结构包括（　　　）

    A. 神经元轴突　　　　　　B. 神经胶质细胞　　　　C. 髓鞘

    D. 神经膜　　　　　　　　E. 尼氏体

56. 有髓神经纤维郎飞结处的结构包括（　　　）

    A. 神经元轴突　　　　　　B. 神经胶质细胞　　　　C. 髓鞘

    D. 轴突细胞膜　　　　　　E. 尼氏体

57. 化学突触的电镜结构包括（　　　）

    A. 突触前成分　　　　　　B. 紧密连接　　　　　　C. 突触间隙

    D. 缝隙连接　　　　　　　E. 突触后成分

58. 关于化学突触的描述哪项正确（　　　）

    A. 突触前成分是轴突终末的膨大

    B. 突触前成分内含有突触小泡

    C. 突触后成分是神经元或效应细胞的细胞膜部分

    D. 突触前膜和突触后膜的胞质面均可有致密物

    E. 突触后膜上含特异性受体

*59. 下列哪些结构属感觉神经末梢（　　　）

    A. 游离神经末梢　　　　　B. 触觉小体　　　　　　C. 环层小体

    D. 运动终板　　　　　　　E. 肌梭

*60. 中枢神经系统的神经胶质细胞有（　　　）

    A. 施万细胞　　　　　　　B. 少突胶质细胞　　　　C. 小胶质细胞

    D. 室管膜细胞　　　　　　E. 星形胶质细胞

*61. 关于神经胶质细胞的描述正确的是（　　　）

    A. 施万细胞可形成髓鞘

    B. 小胶质细胞属于单核吞噬细胞系统

    C. 星形胶质细胞参与构成血-脑屏障

    D. 少突胶质细胞可形成髓鞘

    E. 脉络丛室管膜细胞分泌脑脊液

二、简述题

1. What is Nissl body？

2. What is neurofibril？

3. 什么叫郎飞结，有何功能？

4. 什么叫神经纤维？

5. What is synapse？

三、论述题

1. 试述神经元的结构及功能。

2. 试述化学突触的电镜结构及信息传导过程。

3. 比较周围神经系统中有髓神经纤维和无髓神经纤维的结构与功能特点。

【参考答案】

一、选择题

（一）A1 型题（单句型最佳选择题）

1. D 2. E 3. C 4. A 5. C 6. A 7. D 8. D 9. E 10. A 11. B 12. D
13. B 14. C 15. B 16. B 17. E 18. C 19. D 20. E 21. A 22. D 23. C
24. C 25. D 26. A

（二）A2 型题（病例摘要型最佳选择题）

27. B 28. A 29. D 30. E 31. C 32. D 33. A 34. C 35. B 36. D

（三）B 型题（标准配伍题）

37. B 38. A 39. A 40. C 41. D 42. D 43. A 44. C 45. E 46. B

（四）X 型题（多项选择题）

47. ABCE 48. ABD 49. ACD 50. ACD 51. ACE 52. BCDE 53. AD
54. AE 55. ABCD 56. AD 57. ACE 58. ABCDE 59. ABCE 60. BCDE
61. ABCDE

二、简述题

1. What is Nissl body？

Nissl body 即尼氏体，分布于神经元的胞体和树突内，在 HE 染色切片中呈嗜碱性小体或颗粒状。电镜下，尼氏体是由丰富的粗面内质网和游离核糖体组成，因此尼氏体是神经元合成蛋白质的场所。

2. What is neurofibril？

neurofibril 即神经原纤维，银染色切片中，呈棕黑色细丝，交错排列成网，并伸入树突和轴突内。电镜下，由神经丝和微管组成，是神经元的细胞骨架结构，还与细胞质内的物质输送有关。

3. 什么叫郎飞结，有何功能？

周围神经系统的施万细胞和中枢神经系统的少突胶质细胞包裹轴突形成有髓神经纤维的髓鞘呈节段状，相邻两个节段之间无髓鞘的缩窄部称为郎飞结。神经冲动在郎飞结处裸露的轴膜上传导，呈跳跃式，传导速度快。

4. 什么叫神经纤维？

神经纤维是由神经元的轴突和包于其外的神经胶质细胞组成。神经纤维中的神经胶质细胞在中枢和周围神经系统中分别为少突胶质细胞和施万细胞。依据有无髓鞘结构，可分为有髓神经纤维和无髓神经纤维两种类型。

5. What is synapse？

synapse 即突触，指神经元与神经元之间，或神经元与效应细胞之间的一种特化的细胞连接，具有定向传导信息的功能。突触可分为化学突触和电突触两类。前者是以化学物质（神经递质）作为通讯的媒介，后者亦即缝隙连接，是以电流传递信息。

三、论述题

1. 试述神经元的结构及功能。

神经元的结构由胞体和突起构成。

（1）神经元胞体是细胞的营养和代谢中心。细胞膜是可兴奋膜，具有接受刺激、处理信息、产生和传导神经冲动的功能。有一个大而圆的细胞核，异染色质少，染色浅，核仁大而明显。细胞质内具有尼氏体和神经原纤维两种特征性结构。①尼氏体在 HE 染色切片中呈块状或颗粒状嗜碱性物质；电镜下由发达的粗面内质网和游离核糖体构成；具有合成蛋白质的功能。②神经原纤维在银染色切片中呈棕黑色细丝，交错成网；电镜下由神经丝和微管构成；具有支持、运输的作用。

（2）突起又分树突和轴突。①树突短、粗、分支多，表面有许多树突棘。树突内含有尼氏体和神经原纤维。其功能主要是接受刺激，将冲动传向胞体。②轴突细、长、末端分支较多，表面光滑为轴膜，内为轴质。轴质内无尼氏体，但有大量神经原纤维。其主要功能是将冲动传离胞体。

2. 试述化学突触的电镜结构及信息传导过程。

（1）化学突触的电镜结构可分为突触前成分、突触间隙和突触后成分。突触前、后成分彼此相对的细胞膜分别称为突触前膜和突触后膜，二者之间的间隙为突触间隙。突触前成分含许多突触小泡（含有神经递质），还有少量线粒体、微管和微丝等。突触后膜上含有特有性受体。

（2）信息传导过程：当神经冲动沿轴膜传至轴突终末时，即触发细胞外的钙离子进入突触前成分，促使突触小泡移附至突触前膜，通过出胞作用释放小泡内的神经递质到突触间隙。这时，突触间隙内部分递质与突触后膜上相应的受体结合，使相应的离子进出突触后膜，从而改变突触后膜两侧离子的分布状况，使突触后神经元出现兴奋或抑制。

3. 比较周围神经系统中有髓神经纤维和无髓神经纤维的结构与功能特点。

（1）有髓神经纤维外包节段性的髓鞘，每一节段髓鞘是由一个施万细胞的胞膜包卷轴突而形成的多层膜状结构，髓鞘的化学成分主要是髓磷脂。各节髓鞘之间轴突裸露处称为郎飞结，相邻两个郎飞结之间的一段称为结间体。髓鞘纵切面上可见施-兰切迹。在施万细胞的外表面包有一层基膜。神经冲动传导的方式是从一个郎飞结到下一个郎飞结呈跳跃式传导，速度较快。

（2）无髓神经纤维由轴突和包在它外面的施万细胞组成。一个施万细胞可包裹许多条轴突，并沿着轴突连续排列，但不形成髓鞘，故无郎飞结。神经冲动传导的方式是沿着轴突连续进行，速度相对慢。

（李　坪）

第八章 循 环 系 统

【大纲要求】

一、知识目标

1. 能够归纳心壁的组织结构。
2. 能够总结动脉管壁的一般结构及各级动脉的结构特点与功能。
3. 能够分类毛细血管，阐述毛细血管的光镜和电镜结构。
4. 能够列举连续毛细血管、有孔毛细血管及血窦的分布。
5. 能够说出静脉的结构特点。
6. 能够辨认心瓣膜的结构，说出心脏的传导系统。
7. 能够说出淋巴管系统的结构特点。

二、技能目标

1. 能够联系心脏的大体结构与组织学结构，从宏观到微观整体把握心脏的结构。
2. 能够联系各级动脉的结构特点与功能，充分认识结构与功能的关系。
3. 能够联系动脉与静脉的结构与功能，正确区分动脉与静脉。
4. 能够联系毛细血管的功能，举一反三，列举出毛细血管的分布。

三、情感、态度和价值观目标

1. 能够感受心血管系统疾病患者的痛苦，关心爱护患者。
2. 能够关注心血管系统疾病的治疗及预防措施，提高业务素质和水平。
3. 能够形成良好的生活习惯，合理膳食，加强体育锻炼，维护心血管系统健康。

【学习要点】

一、心脏

（一）心壁的结构

心壁包括心内膜、心肌膜和心外膜。

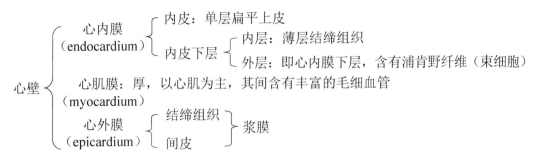

*（二）心瓣膜

心瓣膜为心内膜向腔内凸起形成的薄片状结构。表面为内皮，内部为致密结缔组织，其功能是阻止心房和心室收缩时血液逆流。

*（三）心脏传导系统

心脏传导系统由特殊分化的心肌纤维构成，包括窦房结、房室结、房室束及其分支。其功能是产生和传导冲动到心脏各部，使心房肌和心室肌按一定的节律收缩。

名称	分布	结构特点	功能
起搏细胞	窦房结和房室结的中心部位	细胞较小，呈梭形或多边形，细胞质内含少量细胞器和肌原纤维，糖原较多	心肌兴奋起搏点
移行细胞	窦房结和房室结的周边及房室束内	较心肌纤维细而短，细胞质内含肌原纤维稍多	传导冲动的作用
浦肯野纤维（Purkinje fiber）	主要位于心室的心内膜下层	较心肌纤维粗短，不规则，染色浅，有1～2个核，细胞质比较多，含有丰富的线粒体和糖原，肌原纤维较少	将冲动快速传递到心室各处，引起心室肌兴奋，产生同步收缩

二、动脉

（一）动脉管壁的一般结构

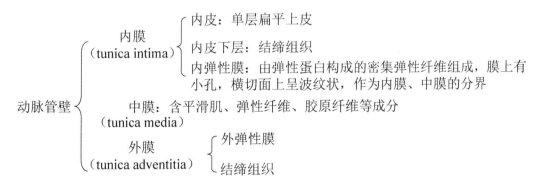

（二）动脉的类型与各段动脉的结构特点及其功能

特点	类型		
	大动脉（弹性动脉）	中动脉（肌性动脉）	小、微动脉（外周阻力血管）
中膜	弹性膜为主（40～70层）	平滑肌为主（10～40层）	平滑肌为主（1～9层）

续表

特点	类型		
	大动脉（弹性动脉）	中动脉（肌性动脉）	小、微动脉（外周阻力血管）
内、外弹性膜	有，不易辨认 （二者与中膜弹性膜 连续，故分界不清）	有，明显 （二者与中膜平滑肌 连续，分界较清楚）	小动脉：有内无外 微动脉：均无
功能	缓冲心脏射血时的压力；维 持血流连续性	调节分配到身体各部位和各器 官的血流量	调节器官和组织内部的血流量；参与 形成和调节血压

三、毛细血管

（一）特点

（1）数量最多、管径最细、管壁最薄、分布最广。

（2）是血液与周围组织进行物质交换的主要部位。

（二）一般结构

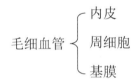

$$毛细血管 \begin{cases} 内皮 \\ 周细胞 \\ 基膜 \end{cases}$$

（三）分类

分类	内皮	基膜	主要分布
连续毛细血管 （continuous capillary）	内皮细胞相互连续，细胞间有紧密连接， 细胞质中有大量吞饮小泡	完整	结缔组织、肌组织、肺泡隔 和中枢神经系统等
有孔毛细血管 （fenestrated capillary）	内皮细胞上有贯穿细胞的内皮窗孔，细胞 质中也有许多吞饮小泡	完整	胃肠黏膜、肾血管球和某些 内分泌腺等
血窦（sinusoid） （窦状毛细血管）	内皮细胞间有较大间隙；腔大，不规则	完整或不完整 或缺如	肝、脾、骨髓和某些内分泌 腺等

*四、静脉（vein）

（一）类型

静脉分为大静脉、中静脉、小静脉和微静脉。

（二）结构特点

（1）管壁也可分为内膜、中膜和外膜三层，但分界不明显。外膜一般比中膜厚。

（2）管壁的平滑肌和弹性组织相对较少，结缔组织成分较多。

（3）管壁薄，管腔大，常呈不规则形。

（4）管径在 2mm 以上的静脉，常有静脉瓣。

*五、淋巴管系统

毛细淋巴管结构与毛细血管相似，淋巴管结构与静脉相似，而淋巴导管结构与大静脉相似，但比静脉的管腔更大、管壁更薄、腔更不规则。

【复习题】

一、选择题

（一）A1 型题（单句型最佳选择题）

1. 关于心脏的描述哪项错误（　　　）

 A. 为中空的肌性器官

 B. 心壁可分为心内膜、心肌膜、心外膜

 C. 心内膜衬有内皮，表面光滑

 D. 心肌膜最厚，由心肌构成

 E. 心外膜由结缔组织构成，其中含有浦肯野纤维

2. 心内膜的组成是（　　　）

 A. 间皮　　　　　　　　B. 内皮　　　　　　　　C. 内皮与结缔组织

 D. 间皮与脂肪组织　　　E. 脂肪组织

3. 关于心肌膜的叙述哪项错误（　　　）

 A. 含丰富的毛细血管　　　　　　B. 心房肌与心室肌相连续

 C. 心肌纤维呈螺旋状排列　　　　D. 心房的心肌膜比心室的心肌膜薄

 E. 部分心房肌纤维有内分泌功能

4. 心外膜的组成是（　　　）

 A. 结缔组织　　　　　　B. 心肌和结缔组织　　　C. 间皮和结缔组织

 D. 脂肪组织　　　　　　E. 内皮和结缔组织

5. 在光镜下主要根据哪项区分心内膜和心外膜（　　　）

 A. 有无单层扁平细胞　　B. 有无脂肪细胞　　　　C. 有无浦肯野纤维

 D. 有无血管　　　　　　E. 有无神经

*6. 关于心脏传导系统的描述错误的是（　　　）

 A. 包括窦房结、房室结、房室束、浦肯野纤维等

 B. 由特殊心肌纤维组成

 C. 细胞有起搏细胞、移行细胞和浦肯野纤维

 D. 都位于心内膜下层

 E. 产生并传导冲动到心脏各部

*7. 心脏传导系统的细胞实际上是（　　　）

 A. 特殊的感觉神经元　　B. 特殊的运动神经元　　C. 特殊的心肌纤维

 D. 特殊的平滑肌纤维　　E. 特殊的内分泌细胞

*8. 发起心肌兴奋的细胞是（　　　）

 A. 浦肯野细胞　　　　　B. 起搏细胞　　　　　　C. 移行细胞

D. 内皮细胞　　　　　　E. 心房肌纤维

*9. 关于浦肯野纤维的描述哪项错误（　　　）

A. 是特殊的心肌纤维

B. 细胞间无闰盘

C. 比一般心肌纤维短而宽

D. 含肌原纤维较少

E. 构成心脏传导系统的细胞成分之一

10. 关于动脉的描述哪项错误（　　　）

A. 管壁分为内膜、中膜和外膜三层

B. 不同类型动脉的内膜结构变化最大

C. 大动脉又称弹性动脉

D. 中动脉可调节分配进入器官的血流量

E. 小动脉的中膜主要为平滑肌

11. 大动脉中膜最主要的特点是（　　　）

A. 平滑肌多　　　　　　B. 弹性膜多　　　　　　C. 结缔组织多

D. 营养血管多　　　　　E. 神经末梢多

12. 称为弹性动脉的血管是（　　　）

A. 大动脉　　　　　　　B. 中动脉　　　　　　　C. 小动脉

D. 微动脉　　　　　　　E. 小动脉与微动脉

13. 中动脉中膜最主要的特点是（　　　）

A. 有内弹性膜　　　　　B. 有外弹性膜　　　　　C. 有弹性纤维

D. 平滑肌多　　　　　　E. 有胶原纤维

14. 下列哪种血管的内弹性膜最明显（　　　）

A. 大动脉　　　　　　　B. 中动脉　　　　　　　C. 中静脉

D. 微动脉　　　　　　　E. 毛细血管

15. 与动脉相比，对静脉特点的描述中哪项错误（　　　）

A. 管壁也分内、中、外三层　　　　B. 管壁较薄

C. 弹性较小　　　　　　　　　　　D. 切片中管腔常变扁或不规则

E. 都有静脉瓣

*16. 对静脉瓣的描述哪项正确（　　　）

A. 由血管内膜形成，只见于大、中静脉

B. 由血管内膜和中膜形成，多见于大、中静脉

C. 由血管内皮和平滑肌形成，见于所有静脉

D. 由血管内皮形成，见于所有静脉

E. 见于管径小于 2mm 的静脉

17. 毛细血管壁的构成是（　　　）

A. 内膜、中膜和外膜　　B. 内皮、基膜和平滑肌　　C. 内皮和基膜

D. 内皮、基膜和周细胞　E. 内皮和平滑肌

18. 毛细血管最丰富的组织是（　　　）

    A. 心肌 　　　　　　　　B. 骨组织 　　　　　　　　C. 肌腱

    D. 平滑肌 　　　　　　　E. 脑膜

19. 血管内皮细胞的吞饮小泡的主要作用是（　　　）

    A. 分泌产物 　　　　　　B. 储存物质 　　　　　　　C. 传递信息

    D. 物质转运 　　　　　　E. 吞噬异物

20. 下列关于有孔毛细血管的描述哪项正确（　　　）

    A. 内皮细胞基膜不完整

    B. 内皮细胞不含细胞核处有许多窗孔

    C. 内皮细胞外无基膜

    D. 内皮细胞之间也有孔

    E. 分布于肌组织、结缔组织等

21. 对血窦不正确的描述是（　　　）

    A. 管腔大而不规则 　　　　　　　　B. 内皮细胞外均无基膜

    C. 内皮细胞可有窗孔 　　　　　　　D. 内皮细胞有较大间隙

    E. 分布于肝、脾、骨髓等器官

22. 循环系统所有器官共有的成分是（　　　）

    A. 内皮 　　　　　　　　B. 结缔组织 　　　　　　　C. 平滑肌

    D. 弹性纤维 　　　　　　E. 浦肯野纤维

（二）A2 型题（病例摘要型最佳选择题）

23. 患者男性，66 岁，两年来出现活动后心前区闷痛，伴左上肢酸痛，每次持续几十秒至 1 分钟，休息或含服速效救心丸 3～5 分钟后可缓解，每个月发作 5～6 次，近 1 个月来疼痛加重入院。入院后心电图检查提示心肌有缺血性表现，初步诊断为心绞痛。心绞痛主要是因为心脏壁内的心肌膜出现急剧、暂时性缺血和缺氧造成的一种常见的临床综合征。下列有关心肌膜结构的描述哪项错误（　　　）

    A. 主要由心肌纤维构成

    B. 心肌纤维之间含毛细血管较少

    C. 心肌膜在心壁中最厚

    D. 心肌坏死后有较强的再生修复能力

    E. 有些心房肌含有心房颗粒

24. 患者男性，54 岁，因胸痛两天来医院就诊，心电图发现 ST 短呈弥漫性凹面抬高，PR 段压低，提示急性心包炎。构成心包膜脏层的成分主要是（　　　）

    A. 间皮与结缔组织 　　　　B. 内皮与结缔组织 　　　　C. 弹性膜

    D. 结缔组织 　　　　　　　E. 肌组织

*25. 患者男性，47 岁，劳累后头疼 3 年，加重 1 周入院。患者体态肥胖，不喜欢活动，经常在外就餐和加夜班，体检发现其收缩压为 150mmHg（1mmHg≈133.32Pa），舒张压为 95mmHg，初步诊断为原发性高血压。高血压发生与小动脉和微动脉的收缩有关，关于小动脉的结构下列哪项是正确的（　　　）

    A. 管壁较薄，自内向外分内膜和中膜

    B. 所有的小动脉均可见内弹性膜

    C. 中膜的平滑肌排列与血管长轴相一致

    D. 中膜的主要成分为平滑肌，故属于肌性动脉

    E. 其管壁收缩只是增加外周阻力，与血液分配无关

26. 患者男性，70 岁，心慌和胸闷 5 余年。症状发作时可于心尖部闻及Ⅲ级收缩期吹风样杂音，症状缓解杂音消失，产生此杂音的最可能原因是合并风湿性心脏瓣膜病。心脏瓣膜的结构主要是（　　　）

    A. 由内皮向心腔突起折叠而成

    B. 由内皮下层向心腔突起折叠而成

    C. 由心内膜下层向心腔突起折叠而成

    D. 由间皮向心腔突起折叠而成

    E. 由心内膜向心腔突起折叠而成

27. 患者女性，20 岁。一周前出现发热、鼻塞伴乏力，体温 38℃ 左右，轻度咳嗽无痰，3 天前感活动时憋气、心悸，症状逐渐加重，既往体健。查体：体温 37.2℃，血压 90mmHg/70mmHg，双肺可闻及湿啰音，心脏轻度向左扩大，心率 120 次/分，律齐，第一心音减弱，可闻及奔马律，血肌钙蛋白（+），最可能的诊断是病毒性心肌炎。有关心肌的描述哪项错误（　　　）

    A. 心房和心室肌不相连

    B. 左心室心肌最厚

    C. 心房肌纤维较细、较短，心室肌纤维较粗、较长

    D. 束细胞主要位于心肌膜

    E. 心肌细胞之间有闰盘结构

28. 患者男性，15 岁，腹痛、发热 1 周，双下肢对称性紫癜伴腹痛及关节痛 3 天。实验室检查：血 Hb125g/L，WBC10.5×10^9/L，PLT 110×10^9/L，凝血时间正常，粪隐血（+），毛细血管脆性试验结果异常，提示毛细血管的脆性与通透性增加。组织学上不同的毛细血管通透性不一样，下列哪种毛细血管的通透性最强（　　　）

    A. 内皮细胞有孔，孔上无隔膜，细胞质内有吞饮小泡，内皮细胞之间有紧密连接

    B. 内皮细胞有孔，孔上有隔膜，内皮细胞间有空隙，细胞质内无吞饮小泡

    C. 内皮细胞无孔，细胞质内无吞饮小泡，基膜不连续

    D. 内皮细胞无孔，基膜不连续，甚至缺如

    E. 内皮细胞有孔，孔上无隔膜，内皮细胞间有间隙

*29. 患者女性，25 岁，左下肢沉重感伴长时间站立加重，休息后减轻，既往高血压病史 5 年，查体左下肢小腿内侧局部皮肤色素沉着，皮下可触及硬结，大隐静脉瓣膜功能试验（+），最可能的诊断是原发性下肢静脉曲张，主要原因是静脉瓣功能出现异常。静脉瓣是由（　　　）

    A. 内皮凸入折叠而成，见于全部静脉

    B. 内皮凸入管腔而成，见于中静脉和大静脉

C. 内膜凸入折叠而成，见于中静脉和大静脉

D. 内膜凸入管腔折叠而成，仅见于大静脉

E. 内膜凸入折叠而成，见于全部静脉

30. 患者男性，60 岁，因"间歇性跛行 5 年加重 1 年"入院。5 年前患者出现左下肢间歇性跛行，足背动脉搏动消失，血管彩超示：左腘动脉严重狭窄，动脉壁内粥样斑块形成，诊断为"左下肢闭塞性动脉硬化"。动脉壁的中膜结构中不包含下列哪种成分（　　）

A. 成纤维细胞　　　　　B. 胶原纤维　　　　　C. 平滑肌

D. 弹性纤维　　　　　　E. 营养血管

*31. 血友病为一组遗传性凝血功能障碍的出血性疾病，其共同的特征是活性凝血活酶生成障碍，凝血时间延长，终身具有轻微创伤后出血倾向。血友病 A 是由于因子Ⅷ促凝成分缺乏导致，是一种性联隐性遗传疾病，女性传递，男性发病。能合成和储存与凝血有关的第Ⅷ因子相关抗原的结构是一种特有的 W-P 小体，有关 W-P 小体的描述下列哪项正确（　　）

A. 是细胞吞噬作用后形成的结构

B. 发挥物质转运作用

C. 内含血浆蛋白

D. 是血管内皮细胞特有的一种细胞器

E. 见于血管平滑肌细胞内

32. 休克是指因各种原因引起的微循环功能严重障碍，微循环血液灌流量急剧减少引起的全身性危重病理过程。微循环是由微动脉到微静脉之间的血液循环，是血液循环的基本功能单位。有关微动脉的描述下列哪项错误（　　）

A. 是小动脉的分支

B. 可见内、外弹性膜

C. 中膜由 1 或 2 层平滑肌组成

D. 其平滑肌舒缩活动是控制微循环的总闸门

E. 是微循环血管的起始

33. 心肺复苏术是指对于一些突发性心跳呼吸停止的患者，采取人工心脏按压、人工呼吸等抢救措施，使患者恢复心跳、呼吸，抢救患者生命的一种方法。下列对心脏的描述错误的是（　　）

A. 心壁从内向外由心内膜、心肌膜、心外膜构成

B. 心肌膜最厚，主要由心肌细胞组成

C. 心壁中有心脏传导系统分布，使得心脏能节律性舒缩

D. 心脏传导系统的起搏细胞、移行细胞和浦肯野纤维为神经细胞

E. 心脏是保证机体各组织器官血液供应的动力泵

（三）B 型题（标准配伍题）

（34～38 题共用备选答案）

A. 有大量环形平滑肌　　　B. 内皮下层较厚　　　C. 内弹性膜明显

D. 有较多纵行平滑肌　　　E. 有大量弹性膜

34. 大动脉中膜（　　　）

35. 中动脉中膜（　　　）

36. 大静脉外膜（　　　）

37. 大动脉内膜（　　　）

38. 中动脉内膜（　　　）

（39～43 题共用备选答案）

 A. 弹性动脉　　　　　　　　　B. 肌性动脉

 C. 心包膜脏层　　　　　　　　D. 心内膜突起的薄片状突起

 E. 致密结缔组织形成的心支架

39. 中动脉又称（　　　）

40. 心外膜为（　　　）

41. 心骨骼是（　　　）

42. 大动脉又称（　　　）

43. 心瓣膜是（　　　）

（44～48 题共用备选答案）

 A. 内皮细胞有孔，基膜完整

 B. 内皮细胞之间连续，基膜完整

 C. 内皮细胞间有间隙，基膜不完整

 D. 管径小于 0.3mm，中膜由 1 或 2 层平滑肌构成

 E. 管径 0.3～1mm，中膜主要含平滑肌

44. 小动脉（　　　）

45. 窦状毛细血管（　　　）

46. 微动脉（　　　）

47. 连续性毛细血管（　　　）

48. 有孔毛细血管（　　　）

（四）X 型题（多项选择题）

49. 关于心脏的描述哪些正确（　　　）

 A. 心瓣膜由心内膜形成　　　　　B. 心肌膜中有大量毛细血管

 C. 心外膜中可见脂肪细胞　　　　D. 心房肌纤维可有内分泌功能

 E. 心内膜内无血管和神经

50. 心内膜含有的成分是（　　　）

 A. 结缔组织　　　　　　B. 心肌　　　　　　　C. 血管和神经

 D. 浦肯野纤维　　　　　E. 内皮

51. 关于动脉功能的描述哪些正确（　　　）

 A. 大动脉能维持血流连续性和均衡性

 B. 中动脉可调节分配到各器官的血流量

 C. 小动脉、微动脉能调节外周阻力从而影响血压变化

D. 小动脉可调节管腔的大小从而调节血流量

E. 微动脉起控制微循环的总闸门作用

52. 关于动脉结构的描述哪些正确（　　）

A. 各段动脉腔面均衬贴有内皮

B. 各段动脉管壁均由内膜、中膜、外膜构成

C. 光镜下各段动脉管壁的内外弹性膜均显示清楚

D. 中膜是各段动脉在结构上差异最大的部分

E. 大动脉属弹性动脉，中小动脉属肌性动脉

53. 对小动脉特征的描述哪些正确（　　）

A. 管径比伴行的小静脉小　　　　　B. 管壁可分为内膜、中膜、外膜

C. 中膜以平滑肌为主　　　　　　　D. 所有的小动脉都无内弹性膜

E. 属于外周阻力血管

*54. 能产生基质和纤维的细胞包括（　　）

A. 心肌细胞　　　　　　B. 血管平滑肌　　　　　C. 成纤维细胞

D. 成骨细胞　　　　　　E. 软骨细胞

*55. 大静脉的结构特征是（　　）

A. 管壁可分为内膜、中膜、外膜　　B. 内膜薄，无内弹性膜

C. 中膜有较厚的平滑肌层　　　　　D. 无瓣膜

E. 外膜厚，含纵行平滑肌束

*56. 静脉瓣的特征包括（　　）

A. 常见于管径 1mm 以上的静脉

B. 由内膜突入管腔折叠而成

C. 表面覆以内皮，内部为弹性纤维的结缔组织

D. 游离缘指向心脏方向

E. 防止血液逆流

57. 对毛细血管的描述正确的是（　　）

A. 由内皮、基膜及薄层平滑肌构成

B. 连续毛细血管内皮细胞间有紧密连接

C. 有孔毛细血管内皮细胞上有内皮窗孔

D. 血窦内皮细胞间隙较大，故通透性强

E. 周细胞有增殖分化能力

58. 关于连续毛细血管的描述正确的是（　　）

A. 内皮细胞间连接紧密

B. 内皮细胞不含核处极薄，有许多窗孔

C. 内皮细胞的细胞质内有大量吞饮小泡

D. 有基膜，但不连续

E. 可分布于胃肠黏膜

59. 有孔毛细血管可分布于（　　　）

    A. 胸腺   B. 某些内分泌腺   C. 肾血管球

    D. 脑和脊髓   E. 肺

60. 管壁结构中以肌组织为主要成分的器官有（　　　）

    A. 大动脉   B. 中动脉   C. 小动脉

    D. 毛细血管   E. 心脏

61. 下列哪些血管管壁上存在内弹性膜（　　　）

    A. 大动脉   B. 中动脉   C. 小动脉

    D. 微动脉   E. 毛细血管

*62. 内皮细胞的形态可有（　　　）

    A. 扁平形   B. 立方形   C. 圆形

    D. 长杆状   E. 锥体形

二、简述题

1. What is sinusoid?

2. 什么叫肌性动脉？

3. 什么叫弹性动脉？

三、论述题

1. 简述心壁的结构。

2. 试描述中动脉的结构。

3. 试比较大动脉、中动脉、小动脉的结构差异。

4. 试述毛细血管的分型、电镜结构特点及分布。

【参考答案】

一、选择题

（一）A1 型题（单句型最佳选择题）

1. E　2. C　3. B　4. C　5. C　6. D　7. C　8. B　9. B　10. B　11. B　12. A
13. D　14. B　15. E　16. A　17. D　18. A　19. D　20. B　21. B　22. A

（二）A2 型题（病例摘要型最佳选择题）

23. B　24. A　25. D　26. E　27. D　28. E　29. C　30. A　31. D　32. B
33. D

（三）B 型题（标准配伍题）

34. E　35. A　36. D　37. B　38. C　39. B　40. C　41. E　42. A　43. D
44. E　45. C　46. D　47. B　48. A

（四）X 型题（多项选择题）

49. ABCD　　50. ACDE　　51. ABCDE　　52. ABDE　　53. ABCE　　54. BCDE

55. ABE　56. BCDE　57. BCDE　58. AC　59. BC　60. BCE　61. ABC　62. ABD

二、简述题

1. What is sinusoid？

sinusoid 即血窦，又称窦状毛细血管，是毛细血管的一种类型。其管腔大而不规则，内皮细胞之间常有较大的间隙，血窦内皮细胞外基膜可连续、不连续或缺如，故通透性最大，主要分布于肝、脾、骨髓和一些内分泌腺中。

2. 什么叫肌性动脉？

中动脉和小动脉的管壁主要由平滑肌构成，故称肌性动脉。这类动脉的功能主要是调控血流量，小动脉还参与微动脉形成外周阻力，参与血压的形成和调节。

3. 什么叫弹性动脉？

大动脉管壁分内膜、中膜和外膜。其中，中膜很厚，主要由40～70层环行弹性膜构成，各层弹性膜由弹性纤维相连，弹性膜间有少量环行平滑肌纤维、胶原纤维和含硫酸软骨素的基质。因此管壁弹性较好，故又称弹性动脉。

三、论述题

1. 试述心壁的结构。

心壁由三层膜组成，从内向外依次为心内膜、心肌膜和心外膜。

（1）心内膜：由内皮、内皮下层构成。内皮为单层扁平上皮，表面光滑，利于血液流动。内皮下层由结缔组织构成，又分为内层和外层。内层为薄层细密结缔组织，外层又称心内膜下层，为疏松结缔组织，含血管、神经和心脏传导系统的分支。

（2）心肌膜：最厚，主要由心肌构成，心肌纤维呈螺旋状排列，大致可分为内纵、中环和外斜三层，其间有丰富的毛细血管。心房的心肌较薄，心室的心肌较厚，心房肌与心室肌并不直接相连，而是分别附着于由致密结缔组织组成的心骨骼上。部分心房肌纤维含心房特殊颗粒，内含心房钠尿肽，具有排钠、利尿、扩张血管及降低血压的作用。

（3）心外膜：为心包膜的脏层，其结构为浆膜。由薄层结缔组织及表面被覆的一层间皮构成。

2. 试描述中动脉的结构。

中动脉中膜的平滑肌丰富，故又名肌性动脉。中膜平滑肌收缩和舒张，能改变管径的大小，可调节分配到身体各部和各器官的血流量。中动脉从内向外分为内膜、中膜、外膜。

（1）内膜：三层膜中最薄的一层。内皮下层薄，内弹性膜明显，为内膜和中膜的分界，在血管横切面上呈波浪状。

（2）中膜：较厚，主要由10～40层环行排列的平滑肌纤维构成。肌纤维间有少量胶原纤维、弹性纤维和基质。

（3）外膜：由疏松结缔组织构成，多数中动脉外膜与中膜交界处有外弹性膜。外膜中有营养血管、淋巴管、神经分布。

3. 试比较大动脉、中动脉、小动脉的结构差异。

大、中、小动脉管壁共同的特征是由内向外均可分为内膜、中膜和外膜三层，内膜均分为内皮和内皮下层，都以中膜最厚，外膜都为结缔组织。

不同点如下。

（1）大动脉：中膜主要为 40～70 层弹性膜，各层弹性膜由弹性纤维相连，又称为弹性动脉。其内弹性膜不明显，主要功能是在心脏射血时发生弹性扩张，当心脏处于舒张期时发生弹性回缩，释放能量推动血液在血管内形成持续性的血流。

（2）中动脉：中膜主要由 10～40 层平滑肌构成，故又称为肌性动脉。其内、外弹性膜都很明显。主要功能是通过管壁平滑肌的舒缩调节管腔的大小，从而调节分配到身体各部分和各器官的血流量。

（3）小动脉：中膜由 3～9 层平滑肌构成，也属于肌性动脉。大的小动脉内弹性膜明显，无外弹性膜。其主要功能是和微动脉一起通过管壁平滑肌舒缩，调节管腔大小从而调节分配器官组织内的局部血流量。小动脉也是影响外周阻力的主要血管，参与血压的形成和调节。

4. 试述毛细血管的分型、电镜结构特点及分布。

根据内皮细胞等的结构特点，电镜下将毛细血管分为三类。

（1）连续毛细血管：特点为内皮细胞相互连续，细胞间有紧密连接，基膜完整，细胞质中有许多吞饮小泡。连续毛细血管分布于结缔组织、肌组织、肺和中枢神经系统等处。

（2）有孔毛细血管：特点是内皮细胞相互连续，细胞间连接紧密，基膜完整，细胞质中有吞饮小泡。内皮细胞不含核的部分很薄，有许多贯穿细胞的内皮窗孔，基膜连续完整。此类血管主要存在于胃肠黏膜、某些内分泌腺和肾血管球等处。

（3）血窦：又称窦状毛细血管，主要分布于肝、脾、骨髓和一些内分泌腺中。其管腔较大，形状不规则，内皮细胞之间常有较大的间隙。不同器官内的血窦结构常有较大差别，某些内分泌腺的血窦，内皮细胞有孔，有连续的基膜；有些器官如肝的血窦，内皮细胞有孔，细胞间隙较宽，无基膜。脾血窦又不同于一般血窦，其内皮细胞呈长杆状，细胞间的间隙也较大。

（李　坪）

第九章 免 疫 系 统

【大纲要求】

一、知识目标

1. 能够说出免疫系统的组成和功能。
2. 能够说出淋巴细胞的分类和功能。
3. 能够概述单核吞噬细胞系统的概念、组成与功能。
4. 能够阐述淋巴组织的概念和分类；淋巴器官的概念、类型和功能。
5. 能够阐述胸腺的组织结构和功能。
6. 能够归纳淋巴结的组织结构和功能。
7. 能够对比淋巴结归纳比较脾的组织结构与功能的异同。
8. 能够理解淋巴结内的淋巴通路和淋巴细胞再循环的意义；脾的血液循环途径。
9. 能够理解扁桃体的结构和功能。

二、技能目标

1. 能够联系免疫系统各组成部分的结构特点，绘制出整个免疫系统防御保护功能的结构基础。
2. 能够联系免疫细胞、淋巴组织和淋巴器官的组织结构充分理解其相关功能，为学习免疫学奠定基础。
3. 能够灵活应用淋巴细胞在各个淋巴器官内的分布特点进行举一反三，理解各淋巴器官进行细胞免疫、体液免疫应答的结构基础。

三、情感、态度和价值观目标

1. 能够感受人体的免疫系统就如一个国家的国防系统，具有防御保护功能，对外防御细菌、病毒等入侵，对内监视和清除衰老、死亡、癌变或被病毒感染的细胞。构建这一防御系统的结构基础与免疫应答密切相关，将基础知识与后续免疫学等学科的知识点融会贯通。
2. 能够认同淋巴结在体内的分布特点，强调淋巴结检查的重要意义。

3. 能够认同自尊自爱、健康生活方式的重要性。作为一名医生关爱艾滋病患者，体现人文关怀。

【学习要点】

*一、主要的免疫细胞

（一）淋巴细胞

分类	来源	亚群	功能
胸腺依赖淋巴细胞（T 细胞）	胸腺	细胞毒性 T 细胞（Tc 细胞） 辅助性 T 细胞（Th 细胞） 抑制性 T 细胞（Ts 细胞）	参与细胞免疫应答
骨髓依赖淋巴细胞（B 细胞）	骨髓	效应 B 细胞 记忆 B 细胞	参与体液免疫应答
直接杀伤细胞（NK 细胞）	骨髓		直接杀伤肿瘤细胞和病毒感染细胞

（二）单核吞噬细胞系统（mononuclear phagocytic system）

来源	组成	功能
血液单核细胞	血液单核细胞、结缔组织和淋巴组织的巨噬细胞、骨组织的破骨细胞、神经组织的小胶质细胞、肝巨噬细胞和肺巨噬细胞等	吞噬、抗原提呈等

二、淋巴组织

概念	分类	结构特点
淋巴组织（lymphoid tissue）是以网状组织为支架，网孔中充满大量淋巴细胞及其他免疫细胞形成的组织	弥散淋巴组织（diffuse lymphoid tissue）	淋巴组织呈弥散分布，无明显的界限，常含有毛细血管后微静脉。抗原刺激可使弥散淋巴组织扩大，并出现淋巴小结
	淋巴小结（lymphoid nodule）	淋巴组织密集形成的球形小体，有较明确的界限，主要含 B 细胞。淋巴小结受到抗原刺激后增大，并产生生发中心

三、淋巴器官

概念	分类	组成	发生	功能
淋巴器官是以淋巴组织为主要成分构成的器官	中枢淋巴器官	胸腺 骨髓	早	培育初始淋巴细胞的场所，不受抗原刺激的影响
	周围淋巴器官	淋巴结 脾 扁桃体	晚	执行免疫应答的部位

*（一）胸腺

1. 胸腺的结构

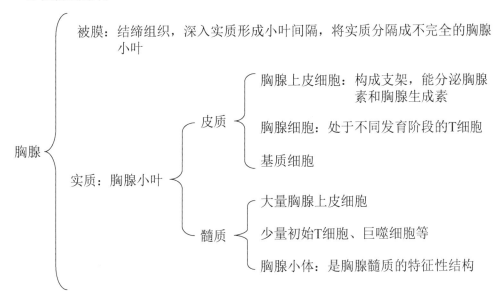

被膜：结缔组织，深入实质形成小叶间隔，将实质分隔成不完全的胸腺小叶

胸腺

实质：胸腺小叶

皮质

胸腺上皮细胞：构成支架，能分泌胸腺素和胸腺生成素

胸腺细胞：处于不同发育阶段的T细胞

基质细胞

髓质

大量胸腺上皮细胞

少量初始T细胞、巨噬细胞等

胸腺小体：是胸腺髓质的特征性结构

2. 胸腺的功能

培育形成初始 T 细胞。

3. 血-胸腺屏障

概念	组成	功能
血-胸腺屏障（blood-thymus barrier）是血液与胸腺皮质间的屏障结构	连续毛细血管内皮 内皮基膜 血管周隙（含巨噬细胞） 胸腺上皮细胞基膜 胸腺上皮细胞	维持胸腺内环境的稳定，保证胸腺细胞的正常发育

（二）淋巴结

1. 淋巴结的结构

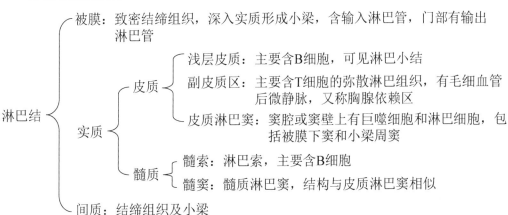

被膜：致密结缔组织，深入实质形成小梁，含输入淋巴管，门部有输出淋巴管

淋巴结

实质

皮质

浅层皮质：主要含B细胞，可见淋巴小结

副皮质区：主要含T细胞的弥散淋巴组织，有毛细血管后微静脉，又称胸腺依赖区

皮质淋巴窦：窦腔或窦壁上有巨噬细胞和淋巴细胞，包括被膜下窦和小梁周窦

髓质

髓索：淋巴索，主要含B细胞

髓窦：髓质淋巴窦，结构与皮质淋巴窦相似

间质：结缔组织及小梁

*2. 淋巴结内的淋巴通路

输入淋巴管→被膜下窦和小梁周窦→部分渗入皮质淋巴组织→渗入髓窦
↓ ↓
部分经小梁周窦→直入髓窦→输出淋巴管

3. 淋巴结的功能

主要功能：①滤过淋巴；②参与免疫应答。

（三）脾

1. 脾的结构

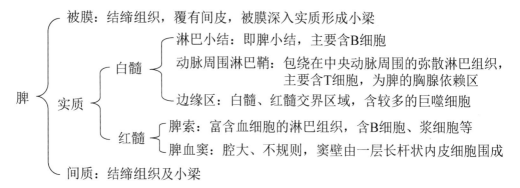

2. 脾的功能

主要功能：①滤血；②参与免疫应答；③造血；④储血。

【复习题】

一、选择题

（一）A1 型题（单句型最佳选择题）

1. 下列哪种细胞与免疫应答无关（ ）

    A. monocyte　　　　　B. mast cell　　　　　C. plasma cell

    D. fibroblast　　　　　E. lymphocyte

*2. 关于淋巴细胞哪项错误（ ）

    A. 骨髓可产生初始 B 细胞

    B. 胸腺可产生初始 T 细胞

    C. B 细胞可转化为浆细胞，分泌抗体

    D. 产生初始淋巴细胞受抗原刺激的直接影响

    E. NK 细胞可直接杀伤肿瘤细胞

*3. 不属于单核吞噬细胞系统的是（ ）

    A. 结缔组织内的巨噬细胞　　　　　B. 肺内的尘细胞

    C. 肝血窦内的库普弗细胞　　　　　D. 血液内的单核细胞

E. 神经组织内的少突胶质细胞

*4. 下列哪项不是免疫系统的功能（　　　）

    A. 识别和清除进入机体的抗原　　　　B. 识别和清除病毒感染细胞

    C. 识别和清除肿瘤细胞　　　　　　　D. 识别和清除体内衰老、死亡的细胞

    E. 识别和清除成纤维细胞产生的纤维和基质

5. 下列关于淋巴组织的描述哪项错误（　　　）

    A. 以网状组织为支架　　　　　　　　B. 网孔内有淋巴细胞

    C. 网孔内有巨噬细胞、浆细胞　　　　D. 网孔内有抗原提呈细胞

    E. 只分布于淋巴器官内

6. 关于淋巴小结的描述哪项错误（　　　）

    A. 淋巴小结又称淋巴滤泡　　　　　　B. 为一球形小体，有较明确的界限

    C. 主要含大量 T 细胞　　　　　　　　D. 受抗原刺激后可产生生发中心

    E. 主要参与体液免疫应答

*7. 关于周围淋巴器官的特征哪项错误（　　　）

    A. 发生时间较晚

    B. 以网状组织构成微细支架

    C. 淋巴细胞的分裂与分化受抗原刺激的影响

    D. 是产生免疫应答的主要场所

    E. 淋巴小结是一个固定不变的结构

*8. 关于中枢淋巴器官的特征哪项错误（　　　）

    A. 发生较早

    B. 包括胸腺和骨髓

    C. 以上皮性网状细胞构成支架

    D. 淋巴细胞的分裂、分化受抗原刺激的直接影响

    E. 能产生初始淋巴细胞

*9. 关于胸腺下列哪项错误（　　　）

    A. 属于中枢淋巴器官　　　　　　　　B. 胸腺小叶分为皮质和髓质

    C. 皮质内含较多的淋巴小结　　　　　D. 髓质内有特征性的胸腺小体

    E. 是培育初始 T 细胞的场所

*10. 血-胸腺屏障的血管周隙内常有（　　　）

    A. 胸腺细胞　　　　　B. 胸腺上皮细胞　　　　C. 白细胞

    D. 巨噬细胞　　　　　E. 肥大细胞

*11. 胸腺小体位于（　　　）

    A. 皮质　　　　　　　B. 皮质和髓质　　　　　C. 髓质

    D. 被膜和小叶间隔　　E. 皮质与髓质交界处

12. 下列哪项不是淋巴窦的特征（　　　）

    A. 窦壁由扁平的内皮细胞围成

    B. 窦腔内充满淋巴

C. 窦腔内含有星状的内皮细胞

D. 窦腔内含有各种血细胞

E. 窦腔内含有巨噬细胞和淋巴细胞

13. 淋巴结内的胸腺依赖区是（　　）

A. 浅层皮质　　　　　　　　B. 皮质淋巴窦　　　　　　C. 髓窦

D. 副皮质区　　　　　　　　E. 髓索

14. 关于淋巴结的副皮质区哪项错误（　　）

A. 是一片弥散淋巴组织　　　　　　B. 位于浅层皮质与髓质之间

C. 含有毛细血管后微静脉　　　　　D. 是 B 细胞聚集区

E. 细胞免疫功能活跃时明显扩大

15. 关于淋巴结的特征哪项错误（　　）

A. 实质有皮质和髓质之分　　　　　B. 浅层皮质可见淋巴小结

C. 副皮质区主要由 T 细胞组成　　　D. 淋巴小结均可见生发中心

E. 髓质包括髓窦和髓索

16. 淋巴结内清除抗原的细胞主要是（　　）

A. 滤泡树突细胞　　　　　　　　　B. 淋巴窦壁内皮细胞

C. 淋巴窦内的巨噬细胞　　　　　　D. 淋巴窦内的星状内皮细胞

E. 淋巴窦内的肥大细胞

17. 抗原刺激后，淋巴结的哪一部分明显增大形成淋巴小结（　　）

A. 浅层皮质　　　　　　　　B. 副皮质区　　　　　　　C. 被膜下窦

D. 髓索　　　　　　　　　　E. 髓窦

18. 对血液内病原体产生免疫应答的淋巴器官是（　　）

A. 胸腺　　　　　　　　　　B. 骨髓　　　　　　　　　C. 淋巴结

D. 脾　　　　　　　　　　　E. 扁桃体

19. 关于脾内淋巴小结的描述哪项错误（　　）

A. 抗原刺激后可增多、增大　　　　B. 位于动脉周围淋巴鞘的一侧

C. 只分布于实质的周边区域　　　　D. 其结构与淋巴结的淋巴小结类似

E. 属于脾白髓的结构之一

20. 构成脾红髓的是（　　）

A. 脾索和脾血窦　　　　　　　　　B. 脾索和边缘区

C. 脾血窦和边缘区　　　　　　　　D. 脾索和淋巴小结

E. 脾小结和动脉周围淋巴鞘

21. 关于脾血窦的结构哪项错误（　　）

A. 位于脾索之间，形态不规则　　　B. 窦壁由连续的内皮细胞构成

C. 内皮细胞之间有较明显的间隙　　D. 内皮细胞外基膜不完整

E. 脾血窦周围有许多巨噬细胞

22. 脾的胸腺依赖区是（　　）

A. 脾小梁周围　　　　　　　B. 动脉周围淋巴鞘　　　　C. 淋巴小结

D. 边缘区　　　　　　E. 脾索

23. 关于脾的特征哪项错误（　　　）

A. 脾是血液循环中的重要过滤器官

B. 实质分为白髓和红髓

C. T 细胞主要位于动脉周围淋巴鞘

D. 脾小结的结构与淋巴结的淋巴小结相似

E. 既有滤血功能又有滤过淋巴的功能

24. 关于淋巴结和脾的描述哪项错误（　　　）

A. 表面均覆有被膜，实质由大量淋巴组织构成

B. 实质均可分为皮质和髓质

C. 均含有淋巴小结

D. 均有胸腺依赖区

E. 均参与免疫应答

（二）A2 型题（病例摘要型最佳选择题）

25. 患者，男性，30 岁，自述有静脉注射毒品史 2 年余，近半年来体重明显减轻，近 3 个月出现发热、干咳，近日感觉呼吸不畅，到医院就诊，体检发现全身浅表淋巴结肿大，人类免疫缺陷病毒（HIV）抗体阳性，口腔涂片发现念珠菌。临床诊断：艾滋病。HIV 侵入人体后破坏人体免疫功能，患者最常并发下列哪项而致命（　　　）

A. 感染和恶性肿瘤　　　B. 营养不良　　　　　C. 消化道出血

D. 肝硬化　　　　　　　E. 贫血

26. 构成人体的三道防线分别是：皮肤和黏膜、体液中的杀菌物质和吞噬细胞、免疫器官和免疫细胞产生的抗体。关于抗体的产生正确的是（　　　）

A. 巨噬细胞吞噬异物并产生抗体

B. T 淋巴细胞直接分泌抗体

C. NK 细胞杀伤肿瘤细胞并产生抗体

D. B 淋巴细胞转化为浆细胞产生抗体

E. 网状细胞直接分泌抗体

27. 患者，男性，26 岁，一次帮朋友油漆家具，出现皮肤瘙痒，红肿，随后感觉呼吸不畅，立即到医院就诊，医生询问病史，结合检查诊断为过敏反应。过敏原是油漆，引起患者体内组胺、白三烯等物质释放，使毛细血管扩张、血管壁通透性增强、平滑肌收缩和腺体分泌增多等。下列哪种细胞可释放组胺、白三烯等物质（　　　）

A. 成纤维细胞　　　　　B. 淋巴细胞　　　　　C. 单核吞噬细胞系统

D. 中性粒细胞　　　　　E. 肥大细胞

*28. 患儿，女，7 个月。半个月前受凉后出现咳嗽，近日加重，4 天前无明显诱因头面部、躯干出现许多暗红色丘疹，丘疹迅速蔓延至全身，并有水疱，病程进行性加重，在当地县医院治疗无效，遂转到省城医院就诊。入院后检查提示支气管肺炎，胸腺缺如，诊断为先天性胸腺发育不良（Di George 综合征）。该患儿主要因免疫功能低下，容易感染，是由于（　　　）

  A. T 细胞缺乏，细胞免疫功能障碍

  B. T 细胞缺乏，体液免疫功能障碍

  C. B 细胞缺乏，细胞免疫功能障碍

  D. B 细胞缺乏，体液免疫功能障碍

  E. 巨噬细胞缺乏，不能吞噬病原微生物

  29. 人类免疫缺陷病毒（HIV）主要攻击人体免疫系统的 T 淋巴细胞，艾滋病患者如果进行淋巴结活检，显微镜下可见哪个结构破坏较严重（ ）

  A. 被膜和小梁   B. 浅层皮质   C. 副皮质区

  D. 髓索   E. 髓窦

  30. 淋巴结是周围淋巴器官，具有过滤淋巴和参与免疫应答的功能。在执行体液免疫应答时，淋巴结内哪个结构变化明显，出现较多的淋巴小结（ ）

  A. 浅层皮质   B. 被膜下淋巴窦   C. 副皮质区

  D. 髓索   E. 髓窦

  31. 临床上检查淋巴结尤为重要，如有一女性患者，45 岁，右侧乳房上有一边缘不清的包块，右侧腋窝淋巴结肿大，下列哪种情况的可能性较大（ ）

  A. 乳腺小叶增生   B. 乳腺良性肿瘤

  C. 乳腺癌早期，没有发生转移 D. 乳腺癌早期，发生淋巴结转移

  E. 乳腺癌晚期，发生淋巴结转移

  32. 女性，23 岁，口腔牙龈发生急性红、肿、痛，2 天后出现颌下淋巴结肿大并有疼痛，此时颌下淋巴结的描述哪项错误（ ）

  A. 浅层皮质中的淋巴小结数量增多，体积增大

  B. 浅层皮质中的淋巴小结出现生发中心

  C. 抗原物质主要通过血液进入淋巴结

  D. 副皮质区 T 淋巴细胞增生

  E. 皮质淋巴窦与髓窦内均含有淋巴液

  33. 某男，29 岁，在一次车祸中不幸脾破裂大出血，送往医院后医生进行了脾切除以挽救生命，该患者术后血象很有可能出现什么变化（ ）

  A. 一切指标正常，不会有任何影响 B. 异形衰老红细胞增多

  C. 白细胞减少   D. 血小板减少

  E. 贫血

  34. 患者，男，55 岁，农民，患血吸虫病多年。脾肿大，体查可在左肋下三指触到脾，质地偏硬。下列有关脾的描述哪项错误（ ）

  A. 表面被覆间皮   B. 淋巴小结散在分布

  C. 动脉周围淋巴鞘主要含 T 细胞 D. 能清除衰老红细胞

  E. 既能过滤淋巴又能过滤血液

  *35. 患儿，男，12 岁，因高热、咽痛一天就诊。查体：急性病容，体温 39.2℃，呼吸 30 次/分，心率 124 次/分，咽部红，腭扁桃体Ⅱ度肿大，有脓点。白细胞总数 $11×10^9$/L，中性粒细胞 87%。诊断为急性化脓性扁桃体炎。以下关于腭扁桃体的描述哪项错误（ ）

A. 表面被覆复层扁平上皮

B. 上皮向深部组织凹陷形成隐窝

C. 含较多弥散淋巴组织，无淋巴小结

D. 易遭受病菌侵袭而发炎

E. 扁桃体炎可有颌下淋巴结肿大

（三）B 型题（标准配伍题）

（36～40 题共用备选答案）

A. T 细胞   B. B 细胞   C. NK 细胞

D. 浆细胞   E. 巨噬细胞

36. 主要参与细胞免疫功能（　　）

37. 主要参与体液免疫功能（　　）

38. 属于单核吞噬细胞系统（　　）

39. 分泌产生抗体（　　）

40. 直接杀伤肿瘤细胞或清除病毒感染细胞（　　）

（41～45 题共用备选答案）

A. 淋巴结   B. 脾   C. 胸腺

D. 扁桃体   E. 回肠

41. 发生早，是培育初始 T 淋巴细胞的场所（　　）

42. 过滤淋巴、参与免疫应答（　　）

43. 淋巴细胞的分裂与分化不受抗原刺激的影响（　　）

44. 过滤血液、参与免疫应答（　　）

45. 虽然不是免疫器官，但含有丰富的淋巴组织（　　）

（46～50 题共用备选答案）

A. 淋巴结   B. 脾   C. 胸腺

D. 扁桃体   E. 骨髓

46. 实质分为皮质和髓质，有淋巴小结（　　）

*47. 实质分为皮质和髓质，无淋巴小结（　　）

48. 实质分为红髓、白髓，有淋巴小结（　　）

*49. 表面被覆有复层扁平上皮，深部有淋巴小结（　　）

50. 既是造血器官，又是中枢淋巴器官（　　）

（四）X 型题（多项选择题）

*51. 免疫系统的组成包括（　　）

A. 淋巴器官   B. 淋巴组织   C. 淋巴细胞

D. 浆细胞   E. 巨噬细胞

*52. 周围淋巴器官包括（　　）

A. 胸腺   B. 骨髓   C. 淋巴结

D. 脾   E. 扁桃体

*53. 对 B 细胞的描述哪些正确（　　　）

    A. 在人类主要由骨髓产生

    B. 在淋巴结主要位于浅层皮质

    C. 在脾主要位于动脉周围淋巴鞘

    D. 能转化成浆细胞，分泌抗体

    E. 参与机体的体液免疫

*54. 以下哪些细胞属于单核吞噬细胞系统（　　　）

    A. 单核细胞　　　　　　　B. 中性粒细胞　　　　　　C. 淋巴细胞

    D. 破骨细胞　　　　　　　E. 小胶质细胞

*55. 关于淋巴细胞再循环的描述哪些正确（　　　）

    A. 中枢和周围淋巴器官的淋巴细胞都能进行再循环

    B. 参加再循环的细胞以记忆性细胞为主

    C. 淋巴细胞可通过毛细血管后微静脉进入淋巴组织

    D. 可提高淋巴细胞识别抗原的机会

    E. 能提高整个机体的免疫能力

56. 关于淋巴小结的描述哪些正确（　　　）

    A. 有较明显的界限　　　B. 主要含 B 细胞　　　　C. 均有生发中心

    D. 生发中心可区分出明、暗区　　　　　　　　　E. 可转化为弥散淋巴组织

57. 抗原刺激后淋巴结肿大的主要原因是（　　　）

    A. 淋巴组织增生　　　　　　　　　B. 淋巴小结增多、增大

    C. 淋巴潴留　　　　　　　　　　　D. 副皮质区增厚

    E. 被膜增厚

*58. 人类中枢淋巴器官包括（　　　）

    A. 胸腺　　　　　　　　　B. 淋巴结　　　　　　　　C. 脾

    D. 扁桃体　　　　　　　　E. 骨髓

59. 淋巴结内可见下列哪些结构（　　　）

    A. 淋巴小结　　　　　　　B. 弥散淋巴组织　　　　　C. 淋巴窦

    D. 血窦　　　　　　　　　E. 被膜和小梁

60. 关于淋巴结的描述哪些正确（　　　）

    A. 淋巴小结位于皮质浅层

    B. T 细胞主要分布在副皮质区

    C. 皮质和髓质内均有淋巴窦

    D. 淋巴小结主要含 B 细胞

    E. 淋巴小结是一个固定不变的结构

61. 脾内可见的结构包括（　　　）

    A. 淋巴小结　　　　　　　B. 动脉周围淋巴鞘　　　　C. 血窦

    D. 淋巴窦　　　　　　　　E. 被膜和小梁

62. 淋巴结内 B 细胞主要聚集于 （　　　）

    A. lymphoid sinus
    B. lymphoid nodule
    C. paracortex zone

    D. medullary cord
    E. medullary sinus

63. T 细胞主要聚集于 （　　　）

    A. 淋巴小结
    B. 脾索
    C. 动脉周围淋巴鞘

    D. 髓索
    E. 副皮质区

64. 脾的功能有 （　　　）

    A. 滤过血液
    B. 滤过淋巴
    C. 进行细胞免疫应答

    D. 进行体液免疫应答
    E. 储血

65. 关于淋巴结和脾的共同点哪些正确 （　　　）

    A. 均能过滤血液与淋巴
    B. 实质均由皮质和髓质构成

    C. 均有胸腺依赖区
    D. 均有淋巴小结

    E. 均属周围淋巴器官

二、简述题

1. What is lymphoid tissue？

2. What is lymphoid nodule？

*3. 何为单核吞噬细胞系统？

*4. 何为血-胸腺屏障？其组成包括哪些结构？

三、论述题

1. 试述淋巴结的结构及功能。

2. 试述脾的结构和功能。

3. 比较淋巴结和脾在结构和功能方面的异同。

【参考答案】

一、选择题

（一）A1 型题（单句型最佳选择题）

1. D　2. D　3. E　4. E　5. E　6. C　7. E　8. D　9. C　10. D　11. C　12. D
13. D　14. D　15. D　16. C　17. A　18. D　19. C　20. A　21. B　22. B　23. E
24. B

（二）A2 型题（病例摘要型最佳选择题）

25. A　26. D　27. E　28. A　29. C　30. A　31. E　32. C　33. B　34. E
35. C

（三）B 型题（标准配伍题）

36. A　37. B　38. E　39. D　40. C　41. C　42. A　43. C　44. B　45. E
46. A　47. C　48. B　49. D　50. E

（四）X 型题（多项选择题）

51. ABCDE　52. CDE　53. ABDE　54. ADE　55. BCDE　56. ABDE　57. ABD
58. AE　59. ABCE　60. ABCD　61. ABCE　62. BD　63. CE　64. ACDE　65. CDE

二、简述题

1. What is lymphoid tissue?

淋巴组织是以网状组织为支架，网眼中充满大量淋巴细胞及其他免疫细胞构成的组织，一般分为弥散淋巴组织和淋巴小结两种类型。

2. What is lymphoid nodule?

淋巴小结又称为淋巴滤泡。是由淋巴组织密集形成的结构，呈圆形或卵圆形，有较明确的界限，主要含 B 细胞。淋巴小结受到抗原刺激后增大，并产生生发中心。无生发中心的淋巴小结较小，称为初级淋巴小结；有生发中心的淋巴小结称为次级淋巴小结。

*3. 何为单核吞噬细胞系统？

血液内的单核细胞穿出血管后分化形成具有吞噬功能的细胞群体，称为单核吞噬细胞系统，包括单核细胞、结缔组织和淋巴组织的巨噬细胞、骨组织的破骨细胞、神经组织的小胶质细胞、肝巨噬细胞和肺巨噬细胞等。它们均具有较强的吞噬作用。此外，在不同的组织、器官中，这些细胞还各具一些形态和功能的特点。

*4. 何为血-胸腺屏障？其组成包括哪些结构？

胸腺皮质的毛细血管及其周围结构具有屏障作用，称为血-胸腺屏障。其组成包括：①连续毛细血管内皮；②内皮基膜；③血管周隙，内含巨噬细胞；④上皮基膜；⑤一层连续的胸腺上皮细胞。血-胸腺屏障对维持胸腺内环境的稳定，保证胸腺细胞的正常发育起重要作用。

三、论述题

1. 试述淋巴结的结构及功能。

淋巴结表面有薄层结缔组织构成的被膜，被膜上有输入淋巴管，门部有血管和输出淋巴管。结缔组织深入实质形成小梁，构成淋巴结的粗支架。淋巴结实质分为皮质和髓质两部分。

（1）皮质：由浅层皮质、副皮质区和皮质淋巴窦构成。浅层皮质由淋巴小结及小结间的弥散淋巴组织组成，主要含 B 细胞；副皮质区位于皮质深层，为一片弥散淋巴组织，主要含 T 细胞，又称胸腺依赖区，该区含有许多高内皮的毛细血管后微静脉，是淋巴细胞从血液进入淋巴结的重要通道；皮质淋巴窦包括被膜下方的被膜下窦和小梁周围的小梁周窦。淋巴窦内有呈星状的内皮细胞支撑窦腔，许多巨噬细胞附着于内皮细胞，有利于清除抗原。

（2）髓质：由髓索和髓窦组成。髓索为条索状的淋巴组织，彼此连接成网，主要含浆细胞、B 细胞和巨噬细胞；髓窦即髓质的淋巴窦，位于髓索间，结构与皮质淋巴窦相同。

（3）淋巴结内的淋巴通路：淋巴从输入淋巴管进入被膜下窦和小梁周窦，部分渗入皮质淋巴组织，然后渗入髓窦，部分经小梁周窦直接流入髓窦，汇入输出淋巴管离开淋巴结。淋巴经淋巴结滤过后，细菌等抗原物质减少，而淋巴细胞和抗体增多。

淋巴结的功能：①滤过淋巴；②参与免疫应答。

2. 试述脾的结构和功能。

脾的被膜较厚，由富含弹性纤维及平滑肌纤维的致密结缔组织构成，表面覆有间皮。结缔组织向实质深入形成脾小梁，构成脾的粗支架。脾的实质分为白髓和红髓。

（1）白髓：由动脉周围淋巴鞘、淋巴小结和边缘区构成。动脉周围淋巴鞘是环绕在中央动脉周围的厚层弥散淋巴组织，内含大量 T 细胞和少量巨噬细胞等。此区为脾的胸腺依赖区，相当于淋巴结的副皮质区，但无毛细血管后微静脉；淋巴小结位于动脉周围淋巴鞘的一侧，结构与淋巴结的淋巴小结相似，主要含 B 细胞；边缘区位于白髓与红髓交界处，该区含有 T 细胞、B 细胞和大量巨噬细胞，中央动脉的侧支末端在此区膨大，称边缘窦，是血液内抗原及淋巴细胞进入白髓的通道。

（2）红髓：由脾索和脾血窦组成。脾索是富含血细胞的淋巴组织，呈不规则的条索状，彼此连接成网，含较多的 B 细胞、浆细胞和巨噬细胞等，是脾进行滤血的主要场所；脾血窦位于脾索间，为腔大、不规则的血窦，并互连成网，血窦壁由一层平行排列的长杆状内皮细胞围成，细胞间隙较宽，内皮外有不完整的基膜及网状纤维环绕，血窦外侧有较多的巨噬细胞。

脾的功能：①滤血；②参与免疫应答；③造血。

3. 比较淋巴结和脾在结构和功能方面的异同。

（1）相同点：在结构上，均以淋巴组织为主要成分，外包结缔组织被膜构成，被膜均向实质深入形成小梁。实质内均含有淋巴小结、弥散淋巴组织和条索状的淋巴组织。在功能上，均属于周围淋巴器官，是免疫应答的重要场所。

（2）不同点：在结构上，淋巴结的被膜较薄，脾的被膜较厚，内含平滑肌，且表面大多被覆光滑的间皮；淋巴结的结缔组织小梁细，而脾的结缔组织小梁粗，且含平滑肌；淋巴结的实质分为周围的皮质和中央的髓质，其内的淋巴小结位于皮质的周围部分，而脾的实质分为白髓和红髓，其内的淋巴小结散在分布于整个实质内，且在淋巴小结的一侧常有中央动脉穿行，中央动脉周围包有动脉周围淋巴鞘；淋巴结与输入和输出淋巴管通连，内有淋巴窦，含淋巴；而脾有血窦，内含血液。在功能上，除了参与免疫应答外，淋巴结还有滤过淋巴的作用，而脾还具有滤血、造血等功能。

（吴春云）

第十章 皮 肤

【大纲要求】

一、知识目标

1. 能够应用皮肤的组成和结构解释其相关功能。
2. 能够归纳表皮与真皮的结构特点。
3. 能够概括皮肤附属器的结构特点及功能。
4. 能够概述皮下组织的结构及功能。
5. 能够说出非角质形成细胞的类型及功能。

二、技能目标

1. 能够绘制皮肤结构的模式图。
2. 能够运用皮肤的组织结构基础，思考并解释医学美容的相关原理或皮肤烧伤的临床表现特点。

三、情感、态度和价值观目标

1. 能够感受皮肤正常结构和功能对机体的重要性。
2. 能够认识皮肤移植的前沿进展，提高学习兴趣，树立开拓创新的大学精神。

【学习要点】

皮肤由表皮、真皮及其附属器构成。

一、表皮的结构

表皮（epidermis）位于皮肤的浅层，为角化的复层扁平上皮。由角质形成细胞和非角质形成细胞两类细胞构成。

（一）角质形成细胞

分层名称	特点	功能
基底层（basal layer）	一层矮柱状或立方形细胞，细胞核呈卵圆形，细胞质少，嗜碱性	分化成表皮其余几层的细胞
棘层（stratum spinosum）	由5～10层细胞组成。细胞较大，呈多边形。细胞表面有许多短小的棘状突起，相邻细胞的突起互相嵌合。电镜下，细胞质内含有游离核糖体、角蛋白丝束及板层颗粒	增强上皮细胞间的黏合，同时成为表皮渗透屏障的重要组成部分
颗粒层（stratum granulosum）	由3～5层梭形细胞组成。细胞核和细胞器渐趋退化。细胞质内含有许多强嗜碱性的透明角质颗粒	屏障作用
透明层（stratum lucidum）	为2或3层扁平的梭形细胞，细胞界限不清，细胞核已消失，电镜结构与角质层细胞相似	参与角蛋白合成，参与表皮角化
角质层（stratum corneum）	由多层扁平的角质细胞组成。细胞已完全角化，光镜下呈嗜酸性的均质状。电镜下，细胞内充满密集、粗大的角蛋白丝束及均质状物质，浅表的角质细胞间桥粒消失，细胞连接松散，脱落后成为皮屑	参与角蛋白合成，参与表皮角化

（二）非角质形成细胞

细胞类型	分布与结构特点	功能
黑素细胞（melanocyte）	散在分布于基底细胞之间，圆形或卵圆形，并有许多较长的突起，细胞质内含有特征性的黑素体	产生黑色素，吸收紫外线
朗格汉斯细胞（Langerhans cell）	散在分布于棘层浅部，细胞质内含有特征性的伯贝克颗粒	是一种抗原呈递细胞
梅克尔细胞（Merkel cell）	位于基底层，数量很少，有短指状突起，突起常伸入角质形成细胞之间	可能是接受机械刺激的感觉细胞

二、真皮（dermis）

分层名称	结构特点	功能
乳头层（papillary layer）	为薄层疏松结缔组织，向表皮突出形成真皮乳头，该层含丰富的毛细血管和游离神经末梢，在手指掌侧的真皮乳头内含较多触觉小体	营养与感觉
网织层（reticular layer）	为较厚的致密结缔组织，含粗大的胶原纤维束和较多的弹性纤维，还含有较多的血管、淋巴管和神经，深部常见环层小体	保护与感觉

三、皮肤的附属结构

名称	结构特点	功能
毛	由毛干和毛根两部分构成。毛根外面包有毛囊，毛根和毛囊的上皮性鞘下端合为一体，膨大为毛球。毛球底面有结缔组织突入其中形成毛乳头，含丰富的毛细血管和神经末梢	毛球是毛和毛囊的生长点，毛乳头对毛的生长起诱导和营养作用
皮脂腺	多位于毛囊与立毛肌之间，为泡状腺，由分泌部和导管部组成	分泌皮脂，具有润滑作用
汗腺	为单曲管状腺，由分泌部和导管部组成。根据分泌方式、分泌物的性质及腺所在的部位可分为外泌汗腺和顶泌汗腺两种	分泌汗液
指（趾）甲	由甲体、甲根、甲床、甲襞和甲沟构成	对指（趾）末节起保护作用

【复习题】

一、选择题

（一）A1 型题（单句型最佳选择题）

1. 厚皮的表皮从深层至浅面依次为（　　）
    A. 基底层、棘层、颗粒层、角质层、透明层
    B. 颗粒层、角质层、透明层、棘层、基底层
    C. 基底层、棘层、颗粒层、透明层、角质层
    D. 棘层、角质层、透明层、基底层、颗粒层
    E. 基底层、角质层、颗粒层、透明层、棘层

2. 皮肤的表皮属于（　　）
    A. 单层扁平上皮
    B. 单层立方上皮
    C. 假复层纤毛柱状上皮
    D. 未角化的复层扁平上皮
    E. 角化的复层扁平上皮

3. 表皮细胞分为哪两大类（　　）
    A. 黑素细胞和角质形成细胞
    B. 角质形成细胞和非角质形成细胞
    C. 黑素细胞和梅克尔细胞
    D. 朗格汉斯细胞和非角质形成细胞
    E. 角质形成细胞和梅克尔细胞

4. 关于表皮基底层细胞的描述哪项错误（　　）
    A. 有活跃的增殖能力
    B. 细胞质中含有丰富的游离核糖体
    C. 为一层紧贴基膜的矮柱状细胞
    D. 细胞基底面有半桥粒
    E. 细胞质中不含张力丝

5. 关于表皮角质层细胞的描述哪项错误（　　）
    A. 细胞多层，扁平形
    B. 细胞质内充满密集、粗大的角蛋白丝束
    C. 无细胞核，有细胞器
    D. 细胞间隙中充满由板层颗粒释放的脂类物质
    E. 细胞连接松散，脱落后成为皮屑

6. 表皮的干细胞位于（　　）
    A. 基底层
    B. 棘层
    C. 颗粒层
    D. 透明层
    E. 角质层

7. 表皮中的抗原呈递细胞是（　　）
    A. 黑素细胞
    B. 朗格汉斯细胞
    C. 棘细胞
    D. 梅克尔细胞
    E. 基细胞

8. 触觉小体位于（　　）
    A. 表皮基底层
    B. 皮肤的浅层
    C. 真皮乳头层
    D. 真皮网织层
    E. 皮下组织内

9. 关于乳头层的描述哪一项是错误的（　　）

 A. 形成乳头使表皮与真皮的连接面扩大

 B. 无血管

 C. 含丰富的毛细血管和游离神经末梢

 D. 有许多游离神经末梢

 E. 可见触觉小体

10. 以下哪一项不是真皮网织层的结构特点（　　）

 A. 为致密结缔组织　　　　　　　　 B. 有粗大的胶原纤维束交织成网

 C. 有少量弹性纤维　　　　　　　　 D. 含有汗腺和皮脂腺

 E. 常见环层小体

11. 以下哪一项不是皮肤的附属结构（　　）

 A. 毛　　　　　　　 B. 皮下组织　　　　　　 C. 皮脂腺

 D. 汗腺　　　　　　 E. 指（趾）甲

12. 关于皮脂腺的描述哪项正确（　　）

 A. 全身皮肤都有分布

 B. 其功能与性激素无关

 C. HE 染色腺细胞着色深

 D. 为泡状腺，有导管，开口于毛囊或直接排放到皮肤表面

 E. 分泌物含大量水分

13. 下列关于汗腺的描述哪项错误（　　）

 A. 由导管部和分泌部组成

 B. 有局泌汗腺和顶泌汗腺两种

 C. 所有汗腺的导管都直接开口于毛囊

 D. 能排出汗液，调节体温

 E. 全身皮肤都有分布

14. 毛发的生长点是（　　）

 A. 毛囊　　　　　　 B. 毛根　　　　　　 C. 毛球

 D. 毛乳头　　　　　 E. 毛囊上皮根鞘

（二）A2 型题（病例摘要型最佳选择题）

15. 痤疮，俗称青春痘，好发于青少年，是毛囊皮脂腺的一种慢性炎症性皮肤病，一般在青春期后会自动痊愈或减轻。关于皮脂腺的描述下列正确的是（　　）

 A. 为泡状腺，无导管　　　　　　　 B. 其发育和分泌与性激素无关

 C. HE 染色腺细胞着色深　　　　　　 D. 腺细胞胞质富含脂滴

 E. 含大量水分及无机盐

16. 天疱疮是由表皮棘层细胞松解和细胞间水肿引起的自身免疫性水疱性皮肤病。皮肤表皮细胞间的主要连接方式是（　　）

 A. 紧密连接　　　　　　 B. 中间连接　　　　　　 C. 桥粒

 D. 缝隙连接　　　　　　 E. 半桥粒

17. 体癣是除毛发、掌跖、指甲及腹股沟以外的躯干和四肢皮肤的癣菌感染。关于皮肤的描述下列错误的是（　　）

    A. 皮肤由表皮和真皮两部分组成

    B. 皮肤是人体最大的器官之一

    C. 皮肤直接与外界环境接触，能阻挡异物和病原微生物侵入

    D. 对维持体温恒定没有作用

    E. 有丰富的感觉神经末梢，能感受多种刺激

18. 银屑病又称牛皮癣，是一种病因不明的有特征性红疹、丘疹、鳞屑的慢性皮肤病，具有顽固性和复发性的特点。由于角质形成细胞过快地通过表皮，来不及完全成熟，在组织学上出现角化不全，颗粒层消失。关于角质形成细胞的描述错误的是（　　）

    A. 基底细胞有活跃的分裂能力

    B. 角质细胞无细胞核和细胞器

    C. 棘细胞胞体较小，呈多边形，细胞质丰富，HE 染色呈嗜酸性

    D. 颗粒层细胞的主要特点是细胞质内含有许多透明角质颗粒

    E. 角质形成细胞在增殖、分裂和向表面移动时，合成大量角蛋白，并出现角化和脱落

19. 白化病是皮肤、毛发及眼睛色素缺乏的一种先天性皮肤疾病，由于先天性缺乏酪氨酸酶，或酪氨酸酶功能减退，黑色素合成发生障碍所导致的遗传性白斑病。下列关于黑素细胞的描述错误的是（　　）

    A. 是合成黑色素的细胞

    B. 在电镜下，可见细胞质内有丰富的核糖体和滑面内质网

    C. 细胞质内含较多的黑素小体，小体内含酪氨酸酶，能将酪氨酸转化为黑素

    D. 黑素为棕黑色物质，是决定皮肤颜色的一个重要因素

    E. 黑素能吸收和散射紫外线，可保护基底层的幼稚细胞免受辐射损伤

20. 皮肤用药，要经过下列哪些项才能到达真皮（　　）

    A. 角质层、透明层

    B. 角质层、透明层、棘层

    C. 角质层、透明层、颗粒层、棘层

    D. 角质层、透明层、颗粒层、棘层、基底层

    E. 乳头层、网织层

21. 在寒冷的天气，汗毛下的竖毛肌收缩，使汗毛竖起来。这是皮肤哪项功能的体现（　　）

    A. 吸收、代谢   B. 屏障作用

    C. 保护防御   D. 分泌、排泄

    E. 调节体温，维持体温恒定

（三）B 型题（标准配伍题）

（22～26 题共用备选答案）

    A. 含板层颗粒   B. 含透明角质颗粒   C. 含丰富的游离核糖体

D. 充满角质　　　　　　　　E. 均质透明状

22. 基底细胞（　　　）

23. 棘细胞（　　　）

24. 颗粒层细胞（　　　）

25. 透明层细胞（　　　）

26. 角质细胞（　　　）

（27～30 题共用备选答案）

　　A. 梅克尔细胞　　　　　　B. 黑素细胞　　　　　　C. 朗格汉斯细胞

　　D. 基底细胞　　　　　　　E. 角质细胞

27. 能吸收紫外线的是（　　　）

28. 有抗原呈递作用的是（　　　）

29. 含酪氨酸酶的是（　　　）

30. 有活跃分裂能力的是（　　　）

（四）X 型题（多项选择题）

31. 关于皮肤描述正确的是（　　　）

　　A. 是人体面积最大的器官　　　　B. 由表皮、真皮和皮下组织构成

　　C. 具有重要的屏障保护作用　　　　D. 含有丰富的感觉神经末梢

　　E. 可参与调节体温

32. 关于毛的结构哪些描述是正确的（　　　）

　　A. 由毛干和毛根构成

　　B. 毛根和毛囊末端形成毛球

　　C. 毛乳头有营养作用

　　D. 毛球是毛和毛囊的生长点

　　E. 毛的色素由分布在毛母质细胞间的黑素细胞生成

33. 下列哪些是皮肤真皮的特点（　　　）

　　A. 分乳头层和网织层　　　　　　B. 有触觉小体

　　C. 有环层小体　　　　　　　　　D. 位于皮肤表皮和皮下组织之间

　　E. 由结缔组织构成

34. 与表皮角化无直接关系的细胞有（　　　）

　　A. 基底细胞　　　　　　　B. 黑素细胞　　　　　　C. 颗粒层细胞

　　D. 朗格汉斯细胞　　　　　E. 梅克尔细胞

35. 细胞器与细胞核均完全消失的细胞有（　　　）

　　A. 成熟红细胞　　　　　　B. 网织红细胞　　　　　C. 颗粒层细胞

　　D. 透明层细胞　　　　　　E. 角质细胞

36. 真皮乳头层可见到（　　　）

　　A. 环层小体　　　　　　　B. 触觉小体　　　　　　C. 游离神经末梢

　　D. 汗腺的导管　　　　　　E. 丰富的毛细血管

37. 真皮网织层可见到（　　　）

A. 胶原纤维束   B. 汗腺   C. 丰富的弹性纤维

D. 触觉小体   E. 环层小体

38. 关于皮肤的描述哪些正确（　　　）

A. 表皮是角化的复层扁平上皮

B. 真皮是结缔组织

C. 全身各处的表皮从基底到表面都可分五层

D. 真皮内都含有汗腺和皮脂腺

E. 表皮由角质形成细胞和非角质形成细胞构成

39. 下列哪些是干细胞（　　　）

A. 基底细胞   B. 角质细胞   C. 棘细胞

D. 毛母质细胞   E. 梅克尔细胞

40. 皮肤具有保护功能的组织结构基础是（　　　）

A. 表皮为复层扁平上皮，细胞层次多，细胞间有桥粒连接

B. 有角质层，角质细胞内含大量的角蛋白丝

C. 有棘层和颗粒层，细胞内的板层颗粒可释放脂类物质到细胞间

D. 有真皮，含较多的胶原纤维和弹性纤维

E. 有大量汗腺

二、简述题

1. 何为毛乳头？其在毛发生长中有何作用？

2. 解释什么是角质形成细胞。

三、论述题

1. 试述皮肤表皮的组织结构。

2. 试述皮肤真皮的组织结构。

【参考答案】

一、选择题

（一）A1 型题（单句型最佳选择题）

1. C   2. E   3. B   4. E   5. C   6. A   7. B   8. C   9. B   10. C   11. B   12. D   13. C

14. C

（二）A2 型题（病例摘要型最佳选择题）

15. D   16. C   17. D   18. C   19. B   20. D   21. E

（三）B 型题（标准配伍题）

22. C   23. A   24. B   25. E   26. D   27. B   28. C   29. B   30. D

（四）X 型题（多项选择题）

31. ABCDE 32. ABCDE 33. ABCDE 34. BDE 35. AE 36. BCDE 37. ABCE
38. ABE 39. AD 40. ABCD

二、简述题

1. 何为毛乳头？其在毛发生长中有何作用？

毛乳头是毛球底面结缔组织突入其中形成的乳头状结构，内含丰富的毛细血管和神经末梢，对毛的生长起诱导和营养作用。

2. 解释什么是角质形成细胞。

角质形成细胞是构成表皮的主要细胞，表皮的基底层、棘层、颗粒层、透明层和角质层主要由其构成。基底细胞属于干细胞，能不断增殖。棘细胞、颗粒层细胞和透明层细胞不断合成和形成角蛋白，向表皮推移演化为角质细胞。角质细胞是表皮屏障功能的体现，它们不断脱落形成皮屑。

三、论述题

1. 试述皮肤表皮的组织结构。

表皮为角化的复层扁平上皮，表皮细胞分为两大类：角质形成细胞和非角质形成细胞。典型的表皮从基底至表面可分为五层。

基底层：附着于基膜上，为一层矮柱状的细胞，细胞质内因有丰富的游离核糖体而呈嗜碱性，有散在或成束的角蛋白丝。基底细胞是表皮的干细胞，不断分裂增殖，具有再生修复作用。

棘层：由数层多边形、体积较大的棘细胞组成。细胞表面有许多棘状突起，相邻细胞的突起以桥粒相连。细胞质呈弱嗜碱性，具有旺盛的合成角蛋白和外皮蛋白的功能。细胞质内有含脂质的板层颗粒，以胞吐方式排放到细胞间隙后形成膜状物。

颗粒层：由 3～5 层梭形细胞构成，细胞核与细胞器已退化，细胞质内板层颗粒增多，还出现许多透明角质颗粒，其主要成分为富有组氨酸的蛋白质。

透明层：为 2 或 3 层扁平细胞，细胞界限不清，核和细胞器均消失，电镜结构与角质层相似。

角质层：由多层扁平的角质细胞组成。细胞已完全角化，光镜下呈嗜酸性的均质状。电镜下，细胞内充满密集、粗大的角蛋白丝束及均质状物质，浅表的角质细胞间桥粒消失，细胞连接松散，脱落后成为皮屑。

非角质形成细胞包括黑素细胞、朗格汉斯细胞和梅克尔细胞，散在分布于角质形成细胞之间。黑素细胞能产生黑色素，吸收紫外线而具有保护作用；朗格汉斯细胞是一种抗原呈递细胞；梅克尔细胞可能是一种感觉细胞。

2. 试述皮肤真皮的组织结构。

真皮位于表皮下方，分为乳头层和网织层。乳头层是紧靠表皮的疏松结缔组织，向表皮突出形成真皮乳头，使表皮与真皮的连接面积扩大，有利于两者牢固连接，并有利于表皮从真皮组织液中获得营养；乳头层含有丰富的毛细血管和神经末梢，在手指等部的真皮乳头层内含有较多的触觉小体。网织层为乳头层下方较厚的致密结缔组织，内有较粗大的胶原纤维束交织成网，并有许多弹性纤维，赋予皮肤较大的韧性和弹性；此层内还有较多的血管、淋巴管和神经，深部常见环层小体。

（张东葵）

第十一章　内分泌系统

【大纲要求】

一、知识目标

1. 能够概述内分泌系统的组成和功能；内分泌腺的结构特点；内分泌腺细胞的类型及超微结构特点。
2. 能够总结甲状腺、肾上腺和腺垂体远侧部、神经垂体神经部的结构和功能。
3. 能够概括下丘脑和腺垂体与其他内分泌腺的相互关系。
4. 能够说出甲状旁腺的结构及功能。
5. 能够描述腺垂体中间部、结节部的结构特点和功能。
6. 能够说出松果体的结构与功能。
7. 能够说出弥散神经内分泌系统的概念及组成。

二、技能目标

1. 能够联系临床案例分析，达到所学知识融会贯通，学以致用。
2. 能够学会使用口诀记忆法。
3. 能够通过总结下丘脑、垂体与其他内分泌腺的关系，建立机体是统一体的观念。

三、情感、态度和价值观目标

1. 能够学会情绪控制，站在患者角度理解他们，做到"医者仁心"。
2. 能够关爱、尊重残疾人，从身边做起。
3. 能够重视心理因素和社会因素对疾病的影响，善于理解患者的心理，帮助患者建立战胜疾病的信心。

【学习要点】

*一、内分泌系统的组成、结构特点及功能

组成	结构特点	功能
由独立的内分泌腺及其他器官内的内分泌细胞组成	①腺细胞排列呈索状、团状或围成滤泡状；②无导管；③腺细胞周围含有丰富的毛细血管	分泌激素（hormone），作用于靶器官或靶细胞发挥效应

二、内分泌细胞的类型

细胞类型	结构特点	分泌激素
含氮激素分泌细胞	粗面内质网、高尔基体，有膜包被的分泌颗粒	含氮类激素
类固醇激素分泌细胞	滑面内质网、管状嵴的线粒体，脂滴较多，无分泌颗粒	类固醇激素

三、甲状腺（thyroid gland）

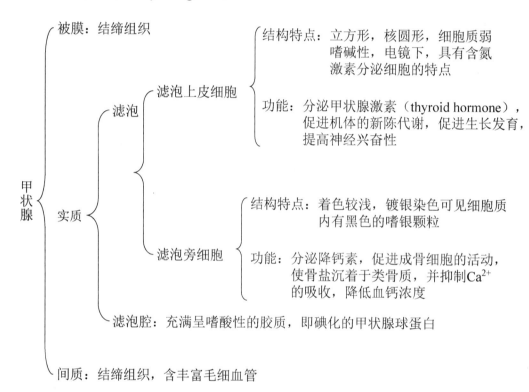

甲状腺
- 被膜：结缔组织
- 实质
  - 滤泡
    - 滤泡上皮细胞
      - 结构特点：立方形，核圆形，细胞质弱嗜碱性，电镜下，具有含氮激素分泌细胞的特点
      - 功能：分泌甲状腺激素（thyroid hormone），促进机体的新陈代谢，促进生长发育，提高神经兴奋性
    - 滤泡旁细胞
      - 结构特点：着色较浅，镀银染色可见细胞质内有黑色的嗜银颗粒
      - 功能：分泌降钙素，促进成骨细胞的活动，使骨盐沉着于类骨质，并抑制Ca^{2+}的吸收，降低血钙浓度
    - 滤泡腔：充满呈嗜酸性的胶质，即碘化的甲状腺球蛋白
- 间质：结缔组织，含丰富毛细血管

*四、甲状旁腺

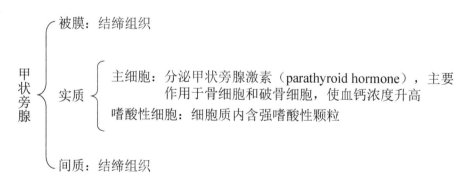

甲状旁腺
- 被膜：结缔组织
- 实质
  - 主细胞：分泌甲状旁腺激素（parathyroid hormone），主要作用于骨细胞和破骨细胞，使血钙浓度升高
  - 嗜酸性细胞：细胞质内含强嗜酸性颗粒
- 间质：结缔组织

五、肾上腺

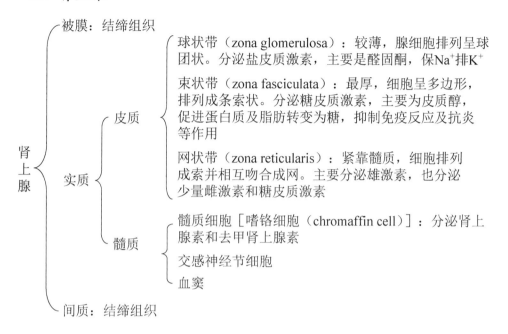

肾上腺
- 被膜：结缔组织
- 实质
  - 皮质
    - 球状带（zona glomerulosa）：较薄，腺细胞排列呈球团状。分泌盐皮质激素，主要是醛固酮，保Na$^+$排K$^+$
    - 束状带（zona fasciculata）：最厚，细胞呈多边形，排列成条索状。分泌糖皮质激素，主要为皮质醇，促进蛋白质及脂肪转变为糖，抑制免疫反应及抗炎等作用
    - 网状带（zona reticularis）：紧靠髓质，细胞排列成索并相互吻合成网。主要分泌雄激素，也分泌少量雌激素和糖皮质激素
  - 髓质
    - 髓质细胞［嗜铬细胞（chromaffin cell）］：分泌肾上腺素和去甲肾上腺素
    - 交感神经节细胞
    - 血窦
- 间质：结缔组织

六、垂体

*（一）垂体的组成和分部

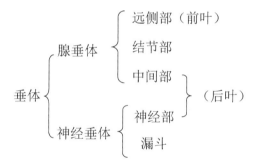

垂体
- 腺垂体
  - 远侧部（前叶）
  - 结节部
  - 中间部 ┐
- 神经垂体 ┐ （后叶）
  - 神经部 ┘
  - 漏斗

（二）腺垂体

1. 远侧部（pars distalis）

细胞类型			分泌激素	激素作用
嗜色细胞	嗜酸性细胞（acidophil）	生长激素细胞	生长激素	促进生长发育。若幼年期分泌不足可导致侏儒症，分泌过多则引起巨人症
		催乳激素细胞	催乳素	促进乳腺发育和乳汁分泌
	嗜碱性细胞（basophil）	促甲状腺激素细胞	促甲状腺激素（TSH）	促进甲状腺滤泡上皮细胞合成、释放甲状腺激素
		促肾上腺皮质激素细胞	促肾上腺皮质激素（ACTH）	促进肾上腺皮质束状带细胞分泌糖皮质激素

续表

细胞类型			分泌激素	激素作用
嗜色细胞	嗜碱性细胞（basophil）	促性腺激素细胞	卵泡刺激素（FSH）	在女性促进卵泡发育，在男性刺激生精小管的支持细胞合成雄激素结合蛋白，以促进精子的发生
			黄体生成素（LH）	在女性促进排卵和黄体形成，在男性刺激睾丸间质细胞分泌雄激素
嫌色细胞				这些细胞可能是脱颗粒的嗜色细胞，或是处于形成嗜色细胞的初级阶段

2. 中间部（pars intermedia）

为一狭窄区域，由滤泡及其周围的嗜碱性细胞和嫌色细胞构成。嗜碱性细胞分泌黑素细胞刺激素。

3. 结节部（pars tuberalis）

包围着神经垂体的漏斗，含有丰富的纵行毛细血管，腺细胞较小，主要是嫌色细胞。

4. 垂体门脉系统（hypophyseal portal system）

垂体上动脉→第一级毛细血管网（神经垂体的漏斗部）→垂体门微静脉（结节部）→第二级毛细血管网（远侧部）。垂体门微静脉及其两端的毛细血管网共同构成垂体门脉系统。

5. 下丘脑与腺垂体的关系

释放激素和释放抑制激素（下丘脑弓状核内的神经内分泌细胞合成）→漏斗部释放→垂体门脉系统→腺垂体远侧部，影响嗜色细胞的分泌。垂体门脉系统将下丘脑与腺垂体连成了一个功能上的整体。

（三）神经垂体

1. 结构与功能

结构	功能
无髓神经纤维	储存、释放下丘脑视上核和室旁核分泌的激素（抗利尿激素和催产素）
神经胶质细胞（垂体细胞）	
赫林体（Herring body）	
丰富的血窦	

2. 下丘脑与神经垂体的关系

下丘脑视上核和室旁核合成、分泌抗利尿激素和催产素→轴突运输（无髓神经纤维）→神经部→进入血窦。下丘脑与神经垂体在结构和功能是一个整体。

【复习题】

一、选择题

（一）A1 型题（单句型最佳选择题）

1. 关于内分泌腺的描述哪项错误（　　　　）

A. 无导管

B. 腺泡周围有丰富的毛细血管

C. 腺细胞排列成索状、团状或围成滤泡状

D. 腺细胞的分泌物进入血液或直接作用于邻近细胞

E. 所有的内分泌细胞均存在于内分泌腺中

*2. 关于含氮激素分泌细胞特征的描述哪项错误（　　）

A. 有粗面内质网　　　　B. 有高尔基体　　　　C. 有丰富的脂滴

D. 分泌含氮激素　　　　E. 含有分泌颗粒

3. 关于甲状腺滤泡的描述哪项错误（　　）

A. 滤泡由单层立方上皮围成

B. 滤泡腔内充满胶质

C. 在滤泡上皮细胞间或滤泡间分布有滤泡旁细胞

D. 滤泡上皮细胞分泌甲状腺激素

E. 滤泡旁细胞分泌甲状旁腺激素

4. 关于甲状腺激素的描述哪项错误（　　）

A. 由滤泡上皮细胞合成和分泌

B. 缺碘可影响其合成

C. 从滤泡上皮细胞基底部释放入血液

D. 属类固醇激素

E. 可促进机体的新陈代谢，提高神经兴奋性

5. 关于甲状腺滤泡旁细胞的描述哪项错误（　　）

A. 位于滤泡之间或滤泡上皮细胞之间

B. 镀银染色可见细胞质内含嗜银颗粒

C. 细胞内含大量分泌颗粒

D. 分泌降钙素

E. 分泌的激素能促进破骨细胞的活动

6. 关于甲状腺结构的描述哪项错误（　　）

A. 腺细胞围成滤泡状

B. 滤泡上皮细胞含丰富的滑面内质网和脂滴

C. 滤泡腔内充满胶质

D. 胶质即为碘化的甲状腺球蛋白

E. 滤泡上皮细胞的形态与功能状态相关

*7. 以下关于甲状腺激素合成的描述哪项错误（　　）

A. 滤泡上皮细胞从血中摄取酪氨酸

B. 在粗面内质网合成甲状腺球蛋白的前体

C. 在高尔基体加工、浓缩形成分泌颗粒

D. 活化的碘在滤泡腔与甲状腺球蛋白结合

E. 碘化的甲状腺球蛋白直接释放入血行使功能

8. 甲状腺滤泡旁细胞分泌的激素（　　）
  A. 作用于破骨细胞，使血钙浓度升高
  B. 作用于破骨细胞，使血钙浓度降低
  C. 作用于成骨细胞，使血钙浓度升高
  D. 作用于成骨细胞，使血钙浓度降低
  E. 作用于骨细胞，使血钙浓度降低

9. 呆小症是由下列哪项引起（　　）
  A. 婴幼儿时期生长激素分泌不足 B. 婴幼儿时期甲状腺激素分泌不足
  C. 成人时期生长激素分泌不足 D. 成人时期甲状腺激素分泌不足
  E. 婴幼儿时期甲状旁腺激素分泌不足

10. 婴幼儿时期生长激素分泌不足可引起（　　）
  A. 呆小症 B. 侏儒症 C. 佝偻病
  D. 肢端肥大症 E. 地方性甲状腺肿

11. 肾上腺皮质由浅入深可分为三个带，分别为（　　）
  A. 束状带、网状带、球状带 B. 网状带、束状带、球状带
  C. 网状带、球状带、束状带 D. 球状带、网状带、束状带
  E. 球状带、束状带、网状带

12. 关于肾上腺皮质网状带结构特点的描述哪项错误（　　）
  A. 位于皮质最内层，与髓质相连
  B. 腺细胞排列成索并互相吻合成网
  C. 腺细胞具有类固醇激素分泌细胞的结构特点
  D. 腺细胞的细胞质呈嗜酸性
  E. 主要分泌糖皮质激素

13. 关于肾上腺皮质束状带的描述哪项错误（　　）
  A. 是皮质中最厚的部分 B. 细胞较大，排列呈条索
  C. 细胞质内含大量脂滴 D. 细胞质染色深，呈嗜酸性
  E. 分泌糖皮质激素

14. 盐皮质激素由下列哪种结构分泌（　　）
  A. 球状带 B. 束状带 C. 网状带
  D. 髓质细胞 E. 球旁细胞

15. 肾上腺皮质对髓质激素的合成有影响的原因是（　　）
  A. 皮质和髓质在结构上是一个统一体
  B. 皮质激素经血液流经髓质，作用于髓质细胞
  C. 二者同时受交感神经节细胞的支配
  D. 二者同时受副交感神经节细胞的支配
  E. 二者同时受肽能神经的支配

16. 关于肾上腺髓质结构特点的描述哪项错误（　　）
  A. 髓质细胞排列成团状或索状 B. 有少量的副交感神经节细胞

    C. 髓质细胞又称为嗜铬细胞   D. 分泌肾上腺素和去甲肾上腺素

    E. 髓质的血液含较高浓度的皮质激素

17. 关于肾上腺的描述下列哪项正确（　　　）

    A. 皮质由浅入深依次分为束状带、球状带、网状带

    B. 球状带细胞分泌糖皮质激素，束状带细胞分泌盐皮质激素

    C. 皮质分泌细胞具有类固醇类激素细胞的分泌特点

    D. 髓质细胞又称为嗜铬细胞，为交感神经节细胞

    E. 髓质细胞不具有分泌功能

18. 腺垂体远侧部的嗜酸性细胞分泌（　　　）

    A. 催乳素和生长激素   B. 催乳素和催产素

    C. 促甲状腺激素和促性腺激素   D. 促性腺激素和催乳素

    E. 促甲状腺激素和生长激素

*19. 关于垂体组成的描述哪项错误（　　　）

    A. 由腺垂体和神经垂体两部分组成

    B. 腺垂体包括远侧部、中间部和结节部三部分

    C. 远侧部又称为垂体后叶，神经部又称为垂体前叶

    D. 神经垂体包括漏斗和神经部

    E. 漏斗由正中隆起和漏斗柄组成

20. 腺垂体远侧部的嗜碱性细胞分泌（　　　）

    A. 催乳素、生长激素、促肾上腺皮质激素

    B. 催乳素、促性腺激素、促甲状腺激素

    C. 促肾上腺皮质激素、促性腺激素、促甲状腺激素

    D. 生长激素、促性腺激素、促甲状腺激素

    E. 催产素、促性腺激素、促甲状腺激素

21. 关于腺垂体远侧部嫌色细胞的描述哪项正确（　　　）

    A. 是一种分泌性神经元   B. 是一种神经胶质细胞

    C. 是远侧部中数量最少的细胞   D. 能分泌黑素细胞刺激素

    E. 可能是脱颗粒的嗜色细胞

22. 腺垂体远侧部腺细胞主要受下列哪种激素的调节（　　　）

    A. 下丘脑视上核分泌的激素   B. 下丘脑室旁核分泌的激素

    C. 下丘脑弓状核分泌的激素   D. 神经垂体分泌的激素

    E. 腺垂体结节部分泌的激素

23. 关于垂体神经部的描述哪项正确（　　　）

    A. 垂体细胞是激素合成和分泌的部位

    B. 是抗利尿激素和催产素储存和释放的场所

    C. 下丘脑通过垂体门脉系统可调节其功能活动

    D. 与下丘脑无任何联系

    E. 含大量神经内分泌细胞

24. 抗利尿激素和催产素合成于（　　　）

    A. 下丘脑弓状核 　　　　　　　　　　B. 下丘脑视上核和室旁核

    C. 腺垂体远侧部 　　　　　　　　　　D. 神经垂体的神经部

    E. 神经垂体的漏斗

25. 抗利尿激素对肾的主要作用部位是（　　　）

    A. 肾小体和肾小管 　　B. 近直小管和远直小管 　　C. 远曲小管和集合管

    D. 髓袢 　　　　　　　　E. 细段

26. 垂体细胞是一种（　　　）

    A. 结缔组织细胞 　　　　　　B. 神经细胞 　　　　　　　C. 神经胶质细胞

    D. 神经内分泌细胞 　　　　　E. 交感神经节细胞

27. 神经部的赫林体是（　　　）

    A. 垂体细胞的分泌颗粒聚集形成 　　B. 下丘脑弓状核的分泌颗粒聚集形成

    C. 垂体细胞聚集形成的团块 　　　　D. 视上核和室旁核的分泌颗粒聚集形成

    E. 结缔组织细胞钙化形成的团块

28. 关于促甲状腺激素细胞的描述哪项错误（　　　）

    A. 位于腺垂体远侧部 　　　　　　　B. 是嗜酸性细胞中的一种

    C. 靶器官是甲状腺 　　　　　　　　D. 受下丘脑弓状核的调节

    E. 分泌促甲状腺激素

29. 下丘脑弓状核分泌的激素是经下列哪项结构调节腺垂体（　　　）

    A. 垂体上动脉 　　　　B. 垂体下动脉 　　　　　C. 垂体门微静脉

    D. 垂体门脉系统 　　　　E. 下丘脑神经垂体束

30. 关于神经部的描述哪项错误（　　　）

    A. 有大量有髓神经纤维 　　　　　　B. 有神经胶质细胞

    C. 有赫林体 　　　　　　　　　　　D. 有血窦

    E. 与下丘脑实为一个整体

31. 能促进肾上腺皮质分泌糖皮质激素的激素是（　　　）

    A. thyroid stimulating hormone（TSH）　B. adrenocorticotropic hormone（ACTH）

    C. follicle stimulating hormone（FSH）　D. luteinizing hormone（LH）

    E. growth hormone（GH）

（二）A2 型题（病例摘要型最佳选择题）

32. 患者女性，30 岁。心悸、烦躁、怕热伴消瘦 2 个月。查体：血压 130mmHg/60mmHg，心率 112 次/分，心尖部闻及收缩期柔和吹风样杂音，临床诊断为甲状腺功能亢进症（简称"甲亢"）。甲亢患者出现中枢神经系统兴奋性增高和高代谢表现，是因为下列哪种激素分泌过多引起（　　　）

    A. 生长激素 　　　　　　B. 甲状腺激素 　　　　　　C. 促甲状腺激素

    D. 降钙素 　　　　　　　E. 甲状旁腺激素

33. 患者男性，40 岁，肥胖，头晕，乏力两年半，血压 180mmHg/120mmHg，体重 85kg，体重指数（BMI）29.4，向心性肥胖，腹部可见紫纹，临床诊断为库欣综合征（皮

质醇增多综合征）。皮质醇是由肾上腺的哪个结构产生的（ ）

    A. 球状带   B. 束状带   C. 网状带

    D. 髓质细胞   E. 交感神经节细胞

34. 患儿男性，出生 4 个月后发现口唇厚、大且常外伸，口常张开流涎，面色苍白或呈蜡黄，鼻短且上翘、鼻梁塌陷，前额皱纹，四肢粗短、手呈铲形，身高低于同龄儿童，临床诊断为呆小症。呆小症是由下列哪种激素不足所导致（ ）

    A. 甲状旁腺激素   B. 甲状腺激素   C. 促甲状腺激素

    D. 降钙素   E. 生长激素

35. 患者女性，45 岁，发现颈部肿大 6 年，近半年来常感心悸、多汗，食量增大。查体：无突眼，甲状腺Ⅱ度肿大、结节状，脉搏 116 次/分，心、肺、腹无异常发现。临床诊断为原发性甲状腺功能亢进。甲亢时甲状腺的结构可发生什么变化（ ）

    A. 被膜增厚，不光滑

    B. 实质内血管减少

    C. 滤泡增生明显，上皮细胞呈高柱状

    D. 上皮细胞内核糖体，高尔基体减少

    E. 滤泡腔内胶质物增多

36. 巨人症多由垂体前叶瘤所致，常始于幼年，体型较同龄儿童高大，持续长高直到性腺发育完全，身高可达 2 米或以上，该疾病的主要原因是下列哪种激素异常增多引起（ ）

    A. 甲状旁腺激素   B. 甲状腺激素   C. 促甲状腺激素

    D. 降钙素   E. 生长激素

37. 患儿，女，4 岁时发现身高明显低于同龄儿童，4～6 岁每年身高增长不超过 3cm，体态尚匀称，6 岁时骨龄检查较实际年龄落后 2 年，生长激素（GH）激发试验提示完全性 GH 缺乏，临床诊断为生长激素缺乏性侏儒症。生长激素由垂体产生，关于垂体的描述下列哪项错误（ ）

    A. 腺垂体远侧部的细胞大多排列成团索状，腺细胞之间毛细血管丰富

    B. 神经垂体主要由大量无髓神经纤维和胶质细胞组成

    C. 生长激素由远侧部的嗜酸性细胞分泌

    D. 腺垂体远侧部的分泌活动不受下丘脑的调节

    E. 神经垂体的神经部能储存和释放下丘脑产生的激素

38. 尿崩症是指抗利尿激素分泌不足，或肾脏对该激素不敏感，导致肾小管重吸收水的功能障碍，从而引起以多尿、多饮、烦渴及低比重尿和低渗尿为特征的一种综合征。关于抗利尿激素分泌的描述下列哪项正确（ ）

    A. 由腺垂体远侧部产生   B. 由神经垂体神经部产生

    C. 由下丘脑的神经内分泌细胞产生   D. 在腺垂体远侧部释放入血

    E. 以脂滴的形式聚集形成赫林体

39. 甲状腺激素合成和分泌不足时，可反馈性引起促甲状腺激素（TSH）的合成和分泌，刺激甲状腺增生肥大。当甲状腺功能改变时，TSH 的波动较甲状腺激素更迅速而

显著，尤其对亚临床型甲亢的诊断有重要意义。TSH 是由下列哪种细胞产生的（　　）

    A. 垂体嗜酸性细胞　　　　　　　　　B. 垂体嗜碱性细胞

    C. 垂体嫌色细胞　　　　　　　　　　D. 垂体细胞

    E. 下丘脑的神经内分泌细胞

40. 患者女性，60 岁，畏寒、乏力、嗜睡 1 年。查体：毛发稀疏、皮肤干燥，双肺呼吸音清，未闻及干湿性啰音，心律齐，腹软，无压痛，双下肢非凹陷性水肿。临床诊断为甲状腺功能减退症。甲状腺功能减退症是由各种原因导致的低甲状腺激素血症或甲状腺激素抵抗而引起的全身性低代谢综合征。关于甲状腺的描述下列哪项错误（　　）

    A. 甲状腺位于颈前部，分为左、右两叶，中间以峡部相连

    B. 实质由大量大小不等的滤泡组成

    C. 滤泡由单层立方上皮围成，可合成分泌甲状腺激素

    D. 滤泡旁细胞位于滤泡之间或滤泡上皮细胞之间，可合成分泌甲状旁腺激素

    E. 滤泡上皮细胞的形态与功能状态相关

41. 患者女性，26 岁，发现血压升高 3 年，下肢无力 1 年。无高血压家族史。查体：血压 160mmHg/100mmHg，无向心性肥胖，无满月脸和水牛背，未见紫纹，双下肢无水肿。血钠 149mmol/L，血钾 3.1mmol/L，肝肾功能正常，临床诊断为原发性醛固酮增多症。醛固酮主要由肾上腺合成分泌，有关肾上腺结构特点的描述下列哪项错误（　　）

    A. 球状带较薄，细胞排列呈球团状，可分泌盐皮质激素

    B. 束状带最厚，细胞排列成单行或双行细胞索，可分泌醛固酮和皮质醇

    C. 网状带紧靠髓质，细胞排列呈索并互相吻合成网，主要分泌雄激素

    D. 髓质主要由髓质细胞组成，又称为嗜铬细胞

    E. 髓质内可见交感神经节细胞，调控髓质细胞的分泌活动

（三）B 型题（标准配伍题）

（42～48 题共用备选答案）

    A. 生长激素　　　　　　　B. 甲状腺激素　　　　　　C. 促甲状腺激素

    D. 降钙素　　　　　　　　E. 甲状旁腺激素

42. 幼儿期哪种激素分泌不足可导致侏儒症（　　）

43. 成人时期导致肢端肥大症的激素是（　　）

44. 呆小症是由于婴幼儿时期哪种激素分泌不足所致（　　）

45. 抑制破骨细胞的溶骨作用，促进成骨细胞的活动，从而使血钙浓度降低的是（　　）

46. 促进破骨细胞的溶骨作用，抑制成骨细胞的活动，从而使血钙浓度升高的是（　　）

47. 未成年时期分泌过多引起巨人症（　　）

48. 促进甲状腺滤泡上皮细胞的合成功能（　　）

（49～55 题共用备选答案）

    A. 球状带　　　　　　　　B. 束状带　　　　　　　　C. 网状带

    D. 嗜铬细胞　　　　　　　E. 垂体细胞

49. 产生糖皮质激素的是（　　）

50. 产生盐皮质激素的是（　　）

51. 主要产生雄激素的是（　　　）

52. 产生去甲肾上腺素和肾上腺素的是（　　　）

53. 具有保钠排钾作用的醛固酮由哪个结构或细胞产生（　　　）

54. 具有降低免疫应答及抗炎作用的皮质醇由哪个结构或细胞产生（　　　）

55. 对神经纤维有支持和营养作用的是（　　　）

（四）X 型题（多项选择题）

56. 下列关于激素的描述哪些正确（　　　）

    A. 分泌后进入血液，再作用于靶器官或靶细胞

    B. 可直接作用于邻近细胞

    C. 一些神经元可分泌激素，称为神经内分泌细胞

    D. 腺细胞分泌后可经导管运输至靶器官或靶细胞

    E. 激素均通过受体发挥作用

*57. 类固醇激素分泌细胞的超微结构特点是（　　　）

    A. 细胞质内含丰富的滑面内质网　　　B. 细胞质内无分泌颗粒

    C. 线粒体嵴常呈管泡状　　　D. 细胞质内含丰富的脂滴

    E. 细胞质内含丰富的高尔基体

58. 关于甲状腺滤泡的描述下列哪些正确（　　　）

    A. 滤泡由单层立方的滤泡上皮细胞围成

    B. 滤泡腔内含有胶质

    C. 滤泡上皮细胞合成的物质储存于滤泡腔

    D. 上皮内有滤泡旁细胞

    E. 滤泡上皮细胞分泌甲状腺激素

59. 关于甲状腺激素的描述下列哪些正确（　　　）

    A. 能促进机体的新陈代谢　　　B. 能促进生长发育

    C. 能提高神经兴奋性　　　D. 小儿分泌不足可引起呆小症

    E. 缺碘可影响甲状腺素的合成

60. 甲状腺分泌入血的激素有（　　　）

    A. 甲状腺球蛋白　　　B. 碘化的甲状腺球蛋白

    C. 三碘甲腺原氨酸（T3）　　　D. 四碘甲腺原氨酸（T4）

    E. 降钙素

61. 肾上腺皮质的结构特点是（　　　）

    A. 分为球状带、束状带和网状带　　　B. 束状带最厚

    C. 皮质细胞属含氮激素分泌细胞　　　D. 腺细胞之间有丰富的毛细血管

    E. 皮质激素对髓质激素的合成有影响

62. 肾上腺皮质束状带的结构特点是（　　　）

    A. 位于球状带与网状带之间　　　B. 腺细胞排列成索状

    C. 细胞含丰富的脂滴　　　D. 腺细胞间有丰富的毛细血管

    E. 分泌糖皮质激素

63. 肾上腺皮质网状带能分泌（　　　）

    A. 雄激素　　　　　　　　　B. 雌激素　　　　　　　　　C. 盐皮质激素

    D. 糖皮质激素　　　　　　　E. 孕激素

64. 肾上腺髓质中含有（　　　）

    A. 嗜铬细胞　　　　　　　　B. 交感神经节细胞　　　　　C. 窦状毛细血管

    D. 中央静脉　　　　　　　　E. 副交感神经节细胞

65. 男性体内分泌雄激素的细胞有（　　　）

    A. 肾上腺皮质束状带细胞　　　　　　B. 肾上腺皮质网状带细胞

    C. 睾丸支持细胞　　　　　　　　　　D. 睾丸间质细胞

    E. 生精细胞

66. 具有内分泌功能的结构或细胞是（　　　）

    A. 黄体　　　　　　　　　　B. 生长卵泡　　　　　　　　C. 睾丸间质细胞

    D. 胰岛　　　　　　　　　　E. 神经垂体

67. 下丘脑与神经垂体为结构和功能的统一体是因为（　　　）

    A. 有垂体门脉系统将两者联系起来

    B. 下丘脑可调节垂体细胞分泌激素

    C. 有脑脊液系统将两者联系起来

    D. 视上核、室旁核的轴突是神经部无髓神经纤维的来源

    E. 下丘脑分泌的一些激素可通过神经垂体储存、释放

68. 体内调节血钙浓度的内分泌细胞有（　　　）

    A. 甲状腺滤泡旁细胞　　　　　　　　B. 甲状腺滤泡上皮细胞

    C. 甲状旁腺的主细胞　　　　　　　　D. 胰岛的 B 细胞

    E. 胰岛的 A 细胞

69. 甲状腺滤泡旁细胞（　　　）

    A. 可被硝酸银染色

    B. 位于滤泡上皮细胞之间或滤泡之间

    C. 能与胶质接触，细胞质着色一般较深

    D. 能分泌降钙素

    E. 分泌物储存于滤泡腔

70. 性激素由下列哪些器官或结构分泌（　　　）

    A. 卵巢　　　　　　　　　　B. 睾丸　　　　　　　　　　C. 肾上腺球状带

    D. 肾上腺束状带　　　　　　E. 肾上腺网状带

71. 关于垂体门脉系统的描述下列哪些正确（　　　）

    A. 垂体上动脉从结节部上端进入漏斗

    B. 第一级毛细血管网位于漏斗

    C. 第二级毛细血管网位于远侧部

    D. 结节部下端有数条门微静脉

    E. 是联系下丘脑与神经垂体的一条通路

二、简述题

1. 何为旁分泌？
2. 何为垂体门脉系统？

三、论述题

1. 简述甲状腺的结构与功能。
2. 简述肾上腺皮质的结构与功能。
3. 简述腺垂体远侧部的结构与功能。
4. 试述下丘脑与腺垂体的关系。
5. 为什么说神经垂体和下丘脑是结构和功能上的整体？

【参考答案】

一、选择题

（一）A1 型题（单句型最佳选择题）

1. E　2. C　3. E　4. D　5. E　6. B　7. E　8. D　9. B　10. B　11. E　12. E　13. D 14. A　15. B　16. B　17. C　18. A　19. C　20. C　21. E　22. C　23. B　24. B　25. C 26. C　27. D　28. B　29. D　30. A　31. B

（二）A2 型题（病例摘要型最佳选择题）

32. B　33. B　34. B　35. C　36. E　37. D　38. C　39. B　40. D　41. B

（三）B 型题（标准配伍题）

42. A　43. A　44. B　45. D　46. E　47. A　48. C　49. B　50. A　51. C　52. D 53. A　54. B　55. E

（四）X 型题（多项选择题）

56. ABCE　57. ABCD　58. ABCDE　59. ABCDE　60. CDE　61. ABDE　62. ABCDE 63. ABD　64. ABCD　65. BD　66. ABCD　67. DE　68. AC　69. ABD　70. ABE 71. ABCD

二、简述题

1. 何为旁分泌？

一些内分泌细胞分泌的激素可直接作用于邻近的细胞，称为旁分泌。

2. 何为垂体门脉系统？

垂体上动脉穿过结节部上端，进入神经垂体的漏斗，并分支形成窦状毛细血管网，称第一级毛细血管网。这些毛细血管网下行到结节部下端汇集形成数条垂体门微静脉，进入远侧部后再次分支形成第二级毛细血管网。垂体门微静脉及其两端的毛细血管网共同构成垂体门脉系统。

三、论述题

1. 简述甲状腺的结构与功能。

甲状腺的表面包有薄层结缔组织被膜，腺实质由甲状腺滤泡和滤泡旁细胞组成，间质内含丰富的毛细血管。

（1）甲状腺滤泡：大小不等，呈圆形或不规则形。滤泡壁由单层立方的滤泡上皮细胞围成，滤泡腔内充满呈嗜酸性的胶质，即碘化的甲状腺球蛋白。滤泡的大小、形态可随功能状态的不同而变化。滤泡上皮细胞在电镜下具有含氮激素分泌细胞的超微结构特点。该细胞能合成、分泌甲状腺激素。其形成经过合成、储存、碘化、重吸收、分解和释放等过程。甲状腺激素能促进机体的新陈代谢，促进生长发育，提高神经兴奋性。

（2）滤泡旁细胞：分布于滤泡之间或滤泡上皮细胞之间，但未达到滤泡腔。细胞稍大，在 HE 染色切片中着色较浅，镀银染色切片可见细胞质内有黑色的嗜银颗粒。该细胞能合成、分泌降钙素。降钙素能促进成骨细胞的成骨活动，使骨盐沉着于类骨质，并抑制 Ca^{2+} 的吸收，使血钙浓度降低。

2. 简述肾上腺皮质的结构与功能。

肾上腺皮质由外向内分为球状带、束状带和网状带三个带。

（1）球状带：较薄，细胞排列呈球团状，腺细胞较小，呈锥形，核小染色深，细胞质较少。球状带细胞分泌盐皮质激素，主要是醛固酮，主要能促进肾远曲小管和集合管重吸收 Na^+、排出 K^+，使血 Na^+ 浓度升高，血 K^+ 浓度降低。

（2）束状带：位于球状带深部，最厚。细胞较大，呈多边形，排列成条索状，细胞核圆，着色浅，细胞质内含大量脂滴，在常规制片中因脂滴被溶解，故细胞质呈泡沫状。束状带细胞分泌糖皮质激素，主要为皮质醇，可促进蛋白质及脂肪的分解并转变为糖，抑制免疫应答及减轻炎症反应。

（3）网状带：位于束状带深部，紧靠髓质。细胞排列成索，索相互吻合成网。该带细胞小，核亦小，色深，细胞质嗜酸性。网状带细胞主要分泌雄激素，也分泌少量雌激素和糖皮质激素。

3. 简述腺垂体远侧部的结构与功能。

腺垂体远侧部又称为垂体前叶。腺细胞排列成团索状或围成滤泡，细胞间有丰富的窦状毛细血管和少量的结缔组织。根据腺细胞着色的差异，可将其分为嗜色细胞和嫌色细胞两类，嗜色细胞又分为嗜酸性细胞和嗜碱性细胞两种，均具有含氮激素分泌细胞的超微结构特征。

（1）嗜酸性细胞：数量多，细胞呈圆形或卵圆形，细胞质内含粗大的嗜酸性分泌颗粒。该细胞又分为生长激素细胞和催乳素细胞两种。分别分泌生长激素和催乳素。生长激素能促进体内多种代谢过程，尤能刺激骺软骨生长，使骨增长。如生长激素分泌过多，在幼儿引起巨人症，在成人则导致肢端肥大症；若幼年期分泌不足可产生侏儒症。催乳素能促进乳腺发育和乳汁分泌。

（2）嗜碱性细胞：数量少，约占远侧部腺细胞总数的 10%。细胞呈椭圆形或多边形，特点是细胞质内含嗜碱性颗粒。这类细胞又可分为三种。①促甲状腺激素细胞：分泌促甲状腺激素，促进甲状腺滤泡上皮细胞合成、释放甲状腺素。②促肾上腺皮质激素细胞：分泌促肾上腺皮质激素，主要促进肾上腺皮质束状带细胞分泌糖皮质激素。③促性腺激素细胞：分泌卵泡刺激素和黄体生成素。卵泡刺激素在女性促进卵泡发育，在男性则刺激生精小管的支持细胞合成雄激素结合蛋白，以促进精子的发生；黄体生成素在女性促进排卵和黄体形成，在男性则刺激睾丸间质细胞分泌雄激素。

（3）嫌色细胞：数量多，细胞体积小，染色淡，轮廓不清。电镜下，部分嫌色细胞的细胞质内有少量分泌颗粒，因此这些细胞可能是脱颗粒的嗜色细胞，或是处于形成嗜色细胞的初级阶段。

4. 试述下丘脑与腺垂体的关系。

下丘脑与腺垂体在结构上无直接联系，它对腺垂体内各种腺细胞分泌活动的调节是通过垂体门脉系统实现的。下丘脑弓状核内的神经内分泌细胞能合成一些释放激素和释放抑制激素，这些激素通过神经元的轴突运输，末端伸至垂体漏斗，并在该处释放，进入漏斗处的第一级毛细血管网，继而经垂体门微静脉到达腺垂体远侧部的第二级毛细血管网，分别调节远侧部各种腺细胞的分泌活动。因此，通过垂体门脉系统将下丘脑与腺垂体连成了一个功能上的整体，构成下丘脑腺垂体系。

5. 为什么说神经垂体和下丘脑是结构和功能上的整体？

神经垂体与下丘脑在结构上直接相连。下丘脑视上核和室旁核内神经内分泌细胞的轴突终止于神经垂体的神经部，构成神经部的无髓神经纤维，其中含有这些细胞的分泌颗粒，在机体需要时，这些颗粒中的催产素和抗利尿激素就从轴突末端释放入位于神经垂体内的窦状毛细血管。即这些激素在下丘脑神经内分泌细胞胞体内合成，在神经垂体神经部储存并释放。因此，下丘脑与神经垂体在结构和功能方面均是一个整体，二者组成下丘脑神经垂体系。

（袁　云）

第十二章 消 化 管

【大纲要求】

一、知识目标

1. 能够描述消化管壁的一般结构。
2. 能够归纳胃黏膜的组织结构和功能。
3. 能够对比胃黏膜概述小肠黏膜的组织结构；归纳比较扩大小肠吸收面积的结构。
4. 能够对比消化管的一般结构理解胃壁和小肠壁其他各层的结构特点。
5. 能够识别十二指肠、空肠和回肠的鉴别要点。
6. 能够说出食管、大肠的结构特点与功能。
7. 能够理解消化管的淋巴组织及其免疫功能；胃肠的内分泌细胞。

二、技能目标

1. 能够联系消化管的一般结构扩展学习消化管各段管壁的结构和功能，绘制出整个消化管壁结构的共性和个性特点。
2. 能够联系胃和小肠黏膜的正常组织结构充分理解其相关功能，为将来学习病理和临床等学科奠定基础。
3. 能够灵活应用消化管的结构进行举一反三，归纳出中空性器官的结构特点。

三、情感、态度和价值观目标

1. 能够感受胃黏膜屏障的结构和保护功能与胃炎、胃溃疡的关系，将基础知识与临床相关学科的知识点融会贯通。
2. 能够认同作为一名医生体现人文关怀，关爱患者，合理用药对消化系统等相关疾病的影响。
3. 能够认同形成良好生活习惯和饮食习惯的重要性。

【学习要点】

一、消化管壁的一般结构

消化管壁的一般结构
- 黏膜（mucosa）
  - 上皮：口腔、食管、肛门为复层扁平上皮，以保护为主；胃、小肠、大肠大部分为单层柱状上皮，以消化、吸收为主
  - 固有层：结缔组织，含小消化腺、淋巴组织
  - 黏膜肌层：薄层平滑肌
- 黏膜下层（submucosa）：结缔组织，含黏膜下神经丛，食管和十二指肠分别含食管腺和十二指肠腺
- 肌层（muscularis）：除口腔、咽和部分食管为骨骼肌外，其余为平滑肌，含肌间神经丛
- 外膜（adventitia）
  - 纤维膜：结缔组织构成
  - 浆膜：结缔组织及间皮构成

二、各段消化管壁的结构特点

*（一）食管

分层	结构特点
黏膜	上皮：未角化的复层扁平上皮 固有层：细密结缔组织 黏膜肌层：一层纵行平滑肌
黏膜下层	结缔组织，内含黏液性食管腺
肌层	上 1/3 段为骨骼肌，下 1/3 段为平滑肌，中 1/3 段两者皆有
外膜	纤维膜

（二）胃

1. 胃壁的组织结构

分层	结构特点
黏膜	上皮：单层柱状上皮，由表面黏液细胞和少量内分泌细胞组成，不含杯状细胞，表面存在胃黏液-碳酸氢盐屏障 固有层：细密结缔组织，含有胃腺（贲门腺、胃底腺、幽门腺） 组成胃底腺的细胞：主细胞、壁细胞、颈黏液细胞、干细胞、内分泌细胞 黏膜肌层：内环、外纵两薄层平滑肌
黏膜下层	结缔组织，含血管、神经、淋巴管等
肌层	厚，由内斜、中环、外纵三层平滑肌组成
外膜	浆膜

2. 比较胃底腺主细胞和壁细胞的分布、结构和功能

细胞名称	分布	光镜结构	电镜结构	功能
主细胞 （胃酶细胞）	体部和底部较多	细胞体积小，柱状，核圆，位于基部，基部细胞质呈强嗜碱性，顶部细胞质染色浅	含大量粗面内质网和高尔基体，顶部细胞质含大量酶原颗粒	分泌胃蛋白酶原
壁细胞 （泌酸细胞）	颈部和体部较多	细胞体积大，圆锥形，核圆，居中，可有双核，细胞质呈强嗜酸性	含细胞内分泌小管、微管泡系统、大量线粒体	合成、分泌盐酸，分泌内因子

（三）小肠

1. 小肠的一般结构

分层	结构特点
黏膜	上皮：单层柱状上皮，包括吸收细胞、杯状细胞和少量内分泌细胞，吸收细胞游离面有纹状缘，电镜下为大量微绒毛 固有层：结缔组织，含淋巴组织和小肠腺。组成小肠腺的细胞：吸收细胞、杯状细胞、内分泌细胞、干细胞、帕内特细胞 黏膜肌层：内环、外纵两薄层平滑肌
黏膜下层	结缔组织，含血管、神经、淋巴管等
肌层	由内环、外纵两层平滑肌组成
外膜	大部分为浆膜

2. 扩大小肠吸收面积的结构

结构名称	形成	结构特点
环形皱襞	由黏膜和黏膜下层向肠腔内突出形成	表面为黏膜，中轴为黏膜下层结缔组织
肠绒毛 （intestinal villus）	由上皮和固有层向肠腔内突出形成，是小肠的特征性结构	表面为单层柱状上皮，中轴为固有层结缔组织，含中央乳糜管、有孔毛细血管、平滑肌纤维等
微绒毛	由吸收细胞游离面的细胞膜和细胞质形成的微小指状突起	表面为黏膜，中轴为细胞质，含纵行微丝

*3. 三段小肠的鉴别

鉴别要点	十二指肠	空肠	回肠
肠绒毛	叶状	指状	短、小
杯状细胞	少	多	更多
黏膜下层（十二指肠腺）	有	无	无
淋巴组织	散在淋巴组织	散在淋巴组织或孤立淋巴小结	集合淋巴小结

*（四）大肠

1. 结肠的结构特点

分层	结构特点
黏膜	上皮：单层柱状上皮，主要由吸收细胞和杯状细胞组成 固有层：细密结缔组织，含单管状的大肠腺。组成大肠腺的细胞：吸收细胞、大量杯状细胞、少量干细胞和内分泌细胞 黏膜肌层：内环、外纵两层平滑肌
黏膜下层	结缔组织，含血管、神经、淋巴管等
肌层	由内环、外纵两层平滑肌组成。内环肌节段性局部增厚，形成结肠袋，外纵肌局部增厚形成三条结肠带
外膜	大部分为浆膜，结缔组织中常有脂肪细胞聚集构成的肠脂垂

2. 阑尾的结构特点

分层	结构特点
黏膜	上皮：单层柱状上皮 固有层：大肠腺短而少，淋巴组织丰富，可见大量淋巴小结 黏膜肌层：常不完整
黏膜下层	结缔组织，可见淋巴小结突入黏膜下层
肌层	薄，由平滑肌构成
外膜	浆膜

【复习题】

一、选择题

（一）A1 型题（单句型最佳选择题）

1. 消化管壁的一般结构可分为（　　　）

    A. 内膜、中膜、外膜　　　　　　　　B. 上皮、固有层、黏膜肌层

    C. 上皮、固有层、黏膜下层　　　　　D. 黏膜、黏膜下层、外膜

    E. 黏膜、黏膜下层、肌层、外膜

2. 消化管壁各段结构差异最大、功能最重要的是（　　　）

    A. 黏膜　　　　　　　　B. 黏膜肌层　　　　　　　　C. 黏膜下层

    D. 肌层　　　　　　　　E. 外膜

3. 消化管腔面可衬贴（　　　）

    A. 单层扁平上皮和单层柱状上皮

    B. 单层立方上皮和单层扁平上皮

    C. 假复层纤毛柱状上皮和复层扁平上皮

    D. 假复层纤毛柱状上皮和单层立方上皮

    E. 单层柱状上皮和复层扁平上皮

4. 消化管的皱襞由下列哪项形成（　　）
   - A. 上皮和黏膜肌
   - B. 上皮和固有层
   - C. 黏膜肌和黏膜下层
   - D. 黏膜和黏膜下层
   - E. 黏膜和肌层

*5. 有关舌的结构哪一项描述错误（　　）
   - A. 舌黏膜由复层扁平上皮和固有层构成
   - B. 上皮和固有层可向表面突出形成舌乳头
   - C. 舌乳头上可见味蕾
   - D. 味蕾为味觉感受器，能感受不同的味觉
   - E. 舌肌由多个方向排列的平滑肌纤维束构成

*6. 关于食管的描述哪一项错误（　　）
   - A. 腔面有纵行皱襞
   - B. 黏膜被覆角化的复层扁平上皮
   - C. 黏膜下层含有黏液性的食管腺
   - D. 管壁中段既有平滑肌，又含骨骼肌
   - E. 外膜为纤维膜

7. 构成胃黏膜上皮的细胞主要是（　　）
   - A. 颈黏液细胞
   - B. 表面黏液细胞
   - C. 主细胞
   - D. 内分泌细胞
   - E. 浆液性细胞

8. 关于胃黏膜上皮的描述哪一项错误（　　）
   - A. 为单层柱状上皮
   - B. 含少量杯状细胞
   - C. 细胞质顶部含大量黏原颗粒
   - D. 上皮细胞在 HE 染色着色较浅
   - E. 上皮细胞可分泌黏液

9. 下列哪项能防止维生素 B_{12} 在小肠内被酶分解（　　）
   - A. 表面黏液细胞分泌的黏液
   - B. 壁细胞分泌的盐酸
   - C. 壁细胞分泌的内因子
   - D. 主细胞分泌的胃蛋白酶原
   - E. 主细胞分泌的胃蛋白酶

10. 下列哪一项与壁细胞无关（　　）
   - A. 细胞质嗜酸性
   - B. 细胞质内富含线粒体
   - C. 细胞质内富含粗面内质网
   - D. 细胞内含细胞内分泌小管
   - E. 可分泌盐酸

11. 有关胃底腺主细胞的描述哪一项错误（　　）
   - A. 细胞呈柱状
   - B. 细胞质嗜酸性
   - C. 细胞质内含丰富的粗面内质网
   - D. 细胞质内含发达的高尔基体
   - E. 分泌胃蛋白酶原

*12. 胃底腺壁细胞合成盐酸的部位是（　　）
   - A. 微管泡系统
   - B. 粗面内质网
   - C. 溶酶体
   - D. 细胞内分泌小管
   - E. 高尔基体

13. 恶性贫血的发生与下列何种因素有关（　　）
   - A. 主细胞分泌胃蛋白酶原少
   - B. 主细胞不能合成维生素 B_{12}
   - C. 壁细胞减少，内因子缺乏
   - D. 壁细胞减少，盐酸缺乏

E. 颈黏液细胞分泌的黏液少

14. 胃黏膜的自我保护机制主要是（   ）

A. 胃黏膜表面有胃小凹形成

B. 表面黏液细胞内含大量酶原颗粒

C. 颈黏液细胞的分泌物分布于黏膜表面

D. 黏膜表面存在胃黏液-碳酸氢盐屏障

E. 固有层含大量的淋巴组织

15. 盐酸的主要作用是（   ）

A. 参与糖类的消化   B. 参与蛋白质的消化

C. 稀释毒物   D. 激活胃蛋白酶原和杀菌

E. 参与红细胞生成

16. 有关小肠结构的描述哪一项正确（   ）

A. 单层柱状上皮中不含杯状细胞

B. 吸收细胞游离面有微绒毛

C. 黏膜向肠腔突出形成皱襞

D. 固有层和黏膜肌层向肠腔突出形成肠绒毛

E. 上皮向黏膜下层凹陷形成小肠腺

17. 关于肠绒毛的形成哪项正确（   ）

A. 由吸收细胞的细胞膜和细胞质向肠腔突出而成

B. 由上皮和固有层向肠腔突出而成

C. 由黏膜和黏膜下层向肠腔突出而成

D. 由黏膜下层和肌层向肠腔突出而成

E. 由肌层和外膜向肠腔突出而成

18. 有关小肠吸收细胞的描述哪一项错误（   ）

A. 数量最多，并参与小肠腺的组成

B. 呈柱状，核椭圆位于基部

C. 细胞质含丰富的黏原颗粒

D. 细胞游离面有大量微绒毛

E. 细胞表面有细胞衣，吸附多种消化酶

19. 小肠腺特征性细胞是（   ）

A. 吸收细胞   B. 杯状细胞

C. 帕内特细胞（潘氏细胞）   D. 内分泌细胞

E. 干细胞

20. 中央乳糜管位于（   ）

A. 吸收细胞游离面   B. 小肠腺中央   C. 肠绒毛中轴

D. 黏膜下层内   E. 肌层之间

21. 小肠腺帕内特细胞（潘氏细胞）的功能主要是（   ）

A. 分泌黏液

  B. 分泌蛋白消化酶

  C. 与过敏反应有关

  D. 分泌防御素和溶菌酶，维持肠道菌群平衡

  E. 分泌激素，调节肠道运动

22. 下列哪项是小肠的特征性结构（　　）

  A. 杯状细胞   B. 淋巴小结   C. 皱襞

  D. 肠绒毛   E. 单层柱状上皮

23. 对十二指肠黏膜下层的描述哪项错误（　　）

  A. 为结缔组织   B. 参与肠绒毛的形成 C. 有十二指肠腺

  D. 不含小肠腺   E. 有神经丛分布

24. 固有层和黏膜下层都有腺体的器官是（　　）

  A. 胃   B. 十二指肠   C. 空肠

  D. 回肠   E. 结肠

25. 环行皱襞和肠绒毛最发达的部位是（　　）

  A. 胃体和胃底   B. 十二指肠和空肠头段 C. 空肠和回肠

  D. 回肠和升结肠   E. 结肠和直肠

*26. 有关结肠的描述哪一项错误（　　）

  A. 上皮为单层柱状上皮   B. 固有层内有腺体

  C. 杯状细胞数量较少   D. 肌层可形成结肠袋或结肠带

  E. 主要吸收水和电解质

*27. 有关阑尾的描述哪一项错误（　　）

  A. 管腔小而不规则   B. 肠腺短而少

  C. 固有层含丰富的淋巴组织   D. 肠绒毛短而细

  E. 肌层较薄

*28. 下列有关直肠的描述哪一项错误（　　）

  A. 齿状线以上的结构与结肠相似

  B. 齿状线处单层柱状上皮变为复层扁平上皮

  C. 黏膜下层含丰富的静脉丛，瘀血、扩张则形成痔

  D. 肌层为内环形、外纵行两层平滑肌

  E. 环形肌增厚可形成肛门内、外括约肌

*29. 解剖上看到的结肠带是（　　）

  A. 局部增厚的外纵肌   B. 局部增厚的内环肌

  C. 增厚的黏膜肌   D. 黏膜下层中的集合淋巴小结

  E. 聚集在外膜中的脂肪细胞

（二）A2 型题（病例摘要型最佳选择题）

*30. 食管是运送口腔食物到胃的通道，食管的蠕动有利于将食团推送入胃，食管的腔面涂布有黏液，起润滑作用，也利于食物通过。产生这些黏液的结构是（　　）

  A. 未角化的复层扁平上皮   B. 固有层内的浆液性腺

  C. 固有层内的黏液性腺   D. 黏膜下层中的浆液性腺

  E. 黏膜下层中的黏液性腺

31. 胃是消化管最膨大的部分，主要功能是容纳和暂时贮存食物，消化功能包括机械性消化和化学性消化。与机械性消化有关的结构基础是（ ）

  A. 上皮含大量表面黏液细胞   B. 固有层厚，含大量胃腺

  C. 肌层含大量骨骼肌纤维   D. 肌层厚，由三层平滑肌构成

  E. 黏膜下层中含有黏膜下神经丛

32. 纯净的胃液是无色的液体，胃液内含有盐酸，pH 0.9～1.5，是体内酸度最高的液体。能分泌产生盐酸的是（ ）

  A. 贲门腺黏液性腺   B. 幽门腺黏液性腺   C. 胃底腺壁细胞

  D. 胃底腺主细胞   E. 表面黏液细胞

33. 正常成人每日分泌胃液 1.5～2.5L。除了大量的水，胃液的主要成分有盐酸、胃蛋白酶、黏液、碳酸氢盐和内因子等。胃液可对蛋白质进行初步的化学性消化，是因为（ ）

  A. 表面黏液细胞的消化作用   B. 盐酸的消化作用

  C. 盐酸和胃蛋白酶的协同作用   D. 内因子和胃蛋白酶的作用

  E. 胃蠕动

34. 消化性溃疡主要是指发生在胃和十二指肠的慢性溃疡，因溃疡形成与胃酸/胃蛋白酶的自身消化作用有关而得名。正常情况下，胃黏膜不会被胃酸腐蚀的原因主要是（ ）

  A. 胃的上皮含杯状细胞，分泌黏液起保护作用

  B. 上皮较厚，由未角化复层扁平上皮构成

  C. 胃酸是一种弱酸，腐蚀力不强

  D. 有黏液-碳酸氢盐屏障的存在

  E. 肌层较厚，由三层平滑肌组成

35. 刘大爷，62 岁，患胃溃疡十余年，反复发作，药物治疗经久不愈，胃镜及病理检查发现胃溃疡癌变，医生为刘大爷做了胃大部切除术。术后 3 个月患者出现贫血，表现为外周血巨幼红细胞增多，被诊断为恶性贫血。恶性贫血可能与下列哪项因素有关（ ）

  A. 颈黏液细胞减少，黏液分泌较少，吸收营养物质减少

  B. 壁细胞减少，盐酸缺乏，维生素 A 吸收障碍

  C. 主细胞减少，胃蛋白酶缺乏，维生素 C 吸收障碍

  D. 壁细胞减少，内因子缺乏，维生素 B_{12} 吸收障碍

  E. 黏液减少，铁吸收障碍

36. 30 多年前，学术界不相信胃中有细菌存在，因为胃酸具有腐蚀性，细菌是不能存活的。直到 1983 年澳大利亚科学家 Warren 和 Marshall 从胃黏膜分离出一种细菌才打破了这一误区，这种细菌与胃炎、十二指肠溃疡及胃癌发病有密切关系。这种细菌是（ ）

A. 金黄色葡萄球菌　　　　　B. 大肠杆菌　　　　　C. 幽门螺旋杆菌
D. 链球菌　　　　　　　　　E. 白色念珠菌

37. 王女士，54 岁，患慢性萎缩性胃炎，医院胃镜及病理检查发现胃黏膜有肠上皮化生，即在胃黏膜上皮见到肠型的上皮细胞。下列关于胃和小肠黏膜的描述哪项不正确（　　）

A. 黏膜上皮均为单层柱状上皮　　　B. 上皮内均含有杯状细胞
C. 小肠吸收细胞游离面含大量微绒毛　D. 固有层内均含有腺体
E. 黏膜肌层均由平滑肌构成

*38. 李先生，40 岁，最近因上腹痛到医院就诊，胃镜检查诊断为胃和十二指肠溃疡，医生给予奥美拉唑及胃黏膜保护剂等药物进行治疗。奥美拉唑是一种质子泵抑制剂，能有效抑制盐酸合成。盐酸合成的部位是（　　）

A. 壁细胞的细胞内小管　　　　B. 壁细胞的微管泡系统
C. 壁细胞的滑面内质网　　　　D. 主细胞的粗面内质网
E. 主细胞的高尔基体

39. 男性，35 岁，出租车司机，常感上腹部不适，饥饿时疼痛加剧，自诉吃几块苏打饼干可缓解症状，在医院做胃镜检查诊断为十二指肠溃疡。下列关于十二指肠的描述哪项错误（　　）

A. 肠绒毛发达，呈叶片状
B. 上皮为单层柱状上皮，含有杯状细胞
C. 固有层内有小肠腺和十二指肠腺
D. 十二指肠腺能分泌碱性黏液，可保护黏膜免受胃液与胰液的侵蚀
E. 肌层为内环、外纵两层平滑肌

40. 患儿，男性，7 个月。4 天前无明显诱因出现腹泻，排水样大便多次，每天 8～9 次，腹泻物为蛋花样，无黏液、无腥臭味，诊断为轮状病毒感染性肠炎。该病毒感染是小儿秋季腹泻的常见病因，轮状病毒主要侵袭下列何种结构导致吸收功能障碍（　　）

A. 微绒毛　　　　　B. 纤毛　　　　　C. 基膜
D. 细胞连接　　　　E. 质膜内褶

41. 患者，男性，35 岁，高热、肝大、无黄疸、白细胞计数低于正常值、相对缓脉、肥达试验阳性，诊断为伤寒的急性期。伤寒常常侵犯消化管壁淋巴组织丰富的部位，引起超敏反应，如下列器官的何种结构（　　）

A. 食管的黏膜下层　　　　　B. 胃的胃底腺
C. 十二指肠的弥散淋巴组织　D. 空肠的孤立淋巴小结
E. 回肠的集合淋巴小结

*42. 患者，女性，46 岁，因反复腹泻到医院就诊，大便中黏液较多，无特殊恶臭味，肠镜检查诊断为溃疡性结肠炎。大便中黏液较多是因为结肠中（　　）

A. 吸收细胞多　　　　B. 杯状细胞多　　　　C. 淋巴组织少
D. 浆细胞少　　　　　E. 干细胞多

*43. 患者，男性，25 岁，突发脐周围持续性隐痛，伴恶心呕吐发热。约数小时后转

移至右下腹疼痛。检查：右下腹腹肌紧张，麦克伯尼（McBurney）点有明显压痛与反跳痛,肠鸣音正常,诊断为急性阑尾炎,并进行了手术。下列关于阑尾的描述正确的是（　　）

    A. 上皮杯状细胞少   B. 肠腺粗大

    C. 管腔小而不规则，淋巴组织丰富   D. 肠绒毛短而细

    E. 肌层较厚

（三）B 型题（标准配伍题）

（44～49 题共用备选答案）

    A. 皱襞   B. 质膜内褶   C. 肠绒毛

    D. 微绒毛   E. 纤毛

44. 由细胞膜和细胞质向腔面形成的细小突起，光镜下为纹状缘（　　）

45. 由黏膜上皮和固有层突出形成的指状结构,存在于十二指肠、空肠和回肠（　　）

46. 由黏膜及部分黏膜下层突出形成（　　）

47. 存在于气管的黏膜上皮，可定向朝咽部摆动，将黏液和黏附的尘埃颗粒和细菌等异物推向咽部，然后咳出（　　）

48. 由细胞膜折向细胞质所形成的许多内褶，光镜下可见基底纵纹（　　）

49. 在食管、胃和小肠均可见到的结构（　　）

（50～54 题共用备选答案）

    A. 胃固有层   B. 小肠固有层   C. 小肠黏膜下层

    D. 回肠   E. 结肠

50. 壁细胞和主细胞见于（　　）

51. 十二指肠腺见于（　　）

52. 帕内特细胞（潘氏细胞）只见于（　　）

*53. 集合淋巴小结可见于（　　）

54. 结肠带和结肠袋可见于（　　）

（四）X 型题（多项选择题）

55. 胃和小肠共同的特征是（　　）

    A. 上皮均为单层柱状上皮

    B. 都含有杯状细胞

    C. 固有层均有腺体分布

    D. 都有皱襞和肠绒毛形成

    E. 肌层均由内环、外纵两层平滑肌组成

56. 分布于固有层的腺体有（　　）

    A. 食管腺   B. 小肠腺   C. 胃底腺

    D. 十二指肠腺   E. 大肠腺

57. 黏膜上皮含有杯状细胞的器官是（　　）

    A. 子宫   B. 胃   C. 小肠

    D. 大肠   E. 气管

58. 顶部细胞质含有嗜酸性颗粒的细胞有（　　）

A. 潘氏细胞   B. 胃底腺主细胞   C. 胃底腺壁细胞

D. 浆液性腺细胞   E. 杯状细胞

59. 顶部细胞质含黏原颗粒的细胞有（　　　）

A. 杯状细胞   B. 浆液性腺细胞   C. 黏液性腺细胞

D. 胃底腺主细胞   E. 表面黏液细胞

60. 黏膜下层有腺体分布的器官是（　　　）

A. 食管   B. 胃   C. 十二指肠

D. 空肠   E. 气管

61. 组成小肠腺的细胞有（　　　）

A. 吸收细胞   B. 杯状细胞

C. 帕内特细胞（潘氏细胞）   D. 干细胞

E. 内分泌细胞

62. 胃底腺的特点是（　　　）

A. 分布于胃底和胃体

B. 腺腔与胃小凹通连

C. 壁细胞的细胞质含微管泡系统和细胞内分泌小管

D. 主细胞的细胞质含丰富的粗面内质网和高尔基体

E. 分泌物中含有盐酸和胃蛋白酶原等成分

63. 胃黏膜的自我保护机制包括（　　　）

A. 胃黏液-碳酸氢盐屏障   B. 上皮细胞之间的紧密连接

C. 充足的胃黏膜血流   D. 胃上皮细胞的快速更新

E. 含大量淋巴小结

64. 肠绒毛固有层的特点是（　　　）

A. 由结缔组织构成   B. 有丰富的毛细血管网

C. 有中央乳糜管   D. 有散在的平滑肌纤维

E. 有神经丛

65. 能增大小肠吸收面积的结构有（　　　）

A. 微管泡系统   B. 肠绒毛   C. 细胞内分泌小管

D. 微绒毛   E. 环形皱襞

66. 小肠与大肠都具有的结构是（　　　）

A. 单层柱状上皮   B. 杯状细胞   C. 肠腺

D. 淋巴组织   E. 肠绒毛和皱襞

67. 胃底腺壁细胞的功能是（　　　）

A. 分泌盐酸   B. 分泌黏液   C. 分泌内因子

D. 分泌溶菌酶   E. 分泌胃蛋白酶原

68. 可见大量淋巴小结的器官是（　　　）

A. 胸腺   B. 回肠   C. 淋巴结

D. 脾   E. 阑尾

*69. 下列关于三段小肠结构特征的描述正确的是（　　）

    A. 均有肠绒毛，但形态不同   B. 固有层均含有小肠腺

    C. 杯状细胞数量逐渐增多   D. 淋巴组织逐渐增多

    E. 肌层逐渐增厚，由两层变为三层

70. 下列哪些因素与消化性溃疡的发病有关（　　）

    A. 胃黏膜屏障的保护作用减弱   B. 幽门螺旋杆菌感染

    C. 盐酸和胃蛋白酶分泌过多   D. 长期服用阿司匹林类药物

    E. 黏液分泌过多

71. 小肠黏膜上皮的细胞包括（　　）

    A. 吸收细胞   B. 杯状细胞   C. 帕内特细胞

    D. 内分泌细胞   E. 颈黏液细胞

*72. 由平滑肌组成的结构是（　　）

    A. 食管上括约肌   B. 食管下括约肌   C. 幽门括约肌

    D. 肛门内括约肌   E. 肛门外括约肌

二、简述题

1. 何为胃底腺？细胞组成有哪些？

2. 什么是壁细胞？

3. 什么是主细胞？

4. 何为胃黏液-碳酸氢盐屏障（mucous-HCO_3^- barrier），有什么作用？

5. 什么是肠绒毛？

三、论述题

1. 消化管壁有什么相似的结构特征？

2. 胃黏膜可分为几层？各层的组织结构有什么特点？

3. 扩大小肠吸收面积的结构有哪些？试述这些结构的形成、结构特点及功能。

4. 比较胃（体部）与小肠的组织结构及功能。

【参考答案】

一、选择题

（一）A1 型题（单句型最佳选择题）

1. E　2. A　3. E　4. D　5. E　6. B　7. B　8. B　9. C　10. C　11. B　12. D　13. C 14. D　15. D　16. B　17. B　18. C　19. C　20. C　21. D　22. D　23. B　24. B　25. B 26. C　27. D　28. E　29. A

（二）A2 型题（病例摘要型最佳选择题）

30. E　31. D　32. C　33. C　34. D　35. D　36. C　37. B　38. A　39. C　40. A 41. E　42. B　43. C

（三）B 型题（标准配伍题）

44. D　45. C　46. A　47. E　48. B　49. A　50. A　51. C　52. B　53. D　54. E

（四）X 型题（多项选择题）

55. AC　56. BCE　57. CDE　58. AD　59. ACE　60. ACE　61. ABCDE　62. ABCDE
63. ABCD　64. ABCD　65. BDE　66. ABCD　67. AC　68. BCDE　69. ABCD　70. ABCD
71. ABD　72. BCD

二、简述题

1. 何为胃底腺？细胞组成有哪些？

胃底腺是位于胃底和胃体部胃黏膜固有层内的腺体，多为分支管状腺，数量多，由主细胞、壁细胞、颈黏液细胞、干细胞、内分泌细胞构成。

2. 什么是壁细胞？

壁细胞是组成胃底腺的细胞之一。光镜下，细胞体积大，呈圆锥形，核色深，位于中央，细胞质呈强嗜酸性；电镜下，细胞质内可见细胞内分泌小管及微管泡系统，线粒体丰富。壁细胞主要合成分泌盐酸和内因子。

3. 什么是主细胞？

主细胞是组成胃底腺的细胞之一。光镜下，细胞呈柱状，核圆，位于基部，基部细胞质嗜碱性，顶部细胞质着色浅；电镜下，细胞质内含大量的粗面内质网、核糖体和高尔基体，顶部细胞质充满酶原颗粒。主细胞主要合成和分泌胃蛋白酶原。

4. 何为胃黏液-碳酸氢盐屏障（mucous-HCO_3^- barrier），有什么作用？

胃黏膜上皮的表面黏液细胞能分泌不溶性黏液，内含丰富的 HCO_3^-，在上皮表面形成一层黏液层，称为胃黏液-碳酸氢盐屏障，可防止胃酸及胃蛋白酶对上皮细胞的侵蚀。

5. 什么是肠绒毛？

肠绒毛，是小肠的特征性结构，由小肠黏膜的上皮和固有层向肠腔突出形成，可进一步增大小肠的表面积，有利于吸收。

三、论述题

1. 消化管壁有什么相似的结构特征？

消化管壁（除口腔与咽外）从内向外分为黏膜、黏膜下层、肌层与外膜四层。

（1）黏膜：由上皮、固有层和黏膜肌层组成，是消化管各段结构差异最大、功能最重要的部分。①上皮：在消化管两端为复层扁平上皮，在胃和肠为单层柱状上皮。②固有层：为结缔组织，富含血管、神经、淋巴管、腺体和淋巴组织。③黏膜肌层：为薄层平滑肌，一般分为内环行、外纵行两层。

（2）黏膜下层：为结缔组织，含血管、淋巴管和黏膜下神经丛。在食管及十二指肠的黏膜下层内分别有食管腺与十二指肠腺。

（3）肌层：除食管中、上段含骨骼肌外，其余均为平滑肌。肌层间有肌间神经丛。

（4）外膜：可分为纤维膜和浆膜两类。纤维膜由结缔组织构成，浆膜由结缔组织及间皮构成。

2. 胃黏膜可分为几层？各层的组织结构有什么特点？

胃黏膜位于胃壁的最内层，由上皮、固有层和黏膜肌层构成。

（1）上皮：为单层柱状上皮，主要由表面黏液细胞构成。表面黏液细胞富含黏原颗粒，分泌黏液，形成富含 HCO_3^- 的黏液-碳酸氢盐屏障，此屏障将胃液与胃黏膜分隔，起到防酸、防腐蚀、防消化的的作用，以保护胃黏膜。此外，表面黏液细胞间形成的紧密连接，上皮细胞的快速更新，黏膜充足的血供，都利于对黏膜的保护。

（2）固有层：为结缔组织，含大量胃腺，胃腺依位置不同可分为幽门腺、贲门腺、胃底腺。胃底腺分布于胃底和胃体部，数量多，由主细胞、壁细胞、颈黏液细胞、干细胞、内分泌细胞构成。壁细胞主要分泌盐酸和内因子，主细胞分泌胃蛋白酶原，是胃液的主要成分。胃蛋白酶原在盐酸的激活下可形成有活性的胃蛋白酶，可对蛋白质进行初步消化。内因子可促进回肠吸收维生素 B_{12}。颈黏液细胞主要分泌可溶性酸性黏液；干细胞具有活跃的增殖能力，内分泌细胞分泌多种胃肠道激素，协调自身消化吸收功能及参与调节其他器官的生理活动。

（3）黏膜肌层：为内环、外纵两薄层平滑肌，黏膜肌的收缩能促进胃腺分泌物的排出，有利于食物的消化。

3. 扩大小肠吸收面积的结构有哪些？试述这些结构的形成、结构特点及功能。

扩大小肠吸收面积的结构有环形皱襞、肠绒毛、微绒毛。三种结构一共能扩大小肠表面积约 600 倍，有利于食物在小肠内充分地进行消化和吸收。

（1）环形皱襞：为黏膜和黏膜下层向肠腔形成的环状突起。

（2）肠绒毛：是小肠单层柱状上皮和部分固有层向肠腔形成的指状突起，为小肠特征性结构。①肠绒毛的表面为单层柱状上皮，由吸收细胞、杯状细胞、内分泌细胞构成。吸收细胞数量最多，游离面有密集而规则排列的微绒毛，其表面的细胞衣吸附有许多消化酶，是消化吸收的重要部位。杯状细胞分泌黏液，有润滑和保护作用。②肠绒毛的中轴为结缔组织，内含中央乳糜管、有孔毛细血管网、少量平滑肌纤维等。吸收细胞吸收的葡萄糖、氨基酸进入毛细血管运输，甘油、脂肪酸在吸收细胞内再形成乳糜微粒，进入乳糜管运输。平滑肌收缩可使绒毛伸缩，也有利于物质的消化吸收。

（3）微绒毛：为小肠吸收细胞游离面的细胞膜和细胞质形成的微小指状突起。微绒毛进一步扩大小肠吸收细胞的表面积，有利于食物的消化吸收。

4. 比较胃（体部）与小肠的组织结构及功能。

胃与小肠由内向外均分为黏膜、黏膜下层、肌层、外膜 4 层。

	胃（体部）	小肠
上皮类型	单层柱状上皮	单层柱状上皮
上皮细胞	表面黏液细胞、内分泌细胞	吸收细胞、杯状细胞、内分泌细胞
固有层	有胃底腺，由主细胞、壁细胞、颈黏液细胞、内分泌细胞、干细胞组成	有小肠腺，由吸收细胞、杯状细胞、潘氏细胞、内分泌细胞、干细胞组成
黏膜肌层	内环、外纵两层平滑肌	内环、外纵两层平滑肌

	胃（体部）	小肠
黏膜下层	结缔组织	结缔组织，十二指肠含十二指肠腺
肌层	厚，内斜、中环、外纵三层平滑肌	内环、外纵两层平滑肌
外膜	浆膜	十二指肠后壁为纤维膜，其余为浆膜
特殊结构	有皱襞，无肠绒毛	有环形皱襞，有肠绒毛
功能	储存食物，对食物进行初步消化	食物消化、吸收的主要部位

（吴春云）

第十三章 消 化 腺

【大纲要求】

一、知识目标

1. 能够说出唾液腺的一般结构和三对大唾液腺的结构特点。
2. 能够比较浆液性、黏液性腺细胞的结构特点。
3. 能够总结胰腺外分泌部、内分泌部的结构与功能。
4. 能够归纳肝小叶的组织结构，说出肝的一般结构和功能、肝门管区的组成、肝血液循环的特点、肝内胆汁排泄途径。
5. 能够理解胆囊、胆管的结构特点。

二、技能目标

1. 能够联系胰腺外分泌部腺泡的功能，阐述其光镜和电镜结构特点，培养结构联系功能的思维方式。
2. 能够联系肝细胞光镜和电镜的结构特点分析肝细胞的功能，培养分析和推理能力。

三、情感、态度和价值观目标

1. 通过胰腺与肝组织结构的学习，能够形成观察事物的求实态度。
2. 能够结构联系功能，判断临床药物对肝功能的影响，建立机体整体与大局意识。

【学习要点】

一、唾液腺

（一）唾液腺的一般结构

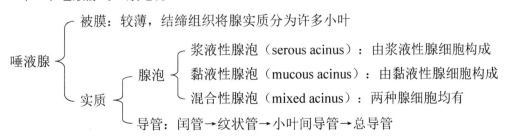

（二）三对大唾液腺的结构及功能

名称	腺泡	导管	分泌物
腮腺	纯浆液性腺泡	闰管较长，纹状管较短	分泌物稀薄，含唾液淀粉酶
下颌下腺	混合性腺，以浆液性腺泡为主	闰管短，纹状管较长	含较少唾液淀粉酶及生物活性肽
舌下腺	混合性腺，以黏液性腺泡为主	闰管及纹状管不明显	以黏液为主

二、胰（pancreas）

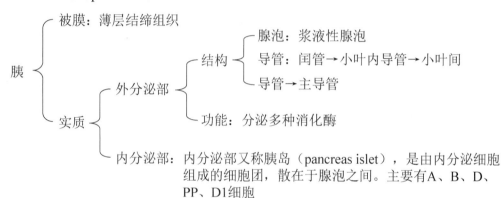

细胞类型	数量	分泌激素	激素的功能
A 细胞	20%	高血糖素	升高血糖
B 细胞	70%	胰岛素	降低血糖
D 细胞	5%	生长抑素	调节 A 细胞、B 细胞的功能
PP 细胞	数量很少	胰多肽	抑制胃肠运动、胰液分泌及胆囊收缩
D1 细胞	2%～5%	血管活性肠肽	抑制胃酶的分泌，刺激胰岛素和高血糖素的分泌

三、肝（liver）

肝是人体最大的腺体，功能复杂而重要，主要有：①分泌胆汁，参与脂类物质的消化吸收；②合成多种蛋白质；③参与物质代谢；④解毒、参与免疫等；⑤胚胎时期的肝有造血功能。

（一）肝小叶（hepatic lobule）

名称	结构特点	意义
中央静脉 （central vein）	肝小叶中央，壁薄多孔	收集肝血窦的血液
肝板 （hepatic plate）	由单行肝细胞（hepatocyte）排列而成。相邻肝板吻合成网，肝板上有孔，断面呈索状，又称肝索（hepatic cord）。光镜下，肝细胞体积大，呈多边形，核大而圆，着色浅，常见双核，细胞质嗜酸性，含散在的嗜碱性物质；电镜下，含有丰富的细胞器和包涵物	分泌胆汁、合成多种血浆蛋白、解毒、储存糖原、物质代谢等

续表

名称	结构特点	意义
肝血窦 （hepatic sinusoid）	位于肝板间，腔大、不规则，窦腔含来自于肝固有动脉和门静脉的混合血液，同时也含肝巨噬细胞（又称 Kupffer 细胞）及 NK 细胞	肝巨噬细胞及 NK 细胞在吞噬清除抗原、监视和杀伤肿瘤细胞等方面发挥重要作用
窦周隙 （disse 间隙）	是肝血窦内皮细胞与肝细胞之间的狭小间隙，内含血浆及贮脂细胞	是肝细胞与血液进行物质交换的场所，贮脂细胞具有贮存脂肪及维生素 A 的作用，还能合成基质及网状纤维
胆小管 （bile canaliculus）	是相邻肝细胞膜局部凹陷形成的微细管道，在肝板内连接成网	为胆汁排出的途径

（二）肝门管区

是相邻肝小叶之间的结缔组织区域，其内可见小叶间动脉、小叶间静脉、小叶间胆管三种伴行的管道。

（三）肝血液循环的特点

肝由门静脉和肝固有动脉提供双重血供。

门静脉→小叶间静脉→门微静脉

肝动脉→小叶间动脉→肝微动脉

→肝血窦→中央静脉→小叶下静脉→肝静脉

（四）肝内胆汁排出途径

胆小管→闰管（Hering 管）→小叶间胆管→肝管

【复习题】

一、选择题

（一）A1 型题（单句型最佳选择题）

*1. 关于唾液腺的描述下列哪项错误（   ）

　　A. 腮腺为黏液性腺

　　B. 下颌下腺以浆液性腺泡居多

　　C. 舌下腺以黏液性腺泡、混合性腺泡居多

　　D. 唾液腺导管开口于口腔

　　E. 分泌的唾液中含酶、水、黏液及生物活性多肽

*2. 舌下腺属于（   ）

　　A. 纯黏液性腺　　　　　　　　B. 纯浆液性腺

　　C. 以黏液性腺泡为主的混合腺　　D. 以浆液性腺泡为主的混合腺

　　E. 以上均不是

*3. 浆半月是由下列哪项构成（   ）

　　A. 黏液性腺细胞

　　B. 浆液性腺细胞

  C. 黏液性腺细胞和浆液性腺细胞共同组成

  D. 贮脂细胞

  E. 泡心细胞

*4. 电镜下，浆液性腺细胞的基部有（　　）

  A. 酶原颗粒和溶酶体   B. 黏原颗粒和黏液   C. 浆液和线粒体

  D. 粗面内质网和核糖体   E. 线粒体和质膜内褶

5. 胰腺外分泌部的腺泡是（　　）

  A. 浆液性腺泡   B. 黏液性腺泡   C. 混合性腺泡

  D. 泡心细胞   E. 滤泡

6. 胰腺的实质由哪项构成（　　）

  A. 腺泡和结缔组织   B. 黏液性腺泡和导管   C. 混合性腺泡和胰岛

  D. 外分泌部和内分泌部   E. 胰岛

7. 关于胰岛的特征下列哪项是错误的（　　）

  A. 是内分泌细胞组成的细胞团

  B. 细胞间有丰富的毛细血管

  C. 由 A、B、D、PP、D1 等五种细胞组成

  D. 细胞间有较多的导管以利于激素的排出

  E. 胰岛周围的结构是胰腺外分泌部

8. 胰岛 B 细胞能分泌（　　）

  A. 高血糖素   B. 胰岛素   C. 胰多肽

  D. 生长抑素   E. 血管活性肠肽

9. 分泌高血糖素的细胞是（　　）

  A. 胰岛 D1 细胞   B. 胰岛 A 细胞   C. 胰岛 B 细胞

  D. 胰岛 PP 细胞   E. 胰岛 D 细胞

10. 下列哪种细胞不存在于胰岛中（　　）

  A. D 细胞   B. A 细胞   C. B 细胞

  D. PP 细胞   E. 浆液性腺细胞

11. 糖尿病可因下列哪种细胞退化所致（　　）

  A. 胰腺泡心细胞   B. 胰岛 A 细胞   C. 胰岛 B 细胞

  D. 胰岛 PP 细胞   E. 胰岛 D 细胞

*12. 胰腺的泡心细胞是一种（　　）

  A. 闰管上皮细胞   B. 浆液性细胞   C. 单层柱状上皮细胞

  D. 黏液性细胞   E. 肌上皮细胞

13. 肝小叶中数量最多的细胞是（　　）

  A. 内皮细胞   B. 肝巨噬细胞   C. 肝细胞

  D. 贮脂细胞   E. 大颗粒淋巴细胞

14. 下列哪项不属于肝小叶的结构（　　）

  A. 中央静脉   B. 窦周隙   C. 肝血窦

D. 胆小管　　　　　　　　E. 小叶间胆管

15. 关于肝小叶的描述哪项错误（　　　）

    A. 中央静脉壁薄多孔　　　B. 肝板相互吻合成网　　　C. 肝血窦中是混合血

    D. 肝血窦与胆小管通连　　E. 窦周隙与肝血窦通连

16. 对肝细胞的描述哪项错误（　　　）

    A. 构成肝板　　　　　　　　　　　B. 构成胆小管管壁

    C. 体积小，有两个功能面　　　　　D. 细胞质中细胞器及包含物丰富

    E. 肝血窦面的微绒毛伸入窦周隙

*17. PAS 反应可显示肝细胞内的（　　　）

    A. 脂滴　　　　　　　　　B. 糖原　　　　　　　　　C. 线粒体

    D. 核糖体　　　　　　　　E. 溶酶体

18. 肝细胞与血液进行物质交换的场所是（　　　）

    A. 中央静脉　　　　　　　B. 肝血窦　　　　　　　　C. 门管区

    D. 窦周隙　　　　　　　　E. 肝板内

19. 下列哪项是肝细胞完成物质生物转化的部位（　　　）

    A. 滑面内质网　　　　　　B. 溶酶体　　　　　　　　C. 线粒体

    D. 过氧化物酶　　　　　　E. 粗面内质网

20. 临床上肝炎病毒主要感染的细胞是（　　　）

    A. 内皮细胞　　　　　　　B. 大颗粒淋巴细胞　　　　C. 贮脂细胞

    D. 肝细胞　　　　　　　　E. 肝巨噬细胞

21. 能够分泌胆汁的是（　　　）

    A. 胆小管　　　　　　　　B. 胆囊　　　　　　　　　C. 贮脂细胞

    D. 肝细胞　　　　　　　　E. 小叶间胆管

22. 对肝血窦的描述下列哪项是错误的（　　　）

    A. 位于肝板之间，腔大且不规则

    B. 内皮细胞通透性大

    C. 为肝小叶运送营养物质及排出胆汁的通道

    D. 含有肝巨噬细胞及大颗粒淋巴细胞

    E. 其内的血液汇入中央静脉

23. 肝血窦内的血液是（　　　）

    A. 静脉血　　　　　　　　B. 动脉血　　　　　　　　C. 动、静脉混合血

    D. 混有胆汁的血　　　　　E. 以上都不对

24. 关于 Kupffer 细胞的特征哪项错误（　　　）

    A. 细胞形态不规则

    B. 常以其伪足附于内皮细胞表面

    C. 细胞质内溶酶体较多，常见吞噬体

    D. 来自血液中的中性粒细胞

    E. 可清除异物、衰老细胞，监视和杀伤肿瘤细胞

25. 窦周隙位于（　　）

    A. 肝板之内 　　　　　　　　　　　B. 肝血窦内

    C. 肝细胞与胆小管之间 　　　　　　D. 肝板之间

    E. 肝细胞与肝血窦内皮细胞之间

26. 贮脂细胞存在于（　　）

    A. 肝血窦 　　　　　　B. 胆小管 　　　　　　C. 窦周隙

    D. 肝门管区 　　　　　E. 中央静脉

27. 在肝纤维化病变中，贮脂细胞的功能类似于（　　）

    A. 脂肪细胞 　　　　　B. 肥大细胞 　　　　　C. 肝巨噬细胞

    D. 成纤维细胞 　　　　E. 浆细胞

28. 关于贮脂细胞的特征哪项错误（　　）

    A. 位于窦周隙内 　　　　　　　　　B. 位于肝血窦内

    C. 细胞形态不规则，有突起 　　　　D. 能摄取和储存维生素 A

    E. 能合成纤维和基质

29. 胆小管的管壁由下列哪种细胞构成（　　）

    A. 内皮细胞 　　　　　B. 大颗粒淋巴细胞 　　　C. 贮脂细胞

    D. 肝细胞 　　　　　　E. 肝巨噬细胞

30. 肝门管区小叶间胆管的上皮是（　　）

    A. 单层扁平上皮 　　　B. 单层立方上皮 　　　C. 假复层纤毛柱状上皮

    D. 复层扁平上皮 　　　E. 复层柱状上皮

31. 肝细胞内具有解毒功能的细胞器是（　　）

    A. 线粒体 　　　　　　B. 溶酶体 　　　　　　C. 滑面内质网

    D. 高尔基体 　　　　　E. 粗面内质网

32. 临床上胰腺炎可由下列哪项引起（　　）

    A. 胰液中的胰蛋白酶自身消化 　　　B. 高血糖素分泌过多

    C. 胰岛素分泌过多 　　　　　　　　D. 胰多肽分泌过少

    E. 生长抑素分泌过少

*33. 从小肠吸收的葡萄糖经由哪些结构进入肝细胞（　　）

    A. 肝动脉→小叶间动脉→肝血窦→肝细胞

    B. 肝静脉→小叶间静脉→肝血窦→胆小管→肝细胞

    C. 门静脉→小叶间静脉→肝血窦→窦周隙→肝细胞

    D. 门静脉→小叶间静脉→中央静脉→肝血窦→窦周隙→肝细胞

    E. 门静脉→小叶间静脉→肝血窦→胆小管→肝细胞

34. 临床上肝硬化时出现蜘蛛痣或肝掌是由于（　　）

    A. 肝细胞滑面内质网对雌激素灭活能力下降

    B. 肝细胞滑面内质网对雄激素灭活能力下降

    C. 肝细胞过氧化物酶体不能消除过氧化氢的毒性作用

    D. 肝细胞溶酶体不能及时进行结构更新

E. 肝细胞的粗面内质网减少

35. 临床上阻塞性黄疸多因下列哪项结构破坏所致（　　）

A. 胆小管　　　　　　　B. 小叶间胆管　　　　　　C. 胆总管

D. 肝管　　　　　　　　E. 胆囊管

（二）A2 型题（病例摘要型最佳选择题）

36. 患者男，20 岁，在一次体检中发现 HBsAg 阳性，当时无自觉症状及体征，肝功能正常。次年 5 月，因突感上腹部不适，乏力，恶心，厌油，肝区隐痛，尿黄而入院。查体：体温 38.5℃，巩膜、皮肤不同程度黄染，肝区痛，肝大。化验：ALT 70U/L，血清总胆红素 28μmol/L，ACT 500μmol/L，抗 HAV IgM（+），该患者被诊断为急性甲型黄疸型肝炎，乙型肝炎病毒携带者。该患者巩膜出现黄染的原因是（　　）

A. 肝细胞发生坏死，胆小管被破坏，胆汁进入血液

B. 肝细胞胆汁产生过多

C. 门管区被破坏，胆汁进入血液

D. 贮脂细胞产生过多的纤维，破坏胆小管

E. 中央静脉被破坏而使胆汁流入血液

37. 肝硬化是临床常见的慢性进行性肝病，由一种或多种病因长期或反复作用形成的弥漫性肝损害。在肝纤维化病变中，贮脂细胞的功能类似于（　　）

A. 脂肪细胞　　　　　　B. 肥大细胞　　　　　　C. 肝巨噬细胞

D. 浆细胞　　　　　　　E. 成纤维细胞

38. 患者，男，48 岁，半年来多饮、多食、多尿伴消瘦，常感疲乏无力，三次血糖测定：空腹血糖≥9.2mmol/L，餐后两小时血糖≥13.6mmol/L，经临床诊断为糖尿病。糖尿病可由下列哪种细胞功能退化所致（　　）

A. 胰岛 A 细胞　　　　　B. 胰岛 D 细胞　　　　　C. 胰岛 D1 细胞

D. 胰岛 B 细胞　　　　　E. 胰岛 PP 细胞

39. 患者，男，46 岁，有服用抗结核药物三月史。近日感乏力、厌油腻食物、右上腹有不适感，复查肝功能：转氨酶、胆红素升高，诊断为药物性肝损害。肝细胞是药物代谢的主要细胞，关于肝细胞下列哪项描述错误（　　）

A. 是肝实质的主要细胞

B. 药物代谢在其滑面内质网上进行

C. 含丰富的粗面内质网，故能合成蛋白质

D. 排列形成肝板或肝索

E. 一旦受损，不能再生

40. 患者，男，35 岁，近两周来乏力，厌油腻食物、右上腹感不适，巩膜轻度黄染，经乙肝两对半、肝肾功能及病原学等检查，诊断为乙型病毒性肝炎。下列对肝的组织结构的描述哪项错误（　　）

A. 表面大部分被覆浆膜

B. 肝细胞合成的蛋白质与胆汁都进入窦周隙

C. 肝小叶之间有门管区

　　D. 肝小叶是肝的基本结构和功能单位

　　E. 肝血窦的通透性较强，并含巨噬细胞，故肝也具有防御功能

41. 女，35岁，单位体检时B超提示肝内胆管结石。关于胆小管的描述错误的是（　　）

　　A. 胆小管是相邻两个肝细胞的膜局部凹陷而成的微细管道

　　B. 肝细胞胆小管面的质膜形成许多微绒毛

　　C. 如胆小管正常结构被破坏，胆汁将溢入窦周隙，出现黄疸

　　D. 胆小管内的胆汁从肝小叶周边流向中央

　　E. 胆汁最后汇入左、右肝管出肝

42. 患者男，56岁，无痛性黄疸2个月，呈渐进性加重。手术探查时见胆囊肿大，胆总管增粗，直径约1.8cm，胰头部可触及质硬肿块，尚能推动。诊断为胰头癌。胰腺的实质由哪项构成（　　）

　　A. 腺泡和结缔组织　　　　　　　　B. 外分泌部和内分泌部

　　C. 混合性腺泡和胰岛　　　　　　　D. 黏液性腺泡和导管

　　E. 胰岛

43. 女，40岁，腹痛1天到医院就诊，发现血清淀粉酶1011U/L，血清脂肪酶256U/L，尿淀粉酶469U/L，血WBC16×10^9/L。临床诊断为急性胰腺炎。关于胰消化酶的产生下列哪项正确（　　）

　　A. 由胰岛A细胞产生

　　B. 由胰岛PP细胞产生

　　C. 由胰腺外分泌部腺泡细胞产生，之后进入毛细血管

　　D. 由胰腺外分泌部腺泡细胞产生，之后进入导管，再排入十二指肠降部

　　E. 由胰腺外分泌部导管上皮细胞产生，排入十二指肠降部

*44. 患者女，29岁，2天前出现发热、头痛等不适，随后感觉耳痛，到医院就诊，检查发现腮腺肿大，以耳垂为中心呈马鞍形，有轻触痛，腮腺管红肿。临床诊断为腮腺炎。下列关于腮腺的描述正确的是（　　）

　　A. 为纯浆液性腺

　　B. 为混合腺，以浆液性腺泡为主

　　C. 为混合腺，以黏液性腺泡为主

　　D. 分泌物含大量黏液，少量唾液淀粉酶

　　E. 属于小唾液腺

45. 男，28岁，乏力，纳差，呕吐、腹胀3天，胡言乱语1天。查体：皮肤、巩膜黄染，肝浊音界缩小。实验室检查示：ALT升高，AST升高，胆红素升高，ALB降低，凝血酶原活动度降低，诊断为急性重型肝炎。临床上肝炎病毒主要感染的细胞是（　　）

　　A. 肝巨噬细胞　　　　　B. 肝细胞　　　　　　C. 内皮细胞

　　D. 贮脂细胞　　　　　　E. 大颗粒淋巴细胞

（三）B型题（标准配伍题）

（46～49题共用备选答案）

　　A. 贮脂细胞　　　　　　B. 肝巨噬细胞　　　　C. 肝细胞

D. 泡心细胞　　　　　　　E. 大颗粒淋巴细胞

46. 分泌胆汁的细胞是（　　　）

47. 属于单核吞噬细胞系统的细胞是（　　　）

48. 参与储存维生素 A 的细胞是（　　　）

49. 胰闰管起始部的细胞是（　　　）

（50～51 题共用备选答案）

A. 线粒体　　　　　　　B. 溶酶体　　　　　　　C. 滑面内质网

D. 高尔基体　　　　　　E. 粗面内质网

50. 肝细胞合成白蛋白及纤维蛋白原的细胞器是（　　　）

51. 肝细胞内进行解毒功能的细胞器是（　　　）

（52～54 题共用备选答案）

A. 胰岛 D1 细胞　　　　B. 胰岛 A 细胞　　　　C. 胰岛 B 细胞

D. 胰岛 PP 细胞　　　　E. 胰岛 D 细胞

52. 位于胰岛中央，分泌胰岛素的是（　　　）

53. 分布于胰岛周边，分泌胰高血糖素的是（　　　）

54. 分泌生长抑素，调节 A、B 细胞的分泌活动的是（　　　）

（55～58 题共用备选答案）

A. 浆液性腺　　　　　　B. 黏液性腺　　　　　　C. 混合性腺

D. 泡心细胞　　　　　　E. 浆半月

*55. 下颌下腺是（　　　）

*56. 舌下腺是（　　　）

*57. 腮腺是（　　　）

58. 胰腺外分泌部是（　　　）

（四）X 型题（多项选择题）

*59. 下列哪些腺体分泌物含消化酶（　　　）

A. 唾液腺　　　　　　　B. 内分泌腺　　　　　　C. 肝

D. 胰腺　　　　　　　　E. 胃底腺

60. 下列各项中属于胰腺结构的是（　　　）

A. 内分泌部　　　　　　B. 腺泡　　　　　　　　C. 闰管

D. 泡心细胞　　　　　　E. 纹状管

61. 胰岛的功能是产生（　　　）

A. 胰岛素　　　　　　　B. 高血糖素　　　　　　C. 生长抑素

D. 胰蛋白酶　　　　　　E. 胰多肽

62. 肝小叶中以中央静脉为中心，呈放射状排列的结构有（　　　）

A. 肝板　　　　　　　　B. 肝血窦　　　　　　　C. 胆小管

D. 小叶间胆管　　　　　E. 窦周隙

63. 肝小叶中央静脉的特征是（　　　）

A. 位于肝小叶中央　　　　　　　B. 其血液汇入小叶下静脉

C. 管壁上有孔   D. 管壁平滑肌丰富

E. 收集肝血窦血液及胆汁

64. 肝细胞的功能有（　　　）

A. 合成蛋白质   B. 分泌胆汁   C. 参与脂肪代谢

D. 参与生物转化   E. 参与激素代谢

65. 肝细胞有下列哪几种功能面（　　　）

A. 中央静脉面   B. 血窦面   C. 细胞连接面

D. 胆小管面   E. 小叶间动脉面

66. 肝内与防御、免疫功能有关的主要细胞有（　　　）

A. 肝巨噬细胞   B. 大颗粒淋巴细胞   C. 小叶间胆管上皮细胞

D. 贮脂细胞   E. 肝细胞

67. 肝细胞内哪些细胞器比较丰富（　　　）

A. 线粒体   B. 粗面内质网   C. 滑面内质网

D. 高尔基体   E. 溶酶体

*68. 属于浆液性腺的腺体是（　　　）

A. 腮腺   B. 下颌下腺   C. 舌下腺

D. 十二指肠腺   E. 胰腺外分泌部

69. 肝血窦中含有（　　　）

A. 胆汁   B. 血液   C. 肝巨噬细胞

D. 贮脂细胞   E. 大颗粒淋巴细胞

70. 窦周隙的特点是（　　　）

A. 位于肝血窦内皮细胞与肝细胞之间

B. 其内充满血液

C. 内含贮脂细胞

D. 肝细胞血窦面的微绒毛伸入其中

E. 是肝细胞与血液间进行物质交换的场所

71. 胆汁溢入窦周隙导致黄疸的原因是（　　　）

A. 肝细胞变性坏死   B. 贮脂细胞变性坏死

C. 肝血窦破裂   D. Kupffer 细胞变形运动

E. 胆道堵塞，内压增高

72. 关于胆小管的描述哪些正确（　　　）

A. 为胆汁最先流入的管道   B. 硝酸银染色呈棕黑色

C. 肝板内的胆小管相互吻合成网   D. 胆小管常与窦周隙相通

E. 与小叶间胆管结构相同

73. 下列哪些结构内含有胆汁（　　　）

A. 胆小管   B. 肝管   C. 窦周隙

D. 小叶间胆管   E. 中央静脉

74. 肝门管区的结构有（　　　）

A. 小叶下静脉 　　B. 小叶间动脉 　　C. 小叶间静脉

D. 中央静脉 　　E. 小叶间胆管

*75. 胆囊的主要功能是（ 　　）

A. 合成胆汁 　　B. 储存胆汁 　　C. 浓缩和释放胆汁

D. 分泌消化脂类的酶 　　E. 储存消化的食物

二、简述题

1. What is pancreas islet？

2. What is hepatocyte？

3. What is hepatic lobule？

4. 何为窦周隙？简述其功能。

5. What is Kupffer cell？

6. 什么是肝血窦？

7. 何为肝门管区？

三、论述题

1. 试述胰腺的结构与功能。

2. 试述肝小叶的组成及结构特点。

3. 试从肝细胞的结构特点说明肝细胞的多种功能。

4. 试述肝血窦的微细结构及其相关功能。

【参考答案】

一、选择题

（一）A1 型题（单句型最佳选择题）

1. A　2. C　3. C　4. D　5. A　6. D　7. D　8. B　9. B　10. E　11. C　12. A　13. C
14. E　15. D　16. C　17. B　18. D　19. A　20. D　21. D　22. C　23. C　24. D　25. E
26. C　27. D　28. B　29. D　30. B　31. C　32. A　33. C　34. A　35. A

（二）A2 型题（病例摘要型最佳选择题）

36. A　37. E　38. D　39. E　40. B　41. D　42. B　43. D　44. A　45. B

（三）B 型题（标准配伍题）

46. C　47. B　48. A　49. D　50. E　51. C　52. C　53. B　54. E　55. C　56. C
57. A　58. A

（四）X 型题（多项选择题）

59. ADE　60. ABCD　61. ABCE　62. AC　63. ABC　64. ABCDE　65. BCD　66. AB
67. ABCDE　68. AE　69. BCE　70. ACDE　71. AE　72. ABC　73. ABD　74. BCE　75. BC

二、简述题

1. What is pancreas islet？

即胰岛，为胰腺外分泌部之间的内分泌细胞团。染色较浅，由 A 细胞、B 细胞、D

细胞、PP 细胞、D1 细胞组成。细胞间含丰富的毛细血管，A 细胞分泌高血糖素；B 细胞分泌胰岛素；D 细胞分泌生长抑素；PP 细胞分泌胰多肽；D1 细胞分泌血管活性肠肽。

2. What is hepatocyte?

即肝细胞，细胞体积大，呈多面体形，细胞核大而圆，位于中央、着色浅，细胞质呈嗜酸性。电镜下可见丰富的粗面内质网、滑面内质网、高尔基体、线粒体、溶酶体、过氧化物酶体等细胞器。因而肝细胞具有合成多种血浆蛋白、胆汁，参与脂类、糖、激素代谢及多种物质的生物转化等重要功能。

3. What is hepatic lobule?

即肝小叶，是肝的基本结构和功能单位。呈多角棱柱体，由中央静脉、肝板、肝血窦、窦周隙、胆小管五部分构成。

4. 何为窦周隙？简述其功能。

窦周隙为肝血窦内皮细胞与肝细胞之间的狭小间隙。窦周隙内含有血浆和贮脂细胞，肝细胞微绒毛伸入其间。窦周隙是肝细胞物质交换的重要场所。

5. What is Kupffer cell?

即肝巨噬细胞，来源于血液的单核细胞。形态不规则，表面见皱褶、微绒毛及伪足，伪足可附于内皮细胞上，或伸至窦周隙内。细胞质内可见溶酶体、吞噬体、吞饮泡。Kupffer 细胞能清除异物、衰老突变细胞，实现防御、免疫功能。

6. 什么是肝血窦？

是位于肝板之间的血流通路，腔大、不规则，借肝板上的孔通连成网状。窦腔中除含有来自门静脉和肝动脉的血液外，还含有肝巨噬细胞和大颗粒淋巴细胞。

7. 何为肝门管区？

是位于肝小叶之间三角形或椭圆形的结缔组织区域。该区域内走行着小叶间动脉、小叶间静脉、小叶间胆管三种管道。小叶间动脉和小叶间静脉分别是肝动脉和门静脉的分支；小叶间胆管是肝管的属支，是胆汁的排泄管道之一。

三、论述题

1. 试述胰腺的结构与功能。

胰腺为实质性器官，被膜为薄层结缔组织，结缔组织将实质分隔为许多小叶，实质包括内分泌部和外分泌部，内分泌部产生多种激素，外分泌部主要分泌胰液。

外分泌部：由浆液性腺泡及各级分支的导管组成。浆液性腺泡分泌多种消化酶，参与食物的化学性消化。导管中闰管长，无纹状管，主导管与胆总管汇合，开口于十二指肠大乳头。

内分泌部：又称胰岛，为分布于胰腺外分泌部之间的内分泌细胞团。胰岛大小不一，染色较浅。胰岛细胞可分为 A 细胞、B 细胞、D 细胞，D1 细胞、PP 细胞。A 细胞分泌高血糖素，使血糖升高；B 细胞分泌胰岛素，使血糖降低；D 细胞分泌生长抑素，调节 A 细胞、B 细胞的功能；PP 细胞分泌胰多肽，能抑制胃肠运动、胰液分泌及胆囊收缩，D1 细胞分泌血管活性肠肽。

2. 试述肝小叶的组成及结构特点。

肝小叶是肝的基本结构和功能单位，由中央静脉、肝板、肝血窦、窦周隙、胆小管五部分构成。

（1）中央静脉位于肝小叶中央，壁薄多孔，收集肝血窦血液，并将血液汇入小叶下静脉。

（2）肝板是肝细胞排列而成的凹凸不平的板状结构，是肝小叶执行功能的重要结构，肝板相互吻合成网。肝板上有孔，使肝板相互通连。

（3）肝血窦是位于肝板之间的腔隙，腔大，不规则，经肝板上的孔通连成网状管道。肝血窦中富含血液、肝巨噬细胞及大颗粒淋巴细胞。肝巨噬细胞能清除异物、衰老突变细胞，具有防御、免疫功能；大颗粒淋巴细胞在抵御病毒感染、防止肝内肿瘤及其他肿瘤的肝转移方面有重要作用。

（4）窦周隙为肝血窦内皮细胞与肝细胞之间的狭小间隙，其内含血浆和贮脂细胞。肝细胞血窦面的微绒毛伸入窦周隙内。窦周隙是肝细胞与血液进行物质交换的场所，贮脂细胞能贮存维生素 A，合成网状纤维及基质。

（5）胆小管是相邻肝细胞的细胞膜局部凹陷而形成的微细管道，在肝板内相互吻合成网，银染呈网格状，为胆汁排泄管道。肝细胞的微绒毛伸入其间，利于胆汁释放。相邻肝细胞之间形成连接复合体封闭胆小管，防止胆汁外溢。

肝小叶五个部分有机联系，功能协调，共同实现肝合成分泌胆汁，参与脂类消化，合成血浆蛋白，参与糖、脂类、激素、药物代谢等多种功能。

3. 试从肝细胞的结构特点说明肝细胞的多种功能。

肝细胞为肝内唯一的实质性细胞，数量多，功能复杂。细胞体积大，呈多面体形，有血窦面、胆小管面、肝细胞连接面三种功能面。细胞核大而圆，位于中央，着色浅，核仁明显。细胞质呈嗜酸性，含弥散分布的嗜碱性物质。电镜下可见丰富的粗面内质网、滑面内质网、高尔基体、线粒体、溶酶体、过氧化物酶体等细胞器。粗面内质网能合成多种重要的血浆蛋白，包括白蛋白、纤维蛋白原、凝血酶原、脂蛋白、补体等。滑面内质网能对细胞摄取的物质进行合成、分解、结合、转化等反应，包括胆汁合成、脂类代谢、糖代谢、激素代谢，以及从肠道吸收的大量有机物的生物转化。高尔基体能对粗面内质网合成的蛋白质进行加工，近胆小管处的高尔基体与胆汁的排泄有关。此外，细胞质中还含有较多的糖原、脂滴等，糖原是血糖的储备形式。从肝细胞的结构不难看出，肝细胞复杂而重要的功能是有结构基础的。

4. 试述肝血窦的微细结构及其相关功能。

（1）位置：肝板之间，为腔大、形状不规则的毛细血管。

（2）结构特点：血窦壁由内皮细胞围成，内皮细胞扁平而薄，有大小不等的孔，无隔膜，细胞间隙较大，内皮外无基膜。这些特点均有利于肝细胞与血液间的物质交换。

（3）窦腔内容物：①来源于肝动脉的动脉血和门静脉的静脉血。②肝巨噬细胞，细胞形态不规则，常形成伪足附于内皮细胞表面或插在内皮细胞之间；细胞质内含大量的溶酶体和吞噬体。肝巨噬细胞具有变形运动和活跃的吞饮、吞噬能力，可杀伤体内的肿瘤细胞，尤其是肝癌细胞，并在免疫过程中起重要作用。③大颗粒淋巴细胞，是肝特有的 NK 细胞，在抵御病毒感染及防止肝肿瘤发生方面有重要作用。

（张东葵）

第十四章 呼 吸 系 统

【大纲要求】

一、知识目标

1. 能够应用气管和主支气管的结构解释相应的功能。
2. 能够概述肺的一般结构和肺导气部的组成，归纳肺导气部结构的变化规律。
3. 能够阐述肺呼吸部的组成，总结各部分的结构和功能。
4. 能够说出鼻、喉的结构特点。

二、技能目标

1. 能够联系气管的结构与功能，深入理解结构与功能的关系。
2. 能够联系肺的结构与功能，理解肺炎、肺气肿、肺尘埃沉着病（又称尘肺）、新生儿肺透明膜病等疾病的病理和临床表现。

三、情感、态度和价值观目标

1. 能够感受环境污染对呼吸系统疾病发生的重要作用，爱护环境，支持节能减排等保护环境的相关措施。
2. 能够抵制公共场所吸烟、随地吐痰等不良行为。
3. 能够形成良好的生活习惯，戒烟限酒，并影响身边的人树立正确的健康意识。

【学习要点】

一、气管壁的组织结构

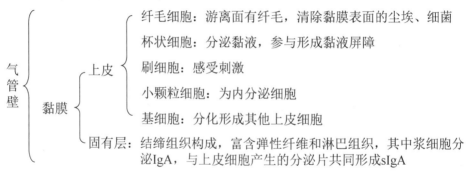

气管壁 ┤
　黏膜 ┤
　　上皮 ┤
　　　纤毛细胞：游离面有纤毛，清除黏膜表面的尘埃、细菌
　　　杯状细胞：分泌黏液，参与形成黏液屏障
　　　刷细胞：感受刺激
　　　小颗粒细胞：为内分泌细胞
　　　基细胞：分化形成其他上皮细胞
　　固有层：结缔组织构成，富含弹性纤维和淋巴组织，其中浆细胞分泌IgA，与上皮细胞产生的分泌片共同形成sIgA

气
管
壁

> 黏膜下层：为疏松结缔组织，含有混合性腺，分泌黏液
>
> 外膜：最厚，主要由透明软骨环构成(具有支架作用，保持气管畅通)。软骨
> 环缺口处有平滑肌和弹性纤维

二、肺的组织结构

（一）一般结构

肺

> 被膜：浆膜（即胸膜脏层）
>
> 实质：支气管树＋肺泡
> 　　　按功能分为：导气部＋呼吸部
> 　　　叶支气管→段支气管→小支气管→细支气管→终末细支气管
> 　　　→呼吸性细支气管→肺泡管→肺泡囊→肺泡
>
> 间质：结缔组织，含血管、神经、淋巴管

（二）导气部

1. 组织结构变化规律

（1）上皮：从假复层纤毛柱状上皮逐渐变为单层柱状上皮。

（2）杯状细胞：数量从多到少，直至消失。

（3）气管腺：数量从多到少，直至消失。

（4）透明软骨：形成碎片，并从多到少，直至消失。

（5）平滑肌：数量从少、散在分布到多，最后环形成层。

2. 小支气管到终末细支气管的结构特征比较

	小支气管	细支气管	终末细支气管
上皮	假复层纤毛柱状上皮	单层纤毛柱状上皮	单层柱状上皮
杯状细胞	有，相对多	少或无	无
气管腺	有，相对多	少或无	无
软骨片	有，相对多	少或无	无
平滑肌	相对少，散在分布	增多	增多，环形成层

（三）呼吸部

1. 呼吸性细支气管

管壁上有肺泡开口，管壁结构不完整。

2. 肺泡管

管壁有较多的肺泡，管壁结构较少，光镜下呈现结节状膨大。

3. 肺泡囊

为肺泡共同开口形成，相邻肺泡开口之间无平滑肌，故无结节状膨大。

4. 肺泡（pulmonary alveolus）

呈半球形，壁薄，是气体交换的部位。

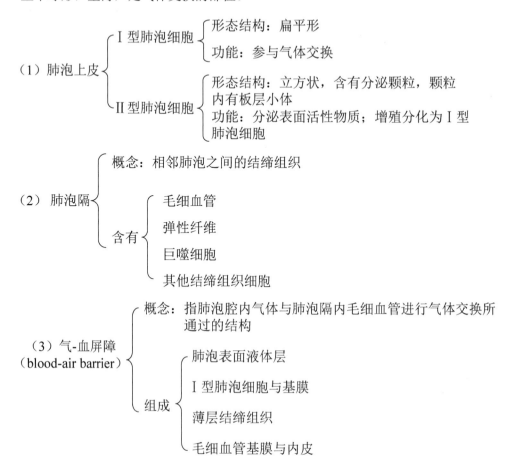

（1）肺泡上皮
- I 型肺泡细胞
  - 形态结构：扁平形
  - 功能：参与气体交换
- II 型肺泡细胞
  - 形态结构：立方状，含有分泌颗粒，颗粒内有板层小体
  - 功能：分泌表面活性物质；增殖分化为 I 型肺泡细胞

（2）肺泡隔
- 概念：相邻肺泡之间的结缔组织
- 含有
  - 毛细血管
  - 弹性纤维
  - 巨噬细胞
  - 其他结缔组织细胞

（3）气-血屏障（blood-air barrier）
- 概念：指肺泡腔内气体与肺泡隔内毛细血管进行气体交换所通过的结构
- 组成
  - 肺泡表面液体层
  - I 型肺泡细胞与基膜
  - 薄层结缔组织
  - 毛细血管基膜与内皮

（4）肺泡孔
- 概念：相邻肺泡之间气体流通的小孔
- 意义：平衡肺泡间气体含量；终末细支气管或呼吸性细支气管阻塞时，建立侧支通气，避免肺泡萎陷。肺部感染时，也是细菌扩散的渠道

【复习题】

一、选择题

（一）A1 型题（单句型最佳选择题）

1. 下列哪项不是气管壁的结构特点（　　）

　　A. 黏膜上皮为假复层纤毛柱状上皮

　　B. 固有层中弹性纤维较多，使管壁具有一定的弹性

　　C. 黏膜下层内含有气管腺

D. 管壁三层结构中外膜最厚

E. 外膜主要由平滑肌构成，具有支持作用

2. 下列哪种细胞具有净化气体的功能（　　）

 A. 刷细胞   B. 纤毛细胞   C. 小颗粒细胞

 D. 克拉拉细胞   E. 基细胞

3. 气管的上皮为（　　）

 A. 单层纤毛柱状上皮 B. 复层扁平上皮   C. 假复层纤毛柱状上皮

 D. 单层立方上皮   E. 复层柱状上皮

4. 气管的外膜主要由什么构成（　　）

 A. 致密结缔组织   B. 透明软骨   C. 平滑肌

 D. 纤维软骨   E. 脂肪组织

5. 下列哪种细胞具有内分泌功能（　　）

 A. 纤毛细胞   B. 刷细胞   C. 小颗粒细胞

 D. 杯状细胞   E. 基细胞

6. 肺的导气部不包括（　　）

 A. 小支气管   B. 终末细支气管   C. 呼吸性细支气管

 D. 细支气管   E. 段支气管

7. 关于肺导气部的描述哪项正确（　　）

 A. 上皮都为假复层纤毛柱状上皮 B. 管壁中都有气管腺

 C. 管壁中都有透明软骨做支架   D. 管壁中都有完整环形的平滑肌分布

 E. 都不能进行气体交换

8. 肺小叶是指（　　）

 A. 一个支气管连同其分支和肺泡构成的结构

 B. 一个细支气管连同其分支和肺泡构成的结构

 C. 一个终末细支气管连同其分支和肺泡构成的结构

 D. 一个呼吸性细支气管连同其分支和肺泡构成的结构

 E. 一个肺泡管连同其分支和肺泡构成的结构

*9. 下列哪项不是小支气管管壁的结构特征（　　）

 A. 管壁分黏膜、黏膜下层与外膜 B. 上皮为假复层纤毛柱状上皮

 C. 黏膜下层内有气管腺   D. 有完整的透明软骨环

 E. 外膜上有不完整的平滑肌束

*10. 下列哪项不属于终末细支气管的结构特点（　　）

 A. 上皮为单层柱状上皮   B. 有完整的环形平滑肌

 C. 无杯状细胞   D. 无透明软骨

 E. 仍有少量气管腺

11. 哮喘主要是由于下列哪些管道的平滑肌持续痉挛而引起（　　）

 A. 呼吸性细支气管和肺泡管   B. 段支气管与小支气管

 C. 肺泡囊和肺泡   D. 细支气管和终末细支气管

E. 叶支气管

12. 关于呼吸性细支气管的描述哪项正确（　　）

　　A. 属于导气部

　　B. 平滑肌完整，环形成层

　　C. 管壁上有肺泡的开口，能进行气体交换

　　D. 腔面衬有完整的假复层纤毛柱状上皮

　　E. 管壁上可见结节状膨大

13. 肺呼吸部共同的特点是（　　）

　　A. 都有大量的平滑肌纤维　　　　B. 都有肺泡的开口

　　C. 都是由单层扁平上皮构成　　　D. 都有大量的气管腺

　　E. 都能调节进入肺泡腔的气流量

*14. 关于肺的描述错误的是（　　）

　　A. 肺表面有浆膜覆盖

　　B. 肺实质由支气管树和末端的肺泡构成

　　C. 根据功能将肺实质分为导气部和呼吸部

　　D. 肺间质为结缔组织构成

　　E. 导气部和呼吸部都能进行气体交换

15. Which statement regarding the pulmonary alveolus is incorrect（　　）

　　A. 开口于终末细支气管、肺泡管和肺泡囊

　　B. 是气体交换的场所

　　C. 其壁薄，由肺泡上皮和基膜构成

　　D. 肺内气体交换须通过气-血屏障

　　E. 肺泡孔位于相邻肺泡之间

16. 下列哪项不是Ⅱ型肺泡细胞的特点（　　）

　　A. 细胞扁平，较薄　　　　　　　B. 细胞质内含分泌颗粒

　　C. 分泌颗粒中含有板层小体　　　D. 能分泌表面活性物质

　　E. 可增殖分化为Ⅰ型肺泡细胞

17. Ⅰ型肺泡细胞的特点是（　　）

　　A. 有增殖能力　　　　　　　　　B. 细胞较薄，呈扁平状，参与气体交换

　　C. 细胞质中含有分泌颗粒　　　　D. 细胞可分泌表面活性物质

　　E. 可形成尘细胞

18. 关于肺泡隔哪项错误（　　）

　　A. 是相邻肺泡间的薄层结缔组织　　B. 含丰富的毛细血管

　　C. 含有成纤维细胞、浆细胞　　　　D. 含有肺巨噬细胞

　　E. 胶原纤维较多而弹性纤维较少

（二）A2 型题（病例摘要型最佳选择题）

19. 患者，男，70 岁，近两年来活动后常感到呼吸困难、气短。医生对患者肺部叩诊呈过清音，心浊音界缩小，X 射线检查胸廓扩张，肋间隙增宽，两肺野透亮度增加，

临床诊断为：老年性肺气肿。老年性肺气肿时肺泡隔的哪个结构退化，使肺泡回缩较差，肺泡扩大（　　）

  A. 弹性纤维   B. 毛细血管   C. 巨噬细胞

  D. 网状纤维   E. 成纤维细胞

  20. 某早产儿，出生体重为 1900g，出生后约 6 小时，出现进行性呼吸困难、呻吟、发绀、吸气三凹征，诊断为：新生儿呼吸窘迫综合征，又称新生儿肺透明膜病。此病主要是由于缺乏肺泡表面活性物质，导致肺泡进行性萎陷，严重者可发生呼吸衰竭。肺泡表面活性物质由下列哪项合成（　　）

  A. 纤毛细胞   B. 杯状细胞   C. Ⅰ型肺泡细胞

  D. Ⅱ型肺泡细胞   E. 刷细胞

  21. 患者，男，20 岁，持续性哮喘发作 24 小时来急诊，既往哮喘病史 12 年。查体：端坐呼吸，大汗淋漓，发绀、双肺布满哮鸣音。支气管哮喘表现为气道的高反应性，典型症状为发作性伴有哮鸣音的呼气性呼吸困难，这是由于肺内小气道（如细支气管、终末细支气管等）痉挛所致。关于肺导气部的描述下列哪项错误（　　）

  A. 上皮由假复层纤毛柱状上皮逐渐变为单层柱状上皮

  B. 混合性腺体由多到少，直至消失

  C. 平滑肌由多到少，直至消失

  D. 杯状细胞由多到少，直至消失

  E. 透明软骨由多到少，直至消失

  22. 女，25 岁，受凉后咳嗽、发热伴右侧胸痛 3 天，咳少量浓痰，无痰中带血，体温持续在 39℃ 以上。查体：体温 39℃，急性病容，右下肺叩诊浊音，可闻及湿啰音。血 WBC12×10⁹/L，临床诊断为肺链球菌肺炎。肺部感染时，肺内的哪个结构可成为病菌扩散的渠道（　　）

  A. 肺泡隔   B. 气-血屏障   C. 肺泡孔

  D. 肺泡囊   E. 肺泡管

  23. 吸烟是慢性支气管炎最重要的环境致病因素，烟草中的化学物质可损伤气道上皮的哪种细胞，使其清除异物的能力降低（　　）

  A. 纤毛细胞   B. 刷细胞   C. 杯状细胞

  D. 小颗粒细胞   E. 基细胞

  24. 患者，男，55 岁，2 日前受凉，昨日出现高热、寒战，体温在 3 小时内升至 39℃，感左侧胸部疼痛、放射到肩部，咳嗽或深呼吸时加剧，咳痰，呈铁锈色，临床诊断为大叶性肺炎。患者出现铁锈色痰，是由于大量红细胞穿过毛细血管壁进入肺间质，被哪种细胞吞噬并分解血红蛋白为含铁血黄素颗粒所致（　　）

  A. 纤毛细胞   B. 杯状细胞   C. 巨噬细胞

  D. Ⅰ型肺泡细胞   E. Ⅱ型肺泡细胞

  25. 肺纤维化或肺水肿时，出现肺气体交换功能障碍，这主要是由于气-血屏障的哪个结构增厚所致（　　）

  A. 肺泡表面活性物质   B. Ⅰ型肺泡细胞与基膜   C. 结缔组织

D. 毛细血管内皮　　　　　E. 毛细血管基膜

26. 小叶性肺炎是以肺小叶为单位的灶状急性炎症。临床上主要表现为发热、咳嗽、咳痰等症状，听诊肺部可闻及散在的湿性啰音。肺小叶是指（　　）

A.一个支气管连同其分支和肺泡构成的结构

B.一个细支气管连同其分支和肺泡构成的结构

C.一个终末细支气管连同其分支和肺泡构成的结构

D.一个呼吸性细支气管连同其分支和肺泡构成的结构

E.一个肺泡管连同其分支和肺泡构成的结构

27. 女，24 岁，间断发热、咳嗽 10 余天，最高体温 37.6℃，右上肺叩诊呈浊音，胸部 X 片示右上肺斑片状阴影，其内可见不规则透亮区，临床诊断为肺结核。肺结核患者痰液中常有结核杆菌，痰液由下列哪项分泌产生（　　）

A. 纤毛细胞和混合性腺体　　　　　B. 杯状细胞和混合性腺体

C. 杯状细胞和刷细胞　　　　　D. 小颗粒细胞和杯状细胞

E. 基细胞和混合性腺体

28. 患者，男，42 岁，矿厂工作 6 年，2 年前出现气促，常感胸闷、胸痛，胸痛较轻微，为胀痛，近半年来进行性呼吸困难，伴咳嗽、咳痰，胸痛加剧，劳动后加重，X 射线检查可见两中下肺有多个结节阴影，临床诊断为硅肺。硅肺是由于吸入含游离二氧化硅（矽尘）的粉尘所致，肺内的哪种细胞可吞噬矽尘，在硅肺的发病过程中起关键性作用（　　）

A. 杯状细胞　　　　　B. 纤毛细胞　　　　　C. 巨噬细胞

D. 刷细胞　　　　　E. Ⅱ型肺泡细胞

（三）B 型题（标准配伍题）

（29～34 题共用备选答案）

A. 弹性纤维　　　　　B. 毛细血管　　　　　C. 巨噬细胞

D. Ⅰ型肺泡细胞　　　　　E. Ⅱ型肺泡细胞

29. 参与气体交换的细胞是（　　）

30. 能分泌表面活性物质，稳定肺泡大小的细胞是（　　）

31. 分布于肺间质和肺泡隔中较多，吞噬尘粒后称尘细胞的细胞是（　　）

32. 老年性肺气肿时肺泡回缩较差，肺泡扩大，这是由于肺泡隔内什么结构退化所致（　　）

33. 细胞质中含有分泌颗粒，颗粒内有板层小体的细胞是（　　）

34. 肺泡中的氧气与什么结构中的二氧化碳进行交换（　　）

（35～40 题共用备选答案）

A. 终末细支气管　　　　　B. 呼吸性细支气管　　　　　C. 肺泡管

D. 肺泡囊　　　　　E. 肺泡

35. 肺呼吸部的起始，管壁不完整，具有肺泡开口的结构是（　　）

36. 肺呼吸部不包括的结构是（　　）

37. 数个肺泡的共同开口而围成的囊腔结构是（　　）

38. 管壁具有结节状膨大结构的是（   ）

39. 气体交换的结构功能单位是（   ）

40. 管壁结构完整，具有环形平滑肌层的结构是（   ）

（四）X 型题（多项选择题）

41. 气管上皮内包括下列哪些细胞（   ）

    A. 纤毛细胞　　　　　　　B. 刷细胞　　　　　　　C. 杯状细胞

    D. 小颗粒细胞　　　　　　E. 基细胞

42. 气管腔内的黏液来自下列哪些细胞的分泌（   ）

    A. 杯状细胞　　　　　　　B. 气管腺的腺细胞　　　C. 纤毛细胞

    D. 基细胞　　　　　　　　E. 小颗粒细胞

43. 从小支气管到终末细支气管管壁结构发生的变化有（   ）

    A. 上皮由假复层纤毛柱状上皮变成单层柱状上皮

    B. 杯状细胞数量由多变少直至消失

    C. 气管腺由多变少直至消失

    D. 透明软骨片由少到多

    E. 平滑肌增多，环形成层

44. 气管能净化吸入的气体是因为（   ）

    A. 腔面衬有假复层纤毛柱状上皮　　B. 有杯状细胞

    C. 黏膜下层有气管腺，分泌黏液　　D. 外膜有透明软骨

    E. 有大量平滑肌

45. 可调节进入肺小叶气流量的管道有（   ）

    A. 气管　　　　　　　　　B. 支气管　　　　　　　C. 小支气管

    D. 细支气管　　　　　　　E. 终末细支气管

46. 下列哪些细胞与呼吸系统的防御功能有关（   ）

    A. 纤毛细胞　　　　　　　B. 浆细胞　　　　　　　C. 肺巨噬细胞

    D. 成纤维细胞　　　　　　E. II 型肺泡细胞

47. 管壁上有肺泡开口的结构有（   ）

    A. 终末细支气管　　　　　B. 呼吸性细支气管　　　C. 肺泡囊

    D. 肺泡管　　　　　　　　E. 细支气管

48. 下列哪些是肺泡的特征（   ）

    A. 开口于呼吸性细支气管、肺泡管和肺泡囊

    B. 壁薄，由单层肺泡上皮和基膜构成

    C. I 型肺泡细胞参与气体交换

    D. II 型肺泡细胞分泌表面活性物质

    E. 肺泡周围有丰富的毛细血管，有利于气体交换

49. 肺泡的表面活性物质（   ）

    A. 由 I 型肺泡细胞分泌　　　　　B. 释放后分布于肺泡上皮表面

    C. 成分以磷脂为主　　　　　　　D. 能降低肺泡表面张力

E. 对稳定肺泡内径起重要作用

50. 肺泡隔内含有（　　）

A. 弹性纤维　　　　　　　B. 毛细血管　　　　　　　C. 巨噬细胞

D. Ⅰ型肺泡细胞　　　　　E. Ⅱ型肺泡细胞

51. The blood-air barrier is composed of the（　　）

A. surfactant

B. type Ⅰ alveolar cell

C. basement membrane of the type Ⅰ alveolar cell

D. basement membrane of a capillary endothelial cell

E. a capillary endothelial cell

52. 关于肺巨噬细胞哪些描述正确（　　）

A. 属于单核吞噬细胞系统　　　　　B. 广泛分布于肺间质中，肺泡隔中较多

C. 可游走进入肺泡腔内　　　　　　D. 吞噬尘粒后称尘细胞

E. 可吞噬肺泡腔及肺泡隔中的异物

53. 关于肺泡孔的描述正确的是（　　）

A. 平衡肺泡间气体含量　　　　　　B. 建立侧支通气，防止肺泡萎陷

C. 感染时可能成为病菌扩散的渠道　D. 降低肺泡表面张力

E. 参与组成气-血屏障

二、简述题

1. What is blood-air barrier？

2. 何为Ⅰ型肺泡细胞？请说明其结构和功能。

3. 何为Ⅱ型肺泡细胞？请说明其结构和功能。

4. 何为肺泡隔？请说明其结构特点和功能。

三、论述题

1. 试述气管壁的结构特点及其与功能的关系。

2. 试述肺泡的结构及其与气体交换的关系。

【参考答案】

一、选择题

（一）A1 型题（单句型最佳选择题）

1. E　2. B　3. C　4. B　5. C　6. C　7. E　8. B　9. D　10. E　11. D　12. C　13. B
14. E　15. A　16. A　17. B　18. E

（二）A2 型题（病例摘要型最佳选择题）

19. A　20. D　21. C　22. C　23. A　24. C　25. C　26. B　27. B　28. C

（三）B 型题（标准配伍题）

29. D　30. E　31. C　32. A　33. E　34. B　35. B　36. A　37. D　38. C　39. E　40. A

（四）X 型题（多项选择题）

41. ABCDE　42. AB　43. ABCE　44. ABC　45. DE　46. ABC　47. BCD　48. ABCDE
49. BCDE　50. ABC　51. ABCDE　52. ABCDE　53. ABC

二、简述题

1. What is blood-air barrier?

即气-血屏障，指肺泡与毛细血管之间进行气体交换所通过的结构，由肺泡表面液体层、Ⅰ型肺泡细胞及基膜、薄层结缔组织、毛细血管基膜、毛细血管内皮构成。气-血屏障在正常情况下较薄，有利于气体交换。

2. 何为Ⅰ型肺泡细胞？请说明其结构和功能。

为组成肺泡上皮的细胞，呈扁平形，细胞质中含吞饮小泡。该细胞主要参与气体交换，为气体交换提供广而薄的面积。

3. 何为Ⅱ型肺泡细胞？请说明其结构和功能。

为组成肺泡上皮的细胞，立方形，细胞质中含有膜包分泌颗粒，颗粒内有板层小体，能分泌表面活性物质。表面活性物质能降低肺泡表面张力，以维持肺泡内径的稳定。此外，该细胞还能增殖分化为Ⅰ型肺泡细胞。

4. 何为肺泡隔？请说明其结构特点和功能。

为肺泡之间的薄层结缔组织，含有丰富的毛细血管、弹性纤维及巨噬细胞、成纤维细胞、浆细胞等。肺泡隔内丰富的毛细血管有利于气体交换；弹性纤维起回缩肺泡的作用；肺巨噬细胞来源于单核细胞，可游走进入肺泡腔，能清除进入肺泡和肺间质的尘粒、细菌等异物，发挥免疫防御作用。

三、论述题

1. 试述气管壁的结构特点及其与功能的关系。

气管壁由黏膜、黏膜下层和外膜组成。

（1）黏膜：由上皮和固有层构成。上皮为假复层纤毛柱状上皮，由纤毛细胞、杯状细胞、刷细胞、小颗粒细胞和基细胞组成。纤毛细胞数量较多，呈柱状，游离面有密集的纤毛；杯状细胞能分泌黏液，参与形成黏液性屏障，能黏附吸入的灰尘、细菌等物质，通过纤毛的摆动，能清除黏附在黏膜表面的尘埃、细菌等，起到净化气体的作用；刷细胞可能有感受刺激的作用；小颗粒细胞属内分泌细胞，分泌 5-羟色胺，可调节呼吸道平滑肌的收缩和腺体的分泌；基细胞为干细胞，能分化形成其他上皮细胞。固有层富含弹性纤维和淋巴组织，并有浆细胞分布，浆细胞分泌 IgA 与上皮细胞产生的分泌片共同形成 sIgA，释放入管腔，具有免疫功能。

（2）黏膜下层：为疏松结缔组织，含有气管腺，分泌黏液，与杯状细胞的分泌物共同构成黏液性屏障。

（3）外膜：最厚，主要由"C"字形透明软骨环构成，具有支架作用，维持气道的通畅。软骨环缺口处有韧带和平滑肌相连。

2. 试述肺泡的结构及其与气体交换的关系。

肺泡是半球形的囊状结构，开口于呼吸性细支气管、肺泡管和肺泡囊，是气体交换的场所。肺泡壁较薄，由单层肺泡上皮构成，相邻肺泡之间为肺泡隔。

（1）肺泡上皮：由Ⅰ型肺泡细胞和Ⅱ型肺泡细胞构成。Ⅰ型肺泡细胞覆盖肺泡大部分表面，呈扁平状，细胞质中含有吞饮小泡，其主要功能是进行气体交换。Ⅱ型肺泡细胞呈立方形或圆形，嵌于Ⅰ型肺泡细胞之间，细胞质内含有高电子密度的分泌颗粒，颗粒内含有板层状小体，能分泌表面活性物质，降低肺泡表面张力，维持肺泡内径的稳定。此外，Ⅱ型肺泡细胞通过增殖分化能形成Ⅰ型肺泡细胞。

（2）肺泡隔：为相邻肺泡之间的薄层结缔组织，内含丰富的毛细血管、弹性纤维、巨噬细胞、成纤维细胞、浆细胞等。丰富的毛细血管有利于气体交换；弹性纤维使肺泡有弹性，在肺泡回缩时起重要作用；肺巨噬细胞来源于单核细胞，可游走进入肺泡腔，能清除进入肺泡和肺间质的尘粒、细菌等异物，发挥免疫防御作用。

（3）气-血屏障：肺泡与毛细血管进行气体交换必须通过气-血屏障，由肺泡表面黏液层、Ⅰ型肺泡细胞及其基膜、薄层结缔组织、毛细血管基膜、内皮构成。正常情况下，气-血屏障很薄，有利于气体交换。

（4）肺泡孔：是相邻肺泡之间气体流通的小孔，可平衡肺泡间气体的含量，当某个终末细支气管发生阻塞时可通过肺泡孔建立侧支通气，避免肺泡萎陷。

（袁　云）

第十五章 泌尿系统

【大纲要求】

一、知识目标

1. 能够阐述肾单位的组成，总结肾小体的结构和功能，说出肾间质的特点。
2. 能够归纳和比较近曲小管、远曲小管的结构特点和功能。
3. 能够描述泌尿小管的组成、集合管的结构特点。
4. 能够阐述球旁复合体的组成和功能。
5. 能够解释肾血液循环的特点。
6. 能够说出排尿管道的结构。

二、技能目标

1. 能够绘制肾单位的结构模式图。
2. 能够联系近曲小管、远曲小管的结构特点解释其功能。

三、情感、态度和价值观目标

1. 能够感受肾单位结构的复杂性和功能的重要性。
2. 能够认同器官的组织结构和功能之间有密切的相关性。
3. 能够尊重患者隐私，关爱患者。

【学习要点】

*一、肾的一般结构

肾表面覆盖有结缔组织构成的被膜，肾实质由皮质和髓质两部分构成，实质中含大量的泌尿小管，肾单位为肾的基本结构和功能单位。

二、肾单位

（一）肾单位的组成及各部位置

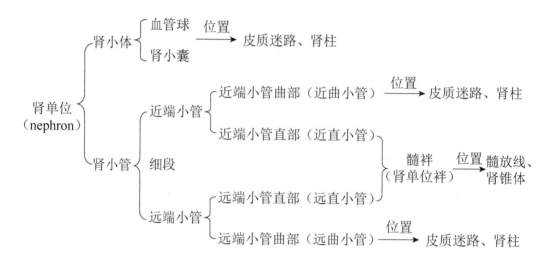

（二）肾小体的结构与功能

1. 结构

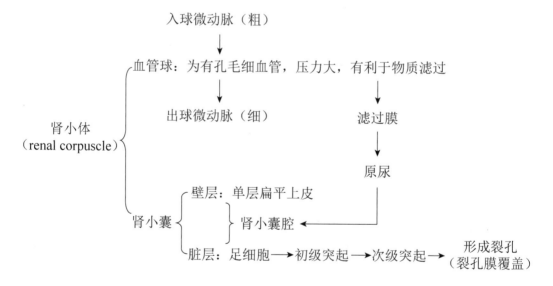

2. 功能

以滤过的方式形成原尿，原尿在滤入肾小囊腔之前需通过有孔毛细血管内皮、基膜和足细胞裂孔膜，这 3 层结构称为滤过膜（filtration membrane），能限制不同大小分子物质的滤过，故亦称为滤过屏障（filtration barrier）。

（三）肾小管（renal tubule）的结构与功能

	近曲小管	近直小管	细段	远直小管	远曲小管
光镜结构	腔小不规则，细胞立方形或锥体形，细胞质嗜酸性较强，游离面有刷状缘，细胞界限不清，基底部有纵纹	与曲部相似，但细胞较矮，微绒毛、侧突和质膜内褶不如曲部发达	管径细，细胞扁平，细胞质染色浅，无刷状缘	腔大规则，细胞立方形，细胞质嗜酸性较弱，游离面无刷状缘，细胞界限较清，基底纵纹明显	与直部相似
电镜结构	游离面有发达的微绒毛，侧面有发达的侧突，基部有质膜内褶	微绒毛、侧突、质膜内褶不如曲部发达	少量短微绒毛，少量内褶	微绒毛短小，侧突不发达，质膜内褶发达	与直部相似但质膜内褶不如直部发达
功能	重吸收功能最强，重吸收水和各种营养物质等	与近曲小管相似	水和离子通过	主动向间质转运 Na^+	重吸收水和 Na^+，排 H^+、K^+、NH_3

*三、集合小管系

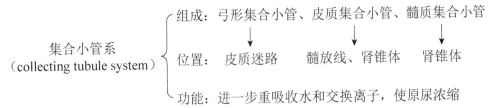

集合小管系（collecting tubule system）
- 组成：弓形集合小管、皮质集合小管、髓质集合小管
- 位置：皮质迷路　　髓放线、肾锥体　　肾锥体
- 功能：进一步重吸收水和交换离子，使原尿浓缩

*四、球旁复合体（juxtaglomerular complex）

组成	形成或位置	功能
球旁细胞	为入球微动脉的平滑肌细胞在近肾小体血管极处形成的上皮样细胞	分泌肾素
致密斑	由远端小管直部末端靠近肾小体侧的上皮细胞形成	感受远端小管内滤液 Na^+ 浓度的变化
球外系膜细胞（极垫细胞）	位于入球微动脉、出球微动脉和致密斑围成的三角形区域内	功能不清，可能起传递信息的作用

*五、肾间质

为泌尿小管之间的结缔组织，含间质细胞，能合成髓脂素Ⅰ。肾小管周围的血管内皮细胞能产生红细胞生成素。

*六、肾的血液循环特点

（1）肾动脉直接起于腹主动脉，短而粗，血流量大，流速快。

（2）皮质血流量大，流速快，进入肾小体后被滤过，有利于尿液的形成。

（3）入球微动脉较出球微动脉粗，血管球内压力较高，有利于滤过。

（4）肾内有两次毛细血管形成，即血管球毛细血管和球后毛细血管，前者压力较高，有利于滤过，后者分布于肾小管周围，其内胶体渗透压较高，有利于肾小管上皮细胞重吸收的物质进入血液。

（5）髓质的直小血管与髓袢伴行，有利于肾小管、集合小管的重吸收和尿液浓缩。

【复习题】

一、选择题

（一）A1 型题（单句型最佳选择题）

1. 关于肾单位的组成下列哪项正确（　　）

    A. 肾小体和集合小管　　B. 肾小体与髓袢　　C. 肾小体与肾小管

    D. 肾小体和近端小管　　E. 肾小管与集合小管

2. 关于肾小体的描述哪项错误（　　）

    A. 能形成原尿　　　　　　　　B. 有血管极和尿极

    C. 由血管球和肾小囊组成　　　D. 是肾的基本结构与功能单位

    E. 内有球内系膜

3. 关于肾小囊的描述下列哪项错误（　　）

    A. 为肾小管起始部膨大凹陷形成的双层囊

    B. 脏、壁两层在血管极处相连续

    C. 脏层由足细胞构成

    D. 有肾小囊腔，与远曲小管相通

    E. 壁层不参与滤过屏障的构成

4. 关于血管球的描述哪项错误（　　）

    A. 为入球微动脉进入肾小囊后反复分支形成

    B. 属有孔型毛细血管

    C. 其内压力较低

    D. 血液流经血管球时可滤过形成原尿

    E. 毛细血管之间有血管系膜

5. 能够滤过血液产生原尿的结构是（　　）

    A. renal corpuscle　　　B. renal capsule　　　C. proximal tubule

    D. collecting tubule　　E. juxtaglomerular complex

6. 下列哪项不是足细胞的特征（　　）

    A. 构成肾小囊的脏层

    B. 可发出初级突起和次级突起

    C. 突起紧贴于血管球毛细血管基膜外

    D. 次级突起之间形成裂孔

    E. 裂孔上有裂孔膜覆盖，裂孔膜起修复作用

7. 关于肾小体的血管系膜哪项错误（　　）

    A. 位于血管球毛细血管之间

    B. 由球内系膜细胞和系膜基质构成

    C. 球内系膜细胞合成基膜和系膜基质成分

    D. 球内系膜细胞能吞噬和降解基膜上的沉积物

E. 球内系膜细胞参与构成滤过屏障

8. 光镜下近端小管细胞间分界不清是由于（　　）

A. 管腔小，形状不规则　　　B. 细胞间形成侧突，并且相互交错

C. 细胞质呈嗜酸性　　　　　D. 细胞形态不规则

E. 质膜内褶发达

9. 髓袢的构成是（　　）

A. 近曲小管、远曲小管和集合管　　B. 远曲小管、细段和远直小管

C. 近直小管、细段和远直小管　　　D. 近直小管、细段和远曲小管

E. 近曲小管、近直小管和远曲小管

10. 下述哪项不是近曲小管光镜下的结构特点（　　）

A. 管壁由单层立方或锥体形细胞组成　B. 上皮细胞基底部有纵纹

C. 细胞质嗜酸性较强　　　　　D. 游离面有刷状缘

E. 细胞分界较清楚

11. 近曲小管功能受损主要影响下列哪项功能（　　）

A. 滤过形成原尿　　　B. 离子交换　　　C. 重吸收

D. 分泌肾素　　　　　E. 分泌促红细胞生成素

12. 有关远曲小管光镜下的结构哪项错误（　　）

A. 细胞分界较清楚　　　　　B. 上皮细胞基底部纵纹明显

C. 细胞质嗜酸性较弱　　　　D. 游离面无刷状缘

E. 质膜内褶较直部发达

13. 光镜下远曲小管与近曲小管相比哪项错误（　　）

A. 断面较少

B. 管腔较大

C. 上皮细胞分界较清楚

D. 腔面一般无刷状缘

E. 上皮细胞的细胞质嗜酸性较强，着色较深

14. 下列哪段肾小管的上皮细胞微绒毛最发达（　　）

A. 近曲小管　　　B. 远曲小管　　　C. 细段

D. 近直小管　　　E. 远直小管

15. 关于近曲小管和远曲小管的描述哪项正确（　　）

A. 上皮细胞的嗜酸性均很强　　B. 游离面均有发达的微绒毛

C. 侧面均有发达的侧突　　　　D. 基底面均有发达的质膜内褶

E. 均能分泌肾素

16. 细段的管壁上皮是（　　）

A. 单层立方上皮　　　B. 单层扁平上皮　　　C. 单层柱状上皮

D. 复层扁平上皮　　　E. 变移上皮

*17. 关于集合小管的描述哪项错误（　　）

A. 仅分布在髓质

  B. 上皮细胞由单层立方逐渐过渡为单层柱状

  C. 细胞界限较清楚

  D. 能重吸收水和交换离子，使尿液浓缩

  E. 功能受醛固酮和抗利尿激素的调节

18. 下列哪项结构受盐皮质激素的调节（ ）

  A. 近曲小管和近直小管　　　　　　B. 近曲小管和细段

  C. 髓袢　　　　　　　　　　　　　D. 远曲小管和集合小管

  E. 远曲小管和远直小管

*19. 肾内可分泌肾素的是（ ）

  A. 球内系膜细胞　　　　B. 球外系膜细胞　　　　C. 致密斑

  D. 球旁细胞　　　　　　E. 肾间质细胞

*20. 能感受钠离子浓度变化的是（ ）

  A. 球旁细胞　　　　　　B. 致密斑　　　　　　　C. 球外系膜细胞

  D. 球内系膜细胞　　　　E. 足细胞

*21. 肾间质细胞能合成（ ）

  A. 肾素　　　　　　　　B. 前列腺素　　　　　　C. 促红细胞生成素

  D. 血管紧张素　　　　　E. 醛固酮

*22. 球后毛细血管由下列哪种血管分支形成（ ）

  A. 入球微动脉　　　　　B. 小叶间动脉　　　　　C. 出球微动脉

  D. 弓形动脉　　　　　　E. 直小动脉

*23. 下列哪段血管与肾小管重吸收功能关系最为密切（ ）

  A. 球后毛细血管　　　　B. 出球微动脉　　　　　C. 小叶间动脉

  D. 入球微动脉　　　　　E. 小叶间静脉

*24. 关于膀胱结构的描述哪项正确（ ）

  A. 分为黏膜、黏膜下层和外膜三层　B. 黏膜上皮为变移上皮

  C. 固有层含较多的腺体　　　　　　D. 外膜全部为浆膜

  E. 上皮细胞的层数和形态固定不变

（二）A2 型题（病例摘要型最佳选择题）

25. 张某，男，37 岁，尿毒症晚期进行了肾移植手术（单侧）。移植后，虽然只有一侧肾，但其内的肾单位已能满足机体正常代谢需要。下列关于肾单位的描述错误的是（ ）

  A. 肾单位是肾的基本结构和功能单位

  B. 肾单位分为浅表肾单位和髓旁肾单位

  C. 肾单位由肾小体和集合小管组成

  D. 肾小体的功能是以滤过的方式形成原尿

  E. 肾小管的主要功能是重吸收和分泌

26. 李某，男，9 岁，上呼吸道感染一周后突然出现血尿、水肿和高血压等症状，入院后诊断为急性肾小球肾炎。下列关于肾小球（肾小体）的描述哪项错误（ ）

A. 肾小体由血管球和肾小囊组成

B. 血管球属于连续毛细血管

C. 血管球毛细血管之间有球内系膜相连

D. 患者球内系膜细胞可呈急性弥漫性增殖

E. 肾小囊分为脏层和壁层

27. 肾脏的病变可影响肾小体滤过膜的通透性及肾小管的重吸收和排泄功能，从而导致尿液成分发生变化，如蛋白尿或血尿。下列关于滤过膜的描述中错误的是（   ）

A. 滤过膜的组成中包括肾小囊壁层

B. 滤过膜是血浆内部分物质滤入肾小囊腔形成原尿需通过的结构

C. 滤过膜包括有孔毛细血管内皮、基膜、裂孔膜三层结构

D. 正常情况下红细胞和大分子蛋白质不能通过滤过膜

E. 滤过膜受损可能会出现血尿、蛋白尿

28. 张某，女，65 岁，因感冒发烧到院外诊所输注氧氟沙星（喹诺酮类抗生素），输液 2 天后出现颜面水肿并伴有少尿和无尿症状，急诊化验血肌酐和尿素氮明显升高，诊断为急性肾衰竭。狭义的急性肾衰竭，即急性肾小管坏死。下列关于肾小管的描述中正确的是（   ）

A. 肾小管是集合小管的组成成分

B. 肾小管分为近端小管、远端小管和细段

C. 远端小管的重吸收功能最强大

D. 醛固酮和抗利尿激素可调节近曲小管的功能

E. 远曲小管上皮细胞游离面形成的微绒毛比近曲小管的发达

29. 赵某，女，4 岁，因上呼吸道感染后并发颜面水肿就医，尿检红细胞 +，尿蛋白 + + +，经多种检查后确诊为足细胞病。下列关于足细胞的描述错误的是（   ）

A. 足细胞是构成肾小囊脏层的细胞

B. 足细胞胞体较大，突起较多

C. 足细胞的足突之间穿插镶嵌形成裂孔

D. 足细胞的裂孔膜参与构成滤过膜

E. 足细胞属于肾间质细胞

30. 王某，男，18 岁，因进行性尿量增多，烦渴，饮水增加及视力减退入院。经脑部磁共振成像（MRI）检查及血液激素化验后诊断为脑垂体瘤伴尿崩症。患者尿量增多与肿瘤导致的抗利尿激素分泌异常有关。抗利尿激素主要作用于下列哪段肾小管（   ）

A. 近曲小管　　　　　　B. 远曲小管　　　　　　C. 细段

D. 近直小管　　　　　　E. 远直小管

31. 临床上利用马尿酸或酚红排泄试验来检测近端小管的功能。下列关于近端小管的描述中正确的是（   ）

A. 近端小管包括曲部、直部和细段

B. 上皮细胞游离面无刷状缘

C. 上皮细胞的细胞质嗜酸性较远端小管细胞弱

D. 上皮细胞界限清楚

E. 是重吸收功能最强大的一段肾小管

32. 肾实质病变可引起继发性高血压。下列关于肾实质的描述中错误的是（　　　）

A. 肾实质分为皮质和髓质

B. 髓质主要由肾锥体构成

C. 肾锥体之间的皮质部分称为肾柱

D. 肾实质不包括集合小管

E. 一个肾锥体及与它相连的皮质组成一个肾叶

33. 张某，男，4岁，因颜面及双下肢水肿就诊，化验结果：尿蛋白＋＋＋＋，血浆蛋白 25g/L，血脂升高。诊断为肾病综合征，微小病变型肾病。该病由于电荷屏障受损，肾小球滤过膜对血浆蛋白的通透性增加，并且远超过近曲小管的重吸收量，形成了大量蛋白尿。下列关于近曲小管的描述中错误的是（　　　）

A. 是肾小管中最长的一段

B. 上皮细胞游离面的微绒毛最发达，形成刷状缘

C. 受到抗利尿激素和醛固酮的作用

D. 上皮细胞的细胞质嗜酸性比远曲小管上皮细胞强

E. 是重吸收功能最强的一段肾小管

*34. 肾素-血管紧张素-醛固酮系统是机体维持血压的重要机制之一，肾素的分泌与球旁复合体有关。下列关于球旁复合体的描述中错误的是（　　　）

A. 由球旁细胞、致密斑、球内系膜细胞和球外系膜细胞组成

B. 球旁细胞由平滑肌细胞特化形成

C. 球旁细胞可分泌肾素

D. 致密斑可感受管腔内滤液 Na^+ 浓度的变化

E. 组成成分之间在功能上相互联系

（三）B 型题（标准配伍题）

（35～42 题共用备选答案）

A. 肾单位　　　　　　　B. 肾小体　　　　　　　C. 集合小管

D. 肾小囊　　　　　　　E. 肾小管

35. 肾的基本结构与功能单位是（　　　）

36. 属于肾实质但不属于肾单位的是（　　　）

37. 以滤过的方式形成原尿的是（　　　）

38. 肾单位中与原尿重吸收有关的结构是（　　　）

39. 具有脏层和壁层结构的是（　　　）

40. 分为近端小管、细段和远端小管的是（　　　）

*41. 可以从肾皮质一直走行至肾乳头的是（　　　）

42. 血管极有微动脉进出，尿极与近曲小管相连的是（　　　）

（43～50 题共用备选答案）

A. 近曲小管　　　　　　B. 远曲小管　　　　　　C. 近直小管

D. 远直小管　　　　　　　E. 细段

43. 走行最长的是（　　　）

44. 质膜内褶最发达的是（　　　）

45. 管壁由单层扁平上皮构成的是（　　　）

46. 重吸收功能最强的是（　　　）

47. 上皮细胞的细胞质嗜酸性最强的是（　　　）

48. 受醛固酮和抗利尿激素作用的是（　　　）

49. 离子交换的重要部位是（　　　）

50. 细胞侧突最发达的是（　　　）

（51～56 题共用备选答案）

A. 球旁细胞　　　　　　B. 致密斑　　　　　　　C. 球外系膜细胞

D. 球内系膜细胞　　　　E. 足细胞

51. 参与构成滤过屏障的是（　　　）

*52. 由平滑肌细胞特化形成的是（　　　）

*53. 能感受到滤液中 Na^+ 浓度变化的是（　　　）

*54. 分泌肾素的是（　　　）

55. 参与构成血管系膜的是（　　　）

*56. 在球旁复合体的功能活动中可能起到信息传递作用的是（　　　）

（四）X 型题（多项选择题）

57. 下列哪些结构属于肾单位的组成（　　　）

A. 肾小体　　　　　　　B. 近端小管　　　　　　C. 细段

D. 远端小管　　　　　　E. 集合小管

58. 关于肾小体的描述下列哪些正确（　　　）

A. 由血管球和肾小囊构成　　　B. 血管球为动脉性毛细血管

C. 肾小囊的脏层由单层扁平上皮构成　D. 肾小囊的壁层由足细胞构成

E. 是形成原尿的重要结构

59. 构成肾小体滤过膜的结构有（　　　）

A. 有孔毛细血管内皮　　　　B. 基膜

C. 足细胞裂孔膜　　　　　　D. 球内系膜

E. 内皮基膜与裂孔膜之间的结缔组织

60. 下列哪些结构与近端小管的重吸收功能有关（　　　）

A. 细胞游离面的微绒毛　　　B. 细胞质内的线粒体

C. 基底部质膜上丰富的钠泵　D. 细胞侧面的侧突

E. 细胞基底面的质膜内褶

61. 关于近曲小管的描述哪些正确（　　　）

A. 是肾小管中最长的部分　　B. 管壁厚，管腔小，游离面有刷状缘

C. 染色浅，细胞质嗜酸性弱　D. 侧面有较多的侧突

E. 重吸收功能最强

62. 关于足细胞的描述哪些正确（　　　）

　　A. 是高度分化的细胞

　　B. 体积较大，多突起

　　C. 突起可附着于血管球毛细血管基膜外

　　D. 具有重吸收功能

　　E. 参与构成滤过屏障

*63. 下列哪些是集合小管的特点（　　　）

　　A. 皮质与髓质均有分布

　　B. 包括弓形集合管、皮质集合小管和髓质集合小管

　　C. 排出 K^+、H^+、NH_3

　　D. 重吸收水、Na^+

　　E. 功能受醛固酮和抗利尿激素的调节

64. 下列哪些结构的功能受抗利尿激素的调节（　　　）

　　A. 近曲小管　　　　　　B. 近直小管　　　　　　C. 远曲小管

　　D. 远直小管　　　　　　E. 集合小管

65. 正常状态下可通过滤过屏障的成分是（　　　）

　　A. 葡萄糖　　　　　　　B. 水　　　　　　　　　C. 红细胞

　　D. 尿素　　　　　　　　E. 多肽

66. 肾皮质迷路中的结构包括（　　　）

　　A. 肾小体　　　　　　　B. 近曲小管　　　　　　C. 远曲小管

　　D. 弓形集合管　　　　　E. 细段

*67. 肾锥体中可见到的结构有（　　　）

　　A. 髓袢　　　　　　　　B. 皮质集合小管　　　　C. 髓质集合小管

　　D. 肾小体　　　　　　　E. 近曲小管

*68. 关于球旁复合体下列哪些正确（　　　）

　　A. 位于肾小体的尿极

　　B. 由致密斑、球旁细胞、球外系膜细胞组成

　　C. 致密斑是离子感受器

　　D. 球旁细胞分泌肾素

　　E. 球外系膜细胞分泌髓脂 I

*69. 关于致密斑的描述下列哪些正确（　　　）

　　A. 属于球旁复合体的结构之一

　　B. 由近端小管管壁细胞特化形成

　　C. 由远端小管管壁细胞特化形成

　　D. 该处细胞变高、变窄，形成一个椭圆形斑

　　E. 能感受小管滤液中 Na^+ 浓度的变化

*70. 下列哪些器官内有两次毛细血管网形成（　　　）

　　A. 小肠　　　　　　　　B. 肝　　　　　　　　　C. 垂体

　　D. 肾　　　　　　　　　　　　E. 脾

*71. 下列哪些是肾内血液循环的特点（　　）

　　A. 血流量大，压力高　　　　　B. 肾髓质的血流量大于肾皮质

　　C. 有两次毛细血管网形成　　　D. 入球微动脉细，出球微动脉粗

　　E. 直血管袢与髓袢伴行

二、简述题

　　1. What is filtration barrier?

　　2. What is nephron?

*3. 球旁复合体由哪些结构组成，有何功能？

　　4. 什么是足细胞？

*5. 什么是致密斑？有何功能？

三、论述题

　　1. 试述与原尿形成相关的组织结构。

　　2. 从近曲小管的组织学特点来说明其具有良好的重吸收功能。

*3. 肾血液循环哪些特点有利于血液滤过形成原尿，哪些特点有利于重吸收？

【参考答案】

一、选择题

（一）A1 型题（单句型最佳选择题）

1. C　2. D　3. D　4. C　5. A　6. E　7. E　8. B　9. C　10. E　11. C　12. E　13. E　14. A　15. D　16. B　17. A　18. D　19. D　20. B　21. B　22. C　23. A　24. B

（二）A2 型题（病例摘要型最佳选择题）

25. C　26. B　27. A　28. B　29. E　30. B　31. E　32. D　33. C　34. A

（三）B 型题（标准配伍题）

35. A　36. C　37. B　38. E　39. B　40. E　41. C　42. B　43. A　44. D　45. E　46. A　47. A　48. B　49. B　50. A　51. E　52. A　53. B　54. A　55. D　56. C

（四）X 型题（多项选择题）

57. ABCD　58. ABE　59. ABC　60. ABCDE　61. ABDE　62. ABCE　63. ABCDE　64. CE　65. ABDE　66. ABCD　67. ABC　68. BCD　69. ACDE　70. CD　71. ACE

二、简述题

1. What is filtration barrier?

即滤过屏障，指血液流经肾小体时，血液从血管球毛细血管到达肾小囊腔所需通过的结构，由有孔毛细血管内皮、基膜、足细胞裂孔膜构成，能对大小不同的分子物质的滤过起限制作用。

2. What is nephron？

即肾单位，是肾的结构与功能单位，由肾小体和肾小管构成。根据肾小体在皮质中的位置不同，肾单位可分为浅表肾单位和髓旁肾单位。

3. 球旁复合体由哪些结构组成，有何功能？

是位于肾小体血管极的一组结构，由球旁细胞、致密斑和球外系膜细胞构成。球旁细胞分泌肾素，致密斑是离子感受器，可感受远端小管内 Na^+ 的变化。球外系膜细胞可能起信息传递的作用。

4. 什么是足细胞？

是构成肾小囊脏层的细胞，体积大，细胞可伸出较大的初级突起，再从初级突起上发出次级突起，相邻次级突起相互嵌合形成栅栏状结构，紧贴在毛细血管基膜外面。突起之间的裂隙称裂孔，上有裂孔膜覆盖。裂孔膜参与构成滤过膜。

5.什么是致密斑？有何功能？

远端小管直部末端靠近肾小体侧的上皮细胞增高、变窄，形成一个椭圆形斑，称为致密斑。致密斑的细胞呈高柱状，细胞质色浅，细胞核椭圆形排列紧密，位置近细胞顶部。是一种离子感受器，能敏锐地感受远端小管内滤液的 Na^+ 浓度变化。

三、论述题

1. 试述与原尿形成相关的组织结构。

原尿在肾小体形成。肾小体由肾小囊和血管球构成。①血管球：为入球微动脉进入肾小囊后分支形成的一团盘曲的毛细血管。此型毛细血管为有孔型，小孔上无隔膜，故有利于流经血管球毛细血管血液的滤过。血管极处的毛细血管汇合形成出球微动脉离开肾小体。由于出球微动脉较入球微动脉细，因而血管球毛细血管内压力较高，也有利于物质的滤过。血管球毛细血管内皮基底面除与血管系膜相接触的部位外，都有基膜。②肾小囊：由壁层和脏层构成，脏壁两层之间的腔称为肾小囊腔。壁层细胞为单层扁平上皮，在肾小体尿极处与近曲小管上皮相移行。脏层细胞形态特殊，称足细胞。该细胞体积大，胞体伸出初级突起，初级突起再发出次级突起，次级突起相互嵌合成栅栏状，其间有裂孔，上有裂孔膜覆盖。当进入肾的血液通过入球微动脉到达血管球后，由于血管球内压力较高，血液中的水及大量的小分子物质可滤过进入肾小囊腔，形成原尿。原尿形成时需通过滤过屏障，该屏障由血管球毛细血管的有孔内皮、基膜和足细胞裂孔膜共同构成，能对大小不同的分子物质的滤过起限制作用。

2. 从近曲小管的组织学特点来说明其具有良好的重吸收功能。

在肾小管各段中，近曲小管是重吸收功能最强的一段，长度上，近曲小管最长，重吸收的面积最大；结构上，肾小管管壁上皮细胞较高，管腔较小，光镜下，细胞质嗜酸性较强，细胞界限不清，细胞游离面有纹状缘。电镜下，细胞游离面有大量长而排列整齐的微绒毛。细胞基部有发达的质膜内褶，细胞侧面有发达的侧突，这些结构与近端小管的重吸收功能有关，扩大了细胞游离面、基底面和侧面的表面积，有利于物质的重吸收。微绒毛基部之间的有顶小管和顶小泡，是细胞吞饮蛋白质的方式。基部的质膜内含有丰富的 Na^+、K^+-ATP 酶，可将细胞内钠离子泵出。

从以上分析可看出，近曲小管重吸收功能较强是有其结构基础的。近曲小管主要重吸收各种营养物质和水。

3. 肾血液循环哪些特点有利于血液滤过形成原尿，哪些特点有利于重吸收？

肾的血液循环与肾功能密切相关，特点是：①肾动脉直接起于腹主动脉，短而粗，血流量大，流速快，有利于滤过；②皮质血流量大，流速快，进入肾小体后被滤过，有利于尿液的形成；③入球微动脉较出球微动脉粗，血管球内压力较高，有利于滤过；④有两次毛细血管网形成，即血管球毛细血管和球后毛细血管，前者内压力较高，有利于滤过，后者分布于肾小管周围，其内胶体渗透压较高，有利于肾小管上皮细胞重吸收的物质进入血液；⑤髓质的直小血管与髓袢伴行，有利于肾小管、集合小管的重吸收和尿液浓缩。

（李晓文）

第十六章 男性生殖系统

【大纲要求】

一、知识目标

1. 能够描述睾丸的一般结构；直精小管和睾丸网的结构特点。
2. 能够应用睾丸生精小管、间质细胞的结构解释其功能。
3. 能够阐述支持细胞的结构特点和功能；血-睾屏障的组成及意义。
4. 能够说出生殖管道、附属腺、阴茎的结构特点。

二、技能目标

1. 能够临摹生精小管的结构模式图。
2. 能够再现各级生精细胞的结构特点、位置和分裂数量关系。

三、情感、态度和价值观目标

1. 能够运用睾丸间质细胞功能和生精细胞发育之间的关系，理解临床男性节育手术的原理。
2. 能够认同器官的组织结构和功能之间有密切的相关性。
3. 能够重视环境因素和不良生活习惯对男性不育的影响，并倡导身边的人保护环境，树立健康意识。

【学习要点】

一、睾丸

（一）生精小管的结构

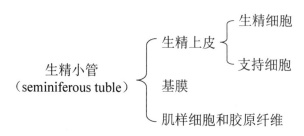

1. 生精细胞与精子发生

（1）精子发生（spermatogenesis）：精原细胞形成精子的过程。

精子发生	位置	形态	分裂方式	核型	DNA 量
精原细胞（spermatogonium）	紧贴基膜	圆形，较小	有丝分裂	46，XY	$2n$
初级精母细胞（primary spermatocyte）	精原细胞近腔侧	圆形，最大核呈丝团状	第一次成熟分裂	46，XY	$2n \rightarrow 4n$
次级精母细胞（secondary spermatocyte）	初级精母细胞近腔侧	圆形，较小	第二次成熟分裂	23，X/23，Y	$2n$
精子细胞（spermatid）	近管腔面	圆形，小	无	23，X/23，Y	n
精子（spermatozoon）	腔面	蝌蚪形，小	无	23，X/23，Y	n

（2）精子形成（spermiogenesis）：精子细胞经过复杂的形态变化，由圆形变为蝌蚪状精子的过程。

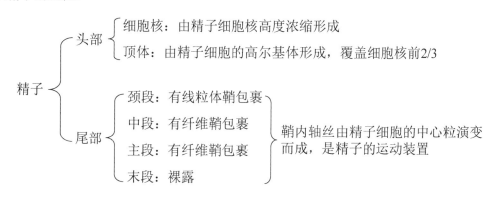

2. 支持细胞的形态结构及功能

形态	光镜结构特点	电镜结构特点	功能
呈不规则长锥形	①轮廓不清；②核呈三角形或不规则形，染色浅，核仁明显	①支持细胞侧面镶嵌有生精细胞；②相邻支持细胞近基部形成紧密连接	①支持、保护和营养生精细胞；②分泌雄激素结合蛋白，促进精子发生；③分泌抑制素，抑制垂体分泌卵泡刺激素；④吞噬精子形成过程中脱落的残余细胞质；⑤支持细胞间的紧密连接参与构成血-睾屏障

***3. 血-睾屏障（blood-testis barrier）**

结构	功能
①血管内皮及基膜；②结缔组织；③生精上皮基膜；④支持细胞紧密连接	①阻止某些物质进出生精上皮，维持精子发生的微环境；②防止精子抗原物质逸出而引发自身免疫反应

（二）睾丸间质细胞（interstitial cell），又称 Leydig 细胞

位置	结构	功能
生精小管之间	细胞呈圆形或多边形，核圆，细胞质嗜酸性，具有类固醇激素分泌细胞的超微结构特征	分泌雄激素

*二、生殖管道

生殖管道	上皮	功能
输出小管	高柱状纤毛细胞及低柱状无纤毛细胞相间排列	运输精子
附睾管	假复层纤毛柱状	储存和促进精子成熟
输精管	假复层柱状	运输精子
射精管	单层柱状	运输精子，将精子快速排出

【复习题】

一、选择题

（一）A1 型题（单句型最佳选择题）

1. 下列关于生精小管的描述哪项错误（　　）

    A. 属于睾丸实质　　　　B. 是高度弯曲的小管　　　　C. 主要由生精上皮构成

    D. 雄激素在小管内产生　　E. 管壁上皮外有基膜

2. 构成生精上皮的细胞是（　　）

    A. 间质细胞和生精细胞　　B. 支持细胞和生精细胞　　C. 支持细胞和间质细胞

    D. 支持细胞和精子细胞　　E. 间质细胞和精子细胞

3. 下列关于精子发生的描述哪项错误（　　）

    A. 青春期前生精小管内只能见到支持细胞和精原细胞

    B. 在垂体分泌的促性腺激素的作用下发生

    C. 精原细胞分裂分化为初级精母细胞

    D. 精母细胞经历了两次成熟分裂

    E. 精子细胞分裂为精子

4. 精子发生是指（　　）

    A. 精子细胞变态形成精子的过程　　B. 精母细胞的两次成熟分裂

    C. 精原细胞形成精子的过程　　　　D. 精原细胞形成精子细胞的过程

    E. 初级精母细胞至精子形成的过程

5. 从精原细胞发育为精子，人类约需（　　）

    A. 一周　　　　　　　　B. 两周　　　　　　　　C. 一个月

    D. 46 天　　　　　　　　E. 64 天

6. 体积最大，核染色质常呈丝球状的细胞为（　　）
   A. spermatogonium　　　　B. primary spermatocyte　　C. secondary spermatocyte
   D. spermatid　　　　　　　E. spermatozoon

7. 下列关于精原细胞的描述哪项错误（　　）
   A. 紧贴基膜
   B. 为最幼稚的生精细胞
   C. 是青春期前生精小管内唯一存在的生精细胞
   D. 染色体核型为 46，XY
   E. 所有的精原细胞都将分化为初级精母细胞

8. 不再进行分裂而只有形态变化的生精细胞是（　　）
   A. 精原细胞　　　　　　B. 初级精母细胞　　　　C. 次级精母细胞
   D. 精子细胞　　　　　　E. 精子

9. 在精子细胞形成精子的过程中哪一项错误（　　）
   A. 细胞核染色质高度浓缩，主要形成精子头部
   B. 顶体覆盖在细胞核的前 2/3
   C. 中心粒迁移到顶体对侧，并发出轴丝形成精子尾部
   D. 线粒体缠绕整个精子尾部形成线粒体鞘
   E. 残余细胞质脱落，不参与形成精子

10. 下列哪一种结构形成精子的顶体（　　）
    A. 细胞核　　　　　　B. 线粒体　　　　　　C. 粗面内质网
    D. 滑面内质网　　　　E. 高尔基体

11. 关于精子的描述哪一项错误（　　）
    A. 是单倍体细胞　　　　　　B. 由精子细胞经过形态变化形成
    C. 刚形成的精子具备运动能力　D. 精子头部携带遗传物质
    E. 精子尾部是运动装置

12. 生精细胞中进行第二次成熟分裂的细胞是（　　）
    A. 精原细胞　　　　　　B. 初级精母细胞　　　　C. 次级精母细胞
    D. 精子细胞　　　　　　E. 精子

13. 合成和分泌雄激素的细胞是（　　）
    A. 肌样细胞　　　　　　B. 生精细胞　　　　　　C. 睾丸间质细胞
    D. 支持细胞　　　　　　E. 精子细胞

14. 关于支持细胞的描述哪项错误（　　）
    A. 参与构成生精上皮　　　　B. 光镜下细胞轮廓清楚
    C. 细胞核卵圆形或呈三角形　　D. 细胞顶部伸达腔面
    E. 细胞侧面及腔面镶嵌着生精细胞

15. 下列关于支持细胞功能的描述哪项错误（　　）
    A. 支持、营养各级生精细胞　　B. 分泌抑制素
    C. 吞噬精子形成过程中脱落的细胞质　D. 合成和分泌雄激素

  E. 参与构成血-睾屏障

 16. 关于睾丸间质细胞的描述哪项正确（ ）

  A. 具有分泌类固醇激素细胞的超微结构特点

  B. 位于生精小管之间的致密结缔组织内

  C. 体积较小，圆形或多边形

  D. 细胞质嗜碱性

  E. 分泌抑制素

 （二）A2 型题（病例摘要型最佳选择题）

 17. 临床上，输精管结扎并不影响男性的第二性征和性功能，是因为雄激素主要由（ ）

  A. 睾丸生精细胞分泌 B. 睾丸支持细胞分泌 C. 睾丸间质细胞分泌

  D. 前列腺上皮细胞分泌 E. 精囊腺分泌

 *18. 患者，男性，60 岁，尿频、尿急、夜尿增多近 3 年。超声检查提示前列腺肿大。老年人的前列腺增生多发生在（ ）

  A. 黏膜腺 B. 黏膜下腺 C. 主腺

  D. 黏膜腺和黏膜下腺 E. 黏膜下腺和主腺

 *19. 患者，男，28 岁，高热一天伴右侧阴囊胀痛，有下坠感。查体：右侧附睾肿大，有明显压痛，诊断为急性附睾炎。附睾炎必须尽快治疗，否则会影响男性的生育能力。因为附睾的主要功能是（ ）

  A. 分泌果糖，为精子的运动提供能量

  B. 分泌雄激素，有利于精子的发生

  C. 分泌雄激素结合蛋白

  D. 储存、营养精子，使精子获得运动能力

  E. 将精子快速排出

 20. 一对夫妇结婚 4 年，未采取任何避孕措施，但妻子一直未孕。女方做完系统检查未发现不孕因素。男方性功能及性生活正常，无尿频、尿急等。精液检查结果提示：精子活动率 15%，畸形率 80%。关于正常精子的描述正确的是（ ）

  A. 形似蝌蚪，分头、颈、体、尾四段 B. 头部由顶体构成

  C. 颈部外包线粒体鞘 D. 体部外包纤维鞘

  E. 尾部的轴心是轴丝

 21. 精原细胞瘤起源于睾丸原始生殖细胞，是睾丸最常见的肿瘤。关于精原细胞的描述错误的是（ ）

  A. 是产生精子的干细胞 B. 可分为 A、B 两型

  C. 是以有丝分裂的形式增殖 D. 是青春期前唯一存在的生精细胞

  E. 可历经两次成熟分裂

 *22. 患者，男，36 岁。结婚 5 年未育。夫妻双方到医院检查后，女方未见异常。男方精液检查发现有抗精子抗体。初步诊断为免疫性不育。从组织学结构分析，下列哪项可防止精子抗原物质逸出到生精小管外而引发自身免疫反应（ ）

A. 血-睾屏障　　　　　　B. 细胞质桥　　　　　C. 基底室

D. 近腔室　　　　　　　E. 肌样上皮细胞

（三）B 型题（标准配伍题）

（23～29 题共用备选答案）

A. 精原细胞　　　　　　B. 初级精母细胞　　　C. 次级精母细胞

D. 精子细胞　　　　　　E. 精子

23. 最幼稚的细胞是（　　　）

24. 体积最大的生精细胞是（　　　）

25. 需进行 DNA 复制后才能完成第一次成熟分裂的是（　　　）

26. 不需要 DNA 复制便可进行第二次成熟分裂的是（　　　）

27. 在光镜下不易观察到的细胞是（　　　）

28. 圆形，不再分裂的细胞是（　　　）

29. 蝌蚪形，内含多种水解酶的是（　　　）

（30～35 题共用备选答案）

A. 精原细胞　　　　　　B. 精母细胞　　　　　C. 精子细胞

D. 支持细胞　　　　　　E. 间质细胞

30. 可分为 A、B 两型的是（　　　）

31. 单倍体细胞是（　　　）

32. 可历经两次成熟分裂的细胞是（　　　）

33. 能分泌雄激素结合蛋白的细胞是（　　　）

34. 能分泌雄激素的细胞是（　　　）

35. 能支持和营养生精细胞的是（　　　）

（36～40 题共用备选答案）

A. 生精小管　　　　　　B. 直精小管　　　　　C. 睾丸网

D. 附睾管　　　　　　　E. 射精管

*36. 被覆假复层柱状上皮的是（　　　）

*37. 被覆单层矮柱状上皮的是（　　　）

*38. 产生精子的部位是（　　　）

*39. 包在前列腺内的是（　　　）

*40. 储存精子，并影响其功能成熟变化的是（　　　）

（四）X 型题（多项选择题）

41. 下列描述中正确的是（　　　）

A. 睾丸表面覆以浆膜，即鞘膜脏层　　B. 浆膜深面为致密结缔组织构成的白膜

C. 白膜在睾丸后缘增厚形成睾丸纵隔　D. 睾丸小叶内有生精小管

E. 生精小管间为睾丸网

42. 关于睾丸的功能正确的是（　　　）

A. 产生精子　　　　　　B. 分泌雄激素结合蛋白　C. 分泌雄激素

D. 分泌精液　　　　　　E. 分泌抑制素

43. 关于初级精母细胞的叙述哪些不正确（　　）
    A. 由精原细胞分裂分化而成　　　　　　B. 能进行第一次成熟分裂
    C. 分裂前不进行 DNA 复制　　　　　　D. 染色体核型为 46，XY
    E. 是生精细胞中体积最小的

44. 关于次级精母细胞的描述哪些正确（　　）
    A. 染色体核型为 23，X 或 23，Y　　　B. 由初级精母细胞经过成熟分裂形成
    C. 是单倍体细胞　　　　　　　　　　D. 体积较小
    E. 切片中不易见到

45. 关于精子的描述哪些正确（　　）
    A. 形似蝌蚪　　　　　　　　　　　　B. 由精子细胞分裂而成
    C. 分头和尾两部分　　　　　　　　　D. 头部由细胞核和顶体构成
    E. 尾部中段外有线粒体鞘

46. 关于顶体的描述下列哪些正确（　　）
    A. 由高尔基体形成　　　　　　　　　B. 呈帽状覆盖核的前 2/3
    C. 顶体内含多种水解酶　　　　　　　D. 为精子的活动提供能量
    E. 在受精过程中起重要作用

47. 青春期后，生精小管可见到下列哪些细胞（　　）
    A. 精原细胞　　　　B. 精母细胞　　　　C. 精子细胞
    D. 精子　　　　　　E. 支持细胞

48. 支持细胞的结构特征包括（　　）
    A. 呈不规则长锥形　　　　　　　　　B. 核近似卵圆形或呈三角形
    C. 生精细胞嵌于其侧面和腔面　　　　D. 光镜下细胞轮廓不清晰
    E. 相邻细胞的基部侧面有紧密连接

49. 睾丸间质细胞的特点不包括（　　）
    A. 位于睾丸纵隔内　　　B. 细胞质嗜碱性　　　C. 粗面内质网丰富
    D. 分泌雄激素　　　　　E. 线粒体嵴呈管状

*50. 血-睾屏障的组成包括（　　）
    A. 毛细血管内皮　　　　　　　　　　B. 毛细血管基膜
    C. 生精上皮基膜外侧的结缔组织　　　D. 生精上皮基膜
    E. 支持细胞间的紧密连接

51. 支持细胞的功能有（　　）
    A. 支持和营养生精细胞　　　　　　　B. 分泌雄激素
    C. 分泌抑制素　　　　　　　　　　　D. 吞噬精子形成时脱落的细胞质
    E. 参与构成血-睾屏障

52. 关于雄激素的描述下列哪些正确（　　）
    A. 分泌后全部进入血液循环　　　　　B. 促进精子发生
    C. 促进男性生殖器官的发育　　　　　D. 维持男性第二性征和性功能
    E. 只有睾丸间质细胞能分泌

53. 男性体内合成雄激素的细胞有（　　）
    A. 睾丸生精细胞　　　　　B. 睾丸支持细胞　　　　C. 睾丸间质细胞
    D. 肾上腺皮质网状带细胞　E. 肾上腺髓质细胞
*54. 关于附睾功能的描述，正确的是（　　）
    A. 分泌雄激素
    B. 分泌雄激素结合蛋白
    C. 纤毛摆动可促使精子在附睾管运行
    D. 分泌物参与构成精液
    E. 储存精子，并使其达到功能上的成熟

二、简述题

1. What is seminiferous tubule？

2. What is Leydig cell？

*3. 何为血-睾屏障，其功能是什么？

三、论述题

1. 精子发生经历几个阶段？试述各阶段细胞的形态特点。

2. 试述生精小管的结构与功能。

【参考答案】

一、选择题

（一）A1 型题（单句型最佳选择题）

1. D　2. B　3. E　4. C　5. E　6. B　7. E　8. D　9. D　10. E　11. C　12. C　13. C　14. B　15. D　16. A

（二）A2 型题（病例摘要型最佳选择题）

17. C　18. D　19. D　20. E　21. E　22. A

（三）B 型题（标准配伍题）

23. A　24. B　25. B　26. C　27. C　28. D　29. E　30. A　31. C　32. B　33. D　34. E　35. D　36. D　37. B　38. A　39. E　40. D

（四）X 型题（多项选择题）

41. ABCD　42. ABCE　43. CE　44. ABCDE　45. ACDE　46. ABCE　47. ABCDE　48. ABCDE　49. ABC　50. ABCDE　51. ACDE　52. BCD　53. CD　54. DE

二、简述题

1. What is seminiferous tubule？

即生精小管，是睾丸内产生精子的小管，由特殊的生精上皮、基膜和一些胶原纤维、肌样细胞构成。生精上皮又由生精细胞和支持细胞组成。青春期后，生精细胞通过分裂分化可形成精子。

2. What is Leydig cell?

睾丸间质细胞，又称 Leydig 细胞，是位于睾丸间质内的一种内分泌细胞。细胞体积较大，呈圆形或多边形，细胞核圆，染色浅，细胞质嗜酸性，具有类固醇激素分泌细胞的超微结构特征，能合成和分泌雄激素，在胚胎期主要是刺激男性生殖管道的发育和分化，在青春期和成年期主要是促进精子的发生，促进男性生殖器官的发育与分化，激发和维持男性第二性征和性功能。

3. 何为血-睾屏障，其功能是什么？

血-睾屏障位于生精小管和血液之间，其组成包括毛细血管内皮及其基膜、结缔组织、生精上皮基膜和支持细胞间的紧密连接。血-睾屏障能阻止某些物质进出生精上皮，形成并维持有利于精子发生的微环境；能防止精子抗原物质逸出而引发自身免疫反应。

三、论述题

1. 精子发生经历几个阶段？试述各阶段细胞的形态特点。

精子发生历经精原细胞、初级精母细胞、次级精母细胞、精子细胞和精子五个阶段。①精原细胞：为较幼稚的生精细胞，有 A、B 两型，A 型为干细胞，B 型可分裂为初级精母细胞。精原细胞紧贴基膜，圆形或椭圆形。②初级精母细胞：体积最大，圆形，细胞核呈丝团状，核型为 46，XY。③次级精母细胞：圆形，细胞核染色较深，核型 23，X 或 23，Y。④精子细胞：位于近腔面，体积小，细胞核圆，染色质细密，核型 23，X 或 23，Y。⑤精子：外形似蝌蚪，分头、尾两部分。头部为高度浓缩的细胞核，细胞核前 2/3 有顶体覆盖，顶体由高尔基体形成，是特殊的溶酶体。尾部是精子的运动装置，分为颈段、中段、主段和末段 4 个部分，其中，中段外侧包有线粒体鞘。

2. 试述生精小管的结构与功能。

生精小管由生精上皮、基膜和一些胶原纤维、肌样细胞构成。生精上皮是一种特殊上皮，由生精细胞和支持细胞组成。青春期前，生精小管内的生精细胞主要是精原细胞，没有精子发生。青春期后，在雄激素的作用下，精原细胞开始分裂，经过两次精母细胞的成熟分裂和一次精子细胞的变态反应，形成大量蝌蚪形的精子，此时的生精细胞包括精原细胞、初级精母细胞、次级精母细胞、精子细胞和精子共 5 种。

（李娟娟）

第十七章　女性生殖系统

【大纲要求】

一、知识目标

1. 能够根据卵泡的发育和成熟过程，总结各期卵泡的形态结构特点和功能。
2. 能够推导排卵的概念和时间。
3. 能够应用黄体的形成、类型，判断其结构特点、功能与退化。
4. 能够总结子宫壁（底、体部）的组织结构及子宫内膜的周期性变化特点。
5. 能够概述子宫内膜的周期性变化与卵巢周期性变化的关系。
6. 能够辨认闭锁卵泡、子宫颈、输卵管、阴道和乳腺的组织结构。

二、技能目标

1. 能够联系卵巢内各部分结构特点和功能，绘制卵巢周期性变化的过程。
2. 能够透过"现象"看"本质"，将"子宫内膜的周期性变化（现象）"与"卵巢对子宫内膜周期性的调节（本质）"有机联系。
3. 能够应用"卵巢、子宫的组织结构—子宫内膜的周期性变化—卵巢与子宫内膜周期性变化"的内在关系，分析卵巢周期对月经周期的调节，运用基础知识解释相关临床现象。

三、情感、态度和价值观目标

1. 能够结合人工流产、产后大出血等临床和生活实例，培养医学生的职业素养。
2. 能够认同"医者仁心"的理念。
3. 能够形成"以患者之健康为己任，救死扶伤"的品德。

【学习要点】

一、卵巢

（一）卵泡的发育与成熟

卵泡	卵母细胞	卵泡细胞	特点
原始卵泡 （primordial follicle）	初级卵母细胞	单层扁平细胞	

续表

卵泡	卵母细胞	卵泡细胞	特点
初级卵泡 （primary follicle）	初级卵母细胞	单层扁平→单层立方→单层柱状→复层（5～6 层）	出现透明带
次级卵泡 （secondary follicle）	初级卵母细胞	复层（6～12 层）	出现卵泡腔、卵丘和卵泡壁
成熟卵泡 （mature follicle）	次级卵母细胞 （排卵前 36～48 小时）	复层（层数减少）	卵泡腔增大、卵泡壁变薄

（二）排卵（ovulation）

1. 概念

成熟卵泡破裂，次级卵母细胞及外周的透明带、放射冠随卵泡液从卵巢排出的过程称为排卵。

2. 时间

月经周期的第 14 天左右。

3. 结局

（1）若不受精，排出的次级卵母细胞 24 小时内退化吸收。

（2）若受精，次级卵母细胞迅速完成第二次成熟分裂，形成一个单倍体的卵细胞和一个第二极体。

（三）黄体（corpus luteum）

1. 概念

排卵后，残留在卵巢内的卵泡颗粒层和卵泡膜连同血管一同向卵泡腔塌陷，在促黄体素（LH）的作用下发育为一个富含血管的内分泌细胞团，称为黄体。

2. 形成及结构

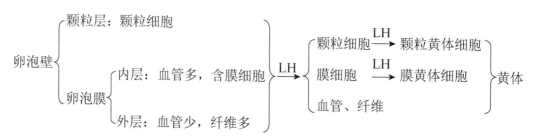

3. 功能

（1）颗粒黄体细胞主要分泌孕激素，妊娠时还分泌松弛素。

（2）膜黄体细胞与颗粒黄体细胞协同作用分泌雌激素。

4. 类型

（1）若排出的卵未受精，称月经黄体，仅维持 2 周。

（2）若受精，称妊娠黄体，可保持 4～6 个月。

5. 结局

两种黄体最终均退化消失，被结缔组织取代而成为白体。

*二、输卵管（fallopian tube）

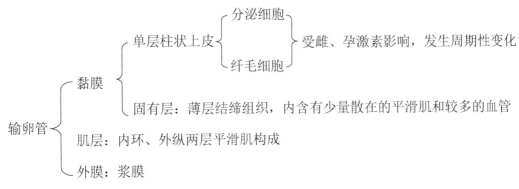

三、子宫（uterus）

（一）子宫壁（底部和体部）的组织结构

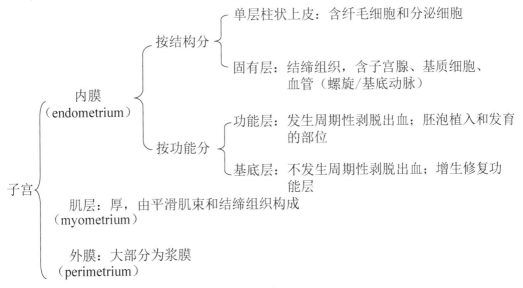

（二）子宫内膜的周期性变化——月经周期

1. 月经周期的概念

自青春期起，在卵巢分泌的激素作用下子宫内膜功能层发生周期性变化，即每隔 28 天左右发生一次功能层的剥脱、出血、修复和增生，周而复始，称月经周期（menstrual cycle），一般分为三期，即增生期、分泌期和月经期。

2. 月经周期各期子宫内膜结构变化特点

结构	增生期（第 5～14 天）	分泌期（第 15～28 天）	月经期（第 1～4 天）
内膜厚度	逐步增厚至 2～4mm	继续增生变厚至 5～7mm	内膜缺血导致功能层组织细胞坏死并全部脱落，基底层有残留的子宫腺
固有层	基质细胞分裂，增生	呈水肿状态，基质细胞增生，充满糖原和脂滴	
子宫腺	早期腺体少而直，腺腔小，晚期腺体增多、增长、弯曲，腺腔增大	极度弯曲，腺腔扩大，腺腔内充满分泌物	
螺旋动脉	增长，弯曲	进一步增长、弯曲	

（三）卵巢对子宫内膜周期性变化的调节

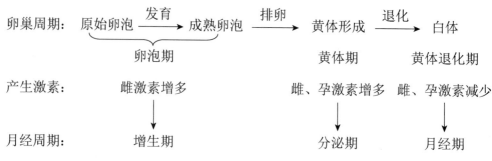

卵巢周期：原始卵泡 —发育→ 成熟卵泡 —排卵→ 黄体形成 —退化→ 白体

        卵泡期   黄体期   黄体退化期

产生激素：   雌激素增多   雌、孕激素增多 雌、孕激素减少

月经周期：   增生期   分泌期   月经期

*（四）子宫颈（cervix）

1. 结构

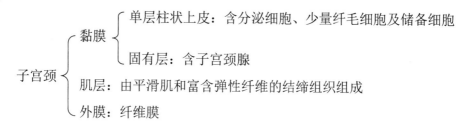

子宫颈
- 黏膜
  - 单层柱状上皮：含分泌细胞、少量纤毛细胞及储备细胞
  - 固有层：含子宫颈腺
- 肌层：由平滑肌和富含弹性纤维的结缔组织组成
- 外膜：纤维膜

2. 特点

（1）宫颈黏膜无周期性脱落，但其分泌的黏液性质也受卵巢激素的影响而发生周期性变化。

（2）宫颈外口处，单层柱状上皮移行为复层扁平上皮，分界清晰，此处是宫颈癌好发部位。

*四、阴道（vagina）

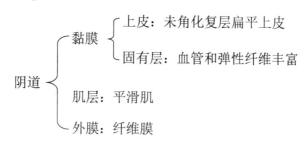

阴道
- 黏膜
  - 上皮：未角化复层扁平上皮
  - 固有层：血管和弹性纤维丰富
- 肌层：平滑肌
- 外膜：纤维膜

*五、乳腺（mammary gland）

（一）乳腺的一般结构

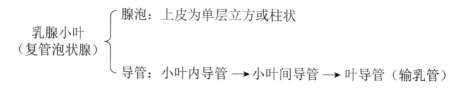

乳腺小叶（复管泡状腺）
- 腺泡：上皮为单层立方或柱状
- 导管：小叶内导管 → 小叶间导管 → 叶导管（输乳管）

（二）静止期和活动期乳腺比较

	静止期乳腺	活动期乳腺
定义	未孕女性的乳腺	妊娠期和哺乳期乳腺
结构特点	腺体与导管均不发达，脂肪组织和结缔组织丰富	腺体与导管发达，结缔组织和脂肪组织较少，妊娠后期和哺乳期，腺泡开始分泌乳汁

【复习题】

一、选择题

（一）A1 型题（单句型最佳选择题）

1. 关于卵巢结构的描述下列哪项错误（ ）

　　A. 表面覆有上皮和由结缔组织构成的白膜

　　B. 实质可分为皮质和髓质

　　C. 皮质含不同发育阶段的卵泡

　　D. 髓质主要由疏松结缔组织组成

　　E. 幼年和成年女性的卵巢结构完全相同

2. The growing follicles include（ ）

　　A. the primordial follicles and the primary follicles

　　B. the primary follicles and the secondary follicles

　　C. the secondary follicles and the mature follicles

　　D. the primary follicles and the mature follicles

　　E. the primordial follicles and the secondary follicles

3. 卵母细胞第一次成熟分裂完成于（ ）

　　A. 胚胎时期　　　　　　B. 原始卵泡开始发育时　　C. 排卵前 36～48 小时

　　D. 排卵时　　　　　　　E. 排卵后

4. 卵母细胞第二次成熟分裂完成于（ ）

　　A. 成熟卵泡形成时　　　B. 排卵前 36～48 小时　　C. 排卵时

　　D. 受精时　　　　　　　E. 受精后

5. 关于初级卵泡结构特点的描述哪项错误（ ）

　　A. 卵泡细胞为单层立方、柱状或多层

　　B. 出现透明带

　　C. 卵泡膜出现

　　D. 出现卵泡腔

　　E. 中央为初级卵母细胞

6. 关于卵泡膜的描述哪项错误（ ）

　　A. 由卵泡周围的结缔组织形成　　　　　B. 生长卵泡阶段即出现卵泡膜

　　C. 内层细胞多，血管多　　　　　　　　D. 外层纤维多，细胞和血管少

E. 膜细胞可分泌卵泡刺激素促进卵泡发育

7. 放射冠由下列哪种结构形成（　　　）

    A. 卵泡细胞　　　　　　　B. 卵母细胞　　　　　　　C. 卵泡膜

    D. 透明带　　　　　　　　E. 结缔组织

8. 透明带是下列哪项的分泌物（　　　）

    A. 卵泡细胞　　　　　　　B. 卵母细胞　　　　　　　C. 卵母细胞和卵泡细胞

    D. 卵泡膜内层细胞　　　　E. 卵泡膜外层细胞

9. 关于原始卵泡的描述下列哪项正确（　　　）

    A. 位于皮、髓质交界处

    B. 由初级卵母细胞和单层扁平的卵泡细胞组成

    C. 由卵原细胞和卵泡细胞组成

    D. 性成熟期卵巢内原始卵泡的数量较出生时多

    E. 自青春期后所有的原始卵泡均开始生长发育

10. 关于月经黄体的描述下列哪项错误（　　　）

    A. 由排卵后残留在卵巢内的卵泡壁塌陷形成

    B. 含丰富的毛细血管

    C. 含粒黄体细胞和膜黄体细胞

    D. 可持续存在，至绝经后退化形成白体

    E. 能分泌雌激素和孕激素

11. 粒黄体细胞与膜黄体细胞分泌（　　　）

    A. 黄体生成素与卵泡刺激素　　　　B. 黄体生成素与孕激素

    C. 孕激素与雌激素　　　　　　　　D. 卵泡刺激素与雌激素

    E. 黄体生成素与雌激素

12. 血中孕激素含量升高是因为卵巢内（　　　）

    A. 原始卵泡开始发育　　　B. 黄体形成　　　　　　　C. 排卵

    D. 白体形成　　　　　　　E. 闭锁卵泡形成

13. 黄体内的膜黄体细胞由哪种细胞增生分化形成（　　　）

    A. 卵泡膜细胞　　　　　　B. 卵泡细胞　　　　　　　C. 卵细胞

    D. 基质细胞　　　　　　　E. 颗粒细胞

14. 卵泡排卵后留在卵巢内的结构演变为（　　　）

    A. atretic follicle　　　　　B. interstitial gland　　　　C. corpus albicans

    D. cumulus oophorus　　　E. corpus luteum

15. 关于卵泡发育的描述哪项错误（　　　）

    A. 卵泡主要由卵母细胞和卵泡细胞组成

    B. 原始卵泡体积最小

    C. 生长卵泡包括初级卵泡和次级卵泡

    D. 初级卵泡期即可形成透明带

    E. 成熟卵泡期才出现卵泡腔

16. 排卵时从卵巢排出的是（　　　）

    A. 整个成熟卵泡

    B. 次级卵母细胞

    C. 次级卵母细胞、透明带、放射冠及卵泡液

    D. 次级卵母细胞、透明带

    E. 次级卵母细胞、透明带、放射冠及颗粒层

17. 卵泡成熟后排出的卵细胞是（　　　）

    A. 卵原细胞　　　　　　　B. 初级卵母细胞　　　　　　C. 次级卵母细胞

    D. 卵泡膜细胞　　　　　　E. 卵泡细胞

18. 关于子宫内膜结构的描述哪项正确（　　　）

    A. 上皮为假复层纤毛柱状上皮

    B. 固有层中含基质细胞、子宫腺和螺旋动脉

    C. 分为薄的功能层和厚的基底层

    D. 功能层和基底层均发生周期性变化

    E. 基底层的脱落较功能层晚

19. 子宫内膜增生期时可发生下列何种现象（　　　）

    A. 卵巢内黄体形成　　　　　　B. 子宫腺腔内有大量分泌物

    C. 子宫内膜水肿　　　　　　　D. 子宫螺旋动脉收缩

    E. 卵巢内卵泡发育

*20. 关于子宫颈的结构下列描述哪项错误（　　　）

    A. 由黏膜、肌层和外膜组成　　　　B. 外膜为纤维膜

    C. 黏膜上皮为单层柱状上皮　　　　D. 黏膜无周期性的剥脱

    E. 所分泌的黏液性质不受卵巢激素的影响

21. 月经的形成是由于血液中（　　　）

    A. 雌激素含量下降，引起子宫内膜功能层脱落所致

    B. 雌激素和孕激素含量骤降，引起子宫内膜全层脱落所致

    C. 雌激素和孕激素含量骤降，引起子宫内膜功能层脱落所致

    D. 促性腺激素含量降低引起子宫内膜功能层脱落所致

    E. 孕激素和雌激素含量降低引起阴道黏膜上皮脱落所致

*22. 关于输卵管结构的描述哪项错误（　　　）

    A. 管壁由黏膜、肌层和浆膜构成

    B. 黏膜上皮为单层柱状上皮

    C. 上皮细胞有纤毛细胞和分泌细胞两类

    D. 肌层由内环、外纵的平滑肌构成

    E. 上皮细胞的形态不受雌激素和孕激素的影响

（二）A2 型题（病例摘要型最佳选择题）

23. 安全期避孕就是在排卵期内避免无任何避孕措施的性生活的一种避孕方法。但是因为受到情绪、性生活、健康状况及外界环境等因素影响，排卵会提前或者推后，所

以安全期避孕并不安全。如月经周期是 28 天，排卵的时间一般是（　　）

    A. 月经周期的第 7 天左右　　　　　　　B. 月经周期的第 10 天左右

    C. 月经周期的第 14 天左右　　　　　　　D. 月经周期的第 20 天左右

    E. 月经周期的第 25 天左右

24. 女性妊娠后不会有月经来潮，如果妊娠后出现阴道流血，则要警惕先兆流产的发生。怀孕后导致停经的原因是（　　）

    A. 性激素持续分泌使子宫内膜功能层不再剥脱

    B. 子宫内膜基底层增厚

    C. 子宫肌层变厚

    D. 月经黄体退化

    E. 卵泡停止发育

25. 女性，32 岁，月经周期为 28 天，有排卵，如于月经周期第 11 天取子宫内膜镜检，此时子宫内膜应为（　　）

    A. 增生期中期　　　　　　B. 增生期晚期　　　　　　C. 分泌期早期

    D. 分泌期中期　　　　　　E. 分泌期晚期

26. 女性，28 岁，停经 45 天。现阴道少量流血 2 天，伴腹痛。B 超示宫内妊娠，可见囊胚，实验室检查发现孕激素水平较低。此时最恰当的处理措施是（　　）

    A. 中药保胎　　　　　　　B. 静脉滴注止血药　　　　　C. 肌注黄体酮

    D. 肌注硫酸镁　　　　　　E. 吸宫术终止妊娠

27. 29 岁女性，产后 6 个月，月经周期缩短，妇科检查无异常，基础体温曲线呈双相型，初步诊断为黄体功能不足。月经黄体的维持时间是（　　）

    A. 4～6 天　　　　　　　　B. 6～12 天　　　　　　　　C. 12～14 天

    D. 14～20 天　　　　　　　E. 20～28 天

28. 26 岁女性，月经周期是 30 天，其末次月经是 2019 年 9 月 22 日，其排卵期大约在（　　）

    A. 10 月 2 日　　　　　　　B. 10 月 6 日　　　　　　　C. 10 月 10 日

    D. 10 月 12 日　　　　　　　E. 10 月 14 日

29. 人工流产是指通过人工的方式，终止早期妊娠，流产时间一般是在妊娠 6～8 周内为宜，因为太早进行流产容易造成妊娠判断不准。人工流产主要是清除子宫的什么结构（　　）

    A. 子宫内膜功能层　　　　B. 子宫内膜基底层　　　　C. 子宫内膜全层

    D. 子宫肌层　　　　　　　E. 子宫上皮和固有层

*30. 患者，女，32 岁，已婚，停经 50 天，近一周来感嗜睡、恶心，乳房胀痛伴下腹坠胀及隐痛而就诊。经 B 超及尿妊娠试验等检查，诊断为：宫外孕。最常见的异位妊娠部位在（　　）

    A. 卵巢　　　　　　　　　B. 腹腔　　　　　　　　　C. 子宫颈

    D. 子宫底　　　　　　　　E. 输卵管

*31. 一老年女性，60 岁，绝经 8 年，近 2 个月阴道分泌物增多，诊断为老年性阴道

炎。关于阴道上皮的描述，错误的是（　　）

    A. 上皮为未角化的复层扁平上皮

    B. 在孕激素的作用下可合成大量糖原

    C. 上皮细胞的脱落和更新与卵巢周期有关

    D. 根据阴道脱落细胞类型不同可推知卵巢的功能状态

    E. 阴道脱落细胞的涂片可用于子宫颈癌的诊断

  *32. 患者，女性，30岁。主诉：哺乳2个月，右侧乳房胀痛3天。经检查，初步诊断为急性乳腺炎。关于哺乳期乳腺的描述错误的是（　　）

    A. 腺体增生，腺泡增大　　　　　　B. 结缔组织减少，脂肪组织增多

    C. 巨噬细胞增多　　　　　　　　　D. 受雌激素和孕激素调节

    E. 受催乳素调节

（三）B型题（标准配伍题）

（33～40题共用备选答案）

    A. 原始卵泡　　　　　　　B. 初级卵泡　　　　　　　C. 次级卵泡

    D. 成熟卵泡　　　　　　　E. 闭锁卵泡

33. 数量多，体积小的是（　　）

34. 体积最大并突出卵巢表面的是（　　）

35. 开始出现透明带的是（　　）

36. 出现卵丘的是（　　）

37. 开始有内分泌功能的是（　　）

38. 卵泡细胞为单层扁平的是（　　）

39. 颗粒层变薄的是（　　）

40. 退化的生长卵泡是（　　）

（41～44题共用备选答案）

    A. 卵原细胞　　　　　　　B. 初级卵母细胞　　　　　C. 次级卵母细胞

    D. 卵子　　　　　　　　　E. 卵巢门细胞

41. 原始卵泡内含（　　）

42. 初级卵泡内含（　　）

43. 次级卵泡内含（　　）

44. 排卵时排出的是（　　）

（四）X型题（多项选择题）

45. 关于次级卵泡结构特点的描述下列哪些正确（　　）

    A. 颗粒细胞继续增殖　　　B. 出现卵泡腔　　　　　　C. 出现卵丘

    D. 有透明带　　　　　　　E. 有次级卵母细胞

46. 卵巢内卵泡的发育、排卵及黄体的形成直接受哪些激素的调节（　　）

    A. 卵泡刺激素　　　　　　B. 黄体生成素　　　　　　C. 雌激素

    D. 孕激素　　　　　　　　E. 催产素

47. 关于妊娠黄体和月经黄体的描述下列哪些正确（　　）

A. 都由卵泡壁发育形成 B. 都含丰富的毛细血管

C. 都含粒黄体细胞和膜黄体细胞 D. 都能持续存在至绝经

E. 都能分泌大量孕激素、雌激素和松弛素

48. 月经周期第 5～14 天的子宫内膜不会出现下列哪些现象（　　）

A. 子宫腺肥大弯曲 B. 子宫腺大量分泌

C. 子宫内膜水肿 D. 基质细胞内含大量的糖原和脂滴

E. 基质细胞增生分裂

49. 卵巢中分泌雌激素的结构有（　　）

A. 卵泡 B. 间质腺 C. 黄体

D. 白体 E. 透明带

50. 卵巢能产生的激素包括（　　）

A. 雌激素 B. 雄激素 C. 孕激素

D. 绒毛膜促性腺激素 E. 松弛素

*51. 关于卵巢门细胞的描述哪些正确（　　）

A. 位于卵巢门近系膜处

B. 数量少

C. 结构类似睾丸间质细胞

D. 具有含氮激素分泌细胞的超微结构特点

E. 分泌雄激素

52. 关于透明带的描述下列哪些正确（　　）

A. 是一层嗜酸性膜

B. 随次级卵母细胞排出卵巢后即消失

C. 化学成分为蛋白质

D. 是卵泡细胞和初级卵母细胞共同分泌的产物

E. 精子需穿过透明带才能完成受精

53. 妊娠黄体分泌的激素包括（　　）

A. 雌激素 B. 孕激素 C. 松弛素

D. 催乳素 E. 黄体生成素

54. 颗粒黄体细胞的特点是（　　）

A. 细胞小，数量少，位于黄体的周边部分

B. 细胞具有含氮激素分泌细胞的超微结构特点

C. 细胞质内含较多的脂滴

D. 合成分泌孕激素

E. 妊娠时还分泌松弛素

*55. 关于闭锁卵泡的描述下列哪些正确（　　）

A. 是退化的卵泡

B. 是一种细胞凋亡过程

C. 卵泡的退化闭锁只发生于初级卵泡阶段

    D. 可演变为间质腺

    E. 可演变为黄体

56. 含有初级卵母细胞的有（　　　）

    A. 原始卵泡   B. 初级卵泡   C. 次级卵泡

    D. 正在排卵的成熟卵泡   E. 与精子结合的卵细胞

57. 青春期后至绝经前的女性卵巢内有（　　　）

    A. 原始卵泡   B. 生长卵泡   C. 成熟卵泡

    D. 闭锁卵泡   E. 白体

58. 关于子宫内膜结构的描述下列哪些正确（　　　）

    A. 上皮为单层柱状上皮

    B. 固有层中含基质细胞和子宫腺

    C. 固有层中含丰富的淋巴组织，可形成淋巴小结突向肌层

    D. 基底动脉可伸至内膜浅层，螺旋动脉则仅在基底层弯曲走行

    E. 基底层不发生脱落，但可以增生修复功能层

59. 排卵后子宫内膜的结构特点是（　　　）

    A. 子宫内膜开始增生修复

    B. 子宫腺增长弯曲，腺腔扩大，内有分泌物

    C. 螺旋动脉更长、更弯曲

    D. 固有层中组织液增多，内膜水肿

    E. 基质细胞肥大，细胞质内充满糖原、脂滴

60. 子宫肌层的特点是（　　　）

    A. 分为黏膜下层、中间层和浆膜下层

    B. 肌纤维排列为环行、斜行和纵行

    C. 肌组织各层间分界不明显

    D. 妊娠时肌纤维体积增大，数量增多

    E. 分娩后部分肌纤维变小或凋亡

*61. 乳腺的特点是（　　　）

    A. 由结缔组织分隔为 15～25 个叶

    B. 腺泡上皮为单层立方或柱状

    C. 导管由单层扁平上皮构成

    D. 腺体的功能活动与性激素有关

    E. 导管的功能活动与性激素无关

二、简述题

1. 什么是排卵？

2. 什么是黄体？

3. 什么是月经周期？

三、论述题

1. 试述卵泡的发育过程。

2. Describe the types，formation，structure and function of the corpus luteum.

3. Describe the structure and functions of the uterine wall.

4. 试述子宫内膜周期性变化与卵巢的关系。

【参考答案】

一、选择题

（一）A1 型题（单句型最佳选择题）

1. E 2. B 3. C 4. D 5. D 6. E 7. A 8. C 9. B 10. D 11. C 12. B 13. A 14. E 15. E 16. C 17. C 18. B 19. E 20. E 21. C 22. E

（二）A2 型题（病例摘要型最佳选择题）

23. C 24. A 25. B 26. C 27. C 28. B 29. A 30. E 31. B 32. B

（三）B 型题（标准配伍题）

33. A 34. D 35. B 36. C 37. C 38. A 39. D 40. E 41. B 42. B 43. B 44. C

（四）X 型题（多项选择题）

45. ABCD 46. AB 47. ABC 48. ABCD 49. ABC 50. ABCE 51. ABCE 52. ACDE 53. ABC 54. CDE 55. ABD 56. ABC 57. ABCDE 58. ABE 59. BCDE 60. ABCDE 61. ABD

二、简述题

1. 什么是排卵？

排卵是指成熟卵泡破裂，次级卵母细胞及其外周的透明带、放射冠随卵泡液从卵巢排出到腹腔，随后进入输卵管的过程。排卵时间在月经周期的第 14 天左右。

2. 什么是黄体？

黄体是指排卵后，残留在卵巢内的卵泡壁连同血管一同向卵泡腔塌陷，在 LH 的作用下，逐渐分化为一个富含血管的内分泌细胞团，新鲜时呈黄色，称为黄体。颗粒细胞分化为颗粒黄体细胞，分泌孕激素，妊娠时还分泌松弛素。膜细胞分化为膜黄体细胞，与颗粒黄体细胞协同作用产生大量雌激素。

3. 什么是月经周期？

月经周期是指自青春期起,在卵巢分泌的雌孕激素作用下子宫内膜出现周期性变化,表现为每隔 28 天发生一次功能层的剥脱出血、增生修复，周而复始，称月经周期。每个月经周期是从月经第 1 天起至下次月经来潮前一天止，一般分为三个时期，即月经期、增生期和分泌期。

三、论述题

1. 试述卵泡的发育过程。

卵泡的发育分为原始卵泡、初级卵泡、次级卵泡和成熟卵泡四个阶段。

（1）原始卵泡：位于皮质浅部，体积小，数量多。由中央的初级卵母细胞和周围单层扁平的卵泡细胞构成。在胚胎时期，卵原细胞分裂分化形成初级卵母细胞，随即进行第一次成熟分裂，并长期停留在分裂前期，直至排卵前才完成第一次成熟分裂。卵泡细胞具有支持和营养卵母细胞的作用。

（2）初级卵泡：初级卵母细胞体积逐渐增大。卵泡细胞由单层扁平变为立方形或柱状，并迅速增殖成多层，最内一层为高柱状，呈放射状排列，称放射冠。在卵母细胞和卵泡细胞间形成一层嗜酸性、均质状的透明带，构成透明带的蛋白质中，ZP3 为精子受体。初级卵泡周围结缔组织形成卵泡膜，卵泡膜与卵泡间有基膜相隔。

（3）次级卵泡：卵泡细胞继续增殖，当卵泡细胞间出现卵泡腔时，卵泡改称次级卵泡，腔内充满卵泡液。初级卵母细胞、透明带、放射冠及部分卵泡细胞突入卵泡腔形成卵丘。分布在卵泡腔周围的卵泡细胞密集排列成颗粒层，卵泡细胞改称颗粒细胞。卵泡膜分化为内、外两层，内层血管丰富、纤维少，主要由基质细胞转化而来的膜细胞组成，该细胞具有类固醇激素分泌细胞的结构特征；外层主要有胶原纤维和平滑肌纤维。膜细胞和颗粒细胞协同合成雌激素。

初级卵泡和次级卵泡合称生长卵泡。

（4）成熟卵泡：次级卵泡在促性腺激素的作用下，发育为成熟卵泡，其结构与次级卵泡的相似，但因卵泡液急剧增多而体积显著增大，而颗粒细胞的数量却不再增加，因此卵泡壁越来越薄，卵泡向卵巢表面突出。在排卵前 36～48 小时，初级卵母细胞完成第一次成熟分裂，形成一个次级卵母细胞和一个第一极体。次级卵母细胞随即进入第二次成熟分裂，但停滞于分裂中期，须在受精时才能完成此次分裂。

2. Describe the types，formation，structure and function of the corpus luteum.

即描述黄体的形成、结构、功能、分类及其演变。排卵后，残留在卵巢内的卵泡壁连同血管一同向卵泡腔塌陷，在 LH 的作用下，分化为一个富含血管的内分泌细胞团，即黄体。颗粒细胞分化为颗粒黄体细胞，体积大，染色浅，位于黄体的中央；膜细胞分化为膜黄体细胞，体积小，染色深，位于黄体周边。这两种细胞具有类固醇激素分泌细胞的结构特征，颗粒黄体细胞主要分泌孕激素，妊娠时还分泌松弛素；膜黄体细胞与颗粒黄体细胞协同作用产生大量雌激素。卵细胞排出后如果未受精，黄体仅维持 2 周即退化，称月经黄体；如受精，在绒毛膜分泌的人绒毛膜促性腺激素的作用下黄体继续发育增大，称妊娠黄体。妊娠黄体可保持 4～6 个月。两种黄体最终均被结缔组织取代而成为白体。白体经数月或数年才吸收消失。

3. Describe the structure and functions of the uterine wall.

即描述子宫壁的结构与功能。子宫由内膜、肌层和外膜三层组成。

（1）内膜：根据结构，子宫内膜由单层柱状纤毛上皮和固有层组成。固有层较厚，主要由结缔组织构成，含有大量分化程度较低的梭形或星状的基质细胞、管状的子宫腺和丰富的血管。基质细胞可以随妊娠及月经周期变化而增生与分化。子宫腺由上皮凹陷形成，具有分泌的功能。内膜的血管来自于子宫动脉的分支，短而直的分支称基底动脉，它不受性激素的影响；长的主支在子宫内膜内呈螺旋状走行，称螺旋动脉，其对性激素的刺激作用敏感而迅速。根据功能，内膜可分为表浅的功能层和深部的基底层。功能层较厚，自青春期起在卵巢激素的作用下发生周期性剥脱和出血，形成月经；此层也是胚泡植入的场所。基底层较薄，在月经期和分娩时均不脱落，具有增生修复功能层的功能。

（2）肌层：子宫肌层很厚，由平滑肌束与其周围的结缔组织组成，富含血管。可分为黏膜下层、中间层和浆膜下层。子宫平滑肌纤维长 30~50μm。妊娠时肌纤维大量增生肥大，可长达 500μm，分娩后，子宫平滑肌纤维部分逐渐变小，恢复原状，部分凋亡。肌层收缩是胎儿娩出及经血排出的主要动力。

（3）外膜：子宫外膜大部分为浆膜，只有子宫颈以下部分是纤维膜。

4. 试述子宫内膜周期性变化与卵巢的关系。

子宫内膜的周期性变化受卵巢周期的严格调控。青春期以后，卵巢内的卵泡开始发育，这段时期称为卵巢内的卵泡发育期，伴随着卵泡的发育，卵泡细胞不断地分泌雌激素，在雌激素的刺激下，子宫内膜增生、修复。因此卵巢处于卵泡发育期时，子宫内膜处于增生期。卵泡发育成熟后排卵，排卵以后，黄体形成，这段时期称为卵巢内的黄体形成期。黄体可以分泌雌激素和孕激素，在这两种激素的协调作用下，子宫内膜进一步增厚，子宫腺体增多，腺腔扩大，分泌物增多，内膜由增生期转入分泌期。因此当卵巢处于黄体形成期时，对应的子宫内膜处于分泌期。如果排出的卵没有受精，形成黄体称为月经黄体，存在 2 周就退化成为白体。这段时期称为卵巢内的黄体退化期。由于黄体退化，体内雌激素和孕激素减少，子宫内膜得不到激素的支持而发生剥脱出血。因此卵巢处于黄体退化期时，子宫内膜处于月经期。

（李娟娟）

第十八章 眼 和 耳

一、知识目标

1. 能够阐述眼球壁纤维膜、血管膜、视网膜的结构和功能。
2. 能够阐述和比较晶状体和玻璃体的结构和功能。
3. 能够归纳房水的产生、循环途径及作用。
4. 能够描述眼的附属器官。
5. 能够描述外耳、中耳的结构和功能。
6. 能够描述内耳膜迷路的结构和功能。

二、技能目标

1. 能够联系眼的成像原理，理解生活中的光学成像事件。
2. 能够联系耳的功能，理解生活中的眩晕事件。

三、情感、态度和价值观目标

1. 能够重视眼的作用，形成良好的用眼习惯。
2. 能够重视耳的作用，养成良好的用耳习惯。

【学习要点】

一、眼球

（一）眼球壁

眼球壁由纤维膜、血管膜、视网膜组成。

1. 纤维膜

组成	分层	特点
角膜（前 1/6）	角膜上皮	为未角化的复层扁平上皮，基部平坦，表面平整光滑。游离神经末梢丰富
	前界膜	由胶原原纤维和基质构成，均质、透明

组成	分层	特点
角膜（前1/6）	角膜基质	最厚，由平行排列的胶原原纤维及基质构成，无血管
	后界膜	均质、透明，韧性较强
	角膜内皮	为单层扁平或立方上皮，参与后界膜的形成与更新
巩膜（后5/6）		厚而坚韧，白色不透明，为致密结缔组织，是眼球壁的保护层
角膜缘		为角膜与巩膜的带状移行区域，此处含有角膜缘干细胞，具有增殖能力 角膜缘内侧有巩膜静脉窦和小梁网

2. 血管膜

组成	分层	特点
虹膜	前缘层	为一层不连续的成纤维细胞
	虹膜基质	富含血管和色素细胞的疏松结缔组织
	上皮层	由两层细胞组成。表层为立方形色素上皮，深层特化为瞳孔括约肌和瞳孔开大肌
睫状体	睫状肌层	为平滑肌，其收缩或舒张，可调节晶状体曲度
	血管层	为富含血管和色素细胞的结缔组织
	睫状上皮层	由两层细胞组成，深层为立方形的色素上皮细胞；表层为立方形非色素上皮细胞，可分泌房水
脉络膜		为血管膜的后2/3部分，衬于巩膜内面，富含血管和色素细胞的疏松结缔组织

3. 视网膜
（1）视网膜分层和特点。

分层	特点
色素上皮层	由色素上皮细胞构成，细胞质内含有大量黑素颗粒和溶酶体。能保护、营养感光细胞及参与膜盘的更新
感光细胞层	由视细胞（visual cell）构成，包括视杆细胞和视锥细胞两种，属双极神经元，其结构都可分为胞体、外突（树突）和内突（轴突）三部分，外突又分为内节和外节，内节是合成感光蛋白的部位
双极细胞层	连接视细胞和节细胞的中间神经元
节细胞层	具有长轴突的多极神经元。其树突主要与双极细胞形成突触，轴突向眼球后极汇集，并穿出眼球壁形成视神经

（2）视锥细胞和视杆细胞。

名称	分布	结构特点	功能
视锥细胞	视网膜中部	外突呈圆锥形，膜盘与胞膜不分离，外节的感光物质称视色素	感受强光和红、蓝、绿色
视杆细胞	视网膜周围部	外突呈杆状，膜盘大多与胞膜分离，外节的感光物质称视紫红质	感受弱光

（3）黄斑和视神经乳头。

名称	部位	特点
黄斑	眼球后极正对瞳孔的浅黄色区域，其中央凹陷称中央凹	视网膜最薄处，只有视锥细胞和色素上皮细胞，双极细胞和节细胞均斜向周围排列，是视觉最敏锐而精确的部位，称为中心视觉
视神经乳头	为视神经穿出眼球壁处	乳白色圆盘状，有视网膜中央动、静脉进出，无视细胞，无感光作用，故又称盲点

（二）眼球内容物

组成	特点
房水	①形成：由睫状体血管内的血液渗透及非色素上皮细胞分泌形成。 ②循环途径：后房→瞳孔→前房→小梁网→巩膜静脉窦→睫状前静脉。 ③功能：具有屈光作用，并营养晶状体和角膜及维持眼压
晶状体	具有弹性的双凸透明体，借睫状小带悬挂于虹膜与玻璃体之间
玻璃体	外包透明的玻璃体膜，内含透明胶状液体

（三）眼球的视觉传导通路

光线→角膜→房水→瞳孔→晶状体→玻璃体→视网膜感光细胞→双极细胞→节细胞→视神经→视觉中枢

二、耳

组成			特点
外耳	耳郭		弹性软骨和皮肤构成
	外耳道		被覆皮肤，有耵聍腺
	鼓膜		半透明薄膜，内、外均被覆上皮
中耳	鼓室		含3块听小骨
	咽鼓管		连接鼓室与鼻咽部，前2/3为软骨部，后1/3为骨部
内耳	骨迷路	半规管	为三个相互垂直的半环行骨管
		前庭	为一膨大的腔，连接半规管和耳蜗，上有前庭窗和蜗窗
		耳蜗	形如蜗牛壳，围绕蜗轴两周半，被膜蜗管分隔成上方的前庭阶、下方的鼓室阶和中央的蜗管。蜗轴中有螺旋神经节及蜗神经
	膜迷路	壶腹嵴	套嵌于相应的骨半规管内。壶腹底部黏膜局部增厚形成壶腹嵴，是特化的位置觉感受器
		椭圆囊斑和球囊斑	椭圆囊和球囊的黏膜局部增厚形成椭圆囊斑和球囊斑，感受位置觉，统称为位觉斑
		蜗管与螺旋器	蜗管由上壁的前庭膜、外侧壁的螺旋韧带、下壁的骨性螺旋板和膜性螺旋板（基膜）围成。基膜中含有胶原样细丝束，称为听弦。基膜的上皮分化为螺旋器，是听觉感受器，由支持细胞和毛细胞组成，毛细胞游离面有听毛

【复习题】

一、选择题

（一）A1 型题（单句型最佳选择题）

1. 关于角膜上皮的描述哪项错误（　　）
   A. 为单层扁平上皮
   B. 不含血管
   C. 基底面平坦
   D. 基底层细胞有增殖能力
   E. 有丰富的游离神经末梢

2. 角膜上皮感觉敏锐主要是因为（　　）
   A. 上皮薄
   B. 有丰富的血管
   C. 有丰富的游离神经末梢
   D. 有丰富的触觉小体
   E. 有丰富的环层小体

3. 关于角膜基质的描述哪项正确（　　）
   A. 有大量的弹性纤维
   B. 有丰富的毛细血管
   C. 有大量的胶原原纤维
   D. 含水较少，结构致密
   E. 是角膜中较薄的一层

4. 关于角膜的描述哪项错误（　　）
   A. 可分为 5 层
   B. 角膜内皮细胞不能再生
   C. 角膜基质层最厚
   D. 上皮基底层细胞有增殖能力
   E. 血管和神经末梢丰富

5. 巩膜静脉窦位于（　　）
   A. 巩膜
   B. 虹膜
   C. 睫状体
   D. 角膜与巩膜交界处内侧
   E. 角膜与虹膜交界处内侧

6. 关于虹膜的描述哪项错误（　　）
   A. 为血管膜的一部分
   B. 为环状薄膜
   C. 虹膜不含血管和神经
   D. 虹膜上皮层的表层为肌上皮细胞
   E. 虹膜上皮为视网膜盲部

7. 关于睫状体哪项错误（　　）
   A. 由睫状肌层、血管层和睫状上皮层组成
   B. 与房水产生无关
   C. 睫状肌由平滑肌构成
   D. 参与调节晶状体曲度
   E. 与睫状小带相连

8. 对视网膜色素上皮细胞的描述错误的是（　　）
   A. 位于视网膜的最内层
   B. 细胞质内含有大量黑素颗粒
   C. 使感光细胞免受过强光线的损伤
   D. 吞噬衰老的膜盘

E. 可保护和营养感光细胞

9. 关于视细胞的膜盘正确的是（　　　）

  A. 细胞膜凹陷形成   B. 滑面内质网排列而成

  C. 粗面内质网排列而成   D. 线粒体排列而成

  E. 微丝、微管排列而成

10. 老花眼的成因是（　　　）

  A. 房水循环障碍   B. 晶状体弹性减弱

  C. 玻璃体混浊   D. 房水减少

  E. 晶状体透明度降低

11. 视近物时晶状体曲度增大是因为（　　　）

  A. 睫状肌舒张，睫状小带松弛   B. 睫状肌收缩，睫状小带松弛

  C. 睫状肌舒张，睫状小带紧张   D. 睫状肌收缩，睫状小带紧张

  E. 睫状肌和睫状小带均松弛

12. 关于晶状体的描述哪项错误（　　　）

  A. 位于虹膜和玻璃体之间   B. 不含血管

  C. 为双凸透明体，其曲率可以调节   D. 由睫状体调节其曲率

  E. 视近物时晶状体曲率变小

13. 夜盲症的成因是（　　　）

  A. 视锥细胞减少   B. 视杆细胞减少

  C. 视紫红质缺乏   D. 维生素 E 缺乏

  E. 视色素太少

14. 玻璃体的主要成分是（　　　）

  A. 细胞   B. 水   C. 胶原原纤维

  D. 玻璃蛋白   E. 基质

15. 视网膜中央凹处主要有（　　　）

  A. 色素上皮细胞和视锥细胞   B. 双极细胞和节细胞

  C. 色素上皮细胞和视杆细胞   D. 视锥细胞和双极细胞

  E. 视锥细胞和视杆细胞

16. 分泌房水的是（　　　）

  A. 虹膜色素上皮   B. 晶状体上皮   C. 睫状体非色素上皮

  D. 角膜内皮   E. 角膜上皮

17. 对视网膜双极细胞的描述正确的是（　　　）

  A. 为感觉神经元   B. 树突与节细胞形成突触

  C. 轴突与视细胞形成突触   D. 一个双极细胞一定和多个视细胞联系

  E. 细胞能感受颜色和强光

18. 感受弱光的细胞是（　　　）

  A. 视锥细胞   B. 视杆细胞   C. 双极细胞

  D. 节细胞   E. 色素上皮细胞

19. 关于视神经乳头哪项正确（　　　）

    A. 感觉最敏锐区域　　　　B. 只有视杆细胞　　　　C. 无感光细胞

    D. 无血管通过　　　　　　E. 无神经通过

20. 关于房水的功能哪项错误（　　　）

    A. 营养角膜　　　　　　　B. 有屈光作用　　　　　C. 维持眼压

    D. 营养晶状体　　　　　　E. 支撑视网膜

21. 膜蜗管分泌内淋巴的结构是（　　　）

    A. 血管纹　　　　　　　　B. 盖膜　　　　　　　　C. 基底膜

    D. 螺旋器　　　　　　　　E. 前庭膜

22. 与位觉感受无关的结构是（　　　）

    A. 耳石膜　　　　　　　　B. 球囊斑　　　　　　　C. 螺旋器

    D. 壶腹嵴　　　　　　　　E. 椭圆囊斑

23. 听觉感受器是（　　　）

    A. 螺旋器　　　　　　　　B. 壶腹嵴　　　　　　　C. 椭圆囊斑

    D. 球囊斑　　　　　　　　E. 半规管

24. 角膜损伤达下列哪层时易形成不透明的瘢痕而影响视力（　　　）

    A. 角膜上皮　　　　　　　B. 前界膜　　　　　　　C. 角膜基质

    D. 后界膜　　　　　　　　E. 角膜内皮

25. 临床上角膜移植成功率高的结构基础是（　　　）

    A. 基底层细胞再生能力很强

    B. 不含血管，排异反应小

    C. 角膜上皮含有丰富的游离神经末梢

    D. 后界膜损伤可由角膜内皮再生

    E. 角膜内皮能合成分泌蛋白质

26. 视网膜脱落常发生在（　　　）

    A. 色素上皮层与感光细胞层之间　　B. 色素上皮层与节细胞之间

    C. 双极细胞层与节细胞层之间　　　D. 感光细胞层与节细胞层之间

    E. 感光细胞层与双极细胞层之间

27. 青光眼的成因是（　　　）

    A. 玻璃体内有异物　　　　　　　　B. 晶状体变性

    C. 房水变浑浊　　　　　　　　　　D. 角膜透光性异常

    E. 房水代谢异常，眼内压过高

（二）A2 型题（病例摘要型最佳选择题）

28. 患者，男，50 岁，近 5 天来右眼突发眼胀痛，伴有视物模糊，剧烈右侧偏头疼，曾恶心呕吐两次，非喷射状。一周前曾与家人生气吵架。否认有糖尿病、高血压、心脏病等全身病史。查：晶状体正常，眼压右 62mmHg，左 16mmHg，诊断为右眼急性青光眼。该病病因是房水代谢异常。分泌产生房水的结构是（　　　）

    A. 角膜　　　　　　　　　B. 晶状体　　　　　　　C. 玻璃体

D. 睫状体　　　　　　　　E. 视网膜

29. 患者，男，82岁，双眼视物不清2年并逐渐加重，无眼痛眼胀，无畏光流泪，无复视和视物变形，无眼部外伤史。否认有糖尿病、高血压、心脏病等全身病史。查：双侧晶状体浑浊呈乳白色，左眼明显。眼压右13mmHg，左12mmHg。诊断为双眼老年性白内障。该病主要由晶状体透明度降低所致。下列对晶状体的描述错误的是（　　）

A. 双凸透明体

B. 位于虹膜、睫状体和玻璃体之间

C. 由晶状体囊、晶状体上皮和晶状体纤维构成

D. 含丰富的血管和神经

E. 是重要的屈光装置

30. 某男，35岁，两天来无明显诱因右眼突然眼红眼痛，伴畏光流泪，稍感视物不清，分泌物不多。查体：右眼睫状充血，睫状区有压痛，角膜透明，可见较多细砂状KP（角膜后沉着物），房水浑浊（++），虹膜后有点状后粘连，眼压右10mmHg，左16mmHg。诊断为虹膜睫状体炎。下列关于虹膜和睫状体的描述错误的是（　　）

A. 均为血管膜　　　　　　　　　B. 虹膜为环状薄膜，中央为瞳孔

C. 虹膜参与构成前房和后房　　　D. 睫状体位于虹膜和脉络膜之间

E. 睫状体可控制瞳孔的大小

31. 患者女性，69岁，明显视力下降6个月。既往Ⅱ型糖尿病15年，近5年胰岛素治疗。眼科检查：双眼视力20/40，眼压14mmHg。眼前节检查双眼轻微皮质性白内障，无虹膜新生血管。视网膜和视盘无新生血管。诊断为：重度非增殖性糖尿病视网膜病变。下列哪项不属于视网膜的结构（　　）

A. 前缘层　　　　　　　B. 色素上皮层　　　　　　C. 视细胞层

D. 双极细胞层　　　　　E. 节细胞层

32. 很多人看东西的时候可能感觉眼前会有一些小黑点或者小黑线等的东西，这就是"飞蚊症"，飞蚊症主要是因为眼球中的玻璃体病变引起。下列关于玻璃体的描述哪项错误（　　）

A. 位于晶状体和视网膜之间　　　B. 为无色透明的胶状物

C. 不具有屈光作用　　　　　　　D. 能维持眼球形状

E. 流失后由房水填充

33. 患儿5岁，视力筛查检查中发现视力低下。视力：右眼20/200，左眼20/25。睫状肌麻痹屈光检查：右眼+3.00DS+2.00DC×90，左眼+1.00DS。右眼屈光矫正后视力不提高。眼球运动正常。患者视远和视近眼球均正位，其余检查正常。诊断为屈光参差性弱视。下列哪项不具有屈光作用（　　）

A. 角膜　　　　　　　B. 晶状体　　　　　　C. 玻璃体

D. 房水　　　　　　　E. 视网膜

34. 患者男，30岁，体重65kg，因左耳内闭塞感，耳鸣，听力下降3个月伴耳痛，耳内流脓血1周就诊入院。查：外耳道中后段黄白色物堵塞，其表面有红色肉芽和脓液覆盖。取黄白色物和红色肉芽组织分别送检，病理示胆脂瘤。诊断为外耳道胆脂瘤。外

耳道包括（　　）

  A. 耳郭、外耳道和鼓室   B. 鼓室、鼓窦和咽鼓管

  C. 耳郭、外耳道和鼓窦   D. 耳郭、外耳道和鼓膜

  E. 鼓室、鼓窦和鼓膜

  35. 患儿男，12 岁，一周前感冒后出现右耳闭塞感，昨天开始右耳隐痛，吞咽时可听见"噼啪"声。张口检查见患儿硬腭略微高拱，双下甲略肿胀，双下鼻道少许清涕。查：鼓膜呈淡黄色，光锥变短，透过鼓膜可见液平。初步诊断为分泌性中耳炎。下列哪项不是中耳的组成部分（　　）

  A. 鼓室   B. 鼓膜   C. 鼓窦

  D. 咽鼓管   E. 乳突小房

  36. 患者女，43 岁，以"眩晕发作伴恶心、呕吐 1 天，伴有右耳鸣、听力下降，眩晕发作时无意识障碍"就诊。患者既往有发作性眩晕病史 5 年余。经听力学及其他检查后，初步诊断为梅尼埃病。该病主要病理变化为膜迷路积水。下列哪项不是膜迷路的组成部分（　　）

  A. 骨半规管内的膜半规管   B. 骨前庭内的椭圆囊

  C. 骨前庭内的球囊   D. 耳蜗内的膜蜗管

  E. 咽鼓管的黏膜

  37. 患者女，28 岁，双耳进行性听力下降 1 年，左耳明显，无中耳炎史，在闹市听力改善。经各项检查后初步诊断为耳硬化症。该病主要由骨迷路病变引起。骨迷路包括（　　）

  A. 骨半规管、前庭和耳蜗   B. 骨半规管、外耳道和膜蜗管

  C. 骨半规管、耳蜗和膜蜗管   D. 骨半规管、咽鼓管和膜蜗管

  E. 咽鼓管、耳蜗和膜蜗管

  （三）B 型题（标准配伍题）

  （38～43 题共用备选答案）

  A. 角膜   B. 巩膜   C. 虹膜

  D. 脉络膜   E. 视网膜

  38. 将光信号转换成电信号的是（　　）

  39. 形成瞳孔的是（　　）

  40. 眼球壁纤维膜绝大部分是（　　）

  41. 具有屈光作用的是（　　）

  42. 血管膜的后 2/3 部分是（　　）

  43. 结构中无血管的是（　　）

  （44～48 题共用备选答案）

  A. 骨半规管   B. 前庭   C. 耳蜗

  D. 壶腹嵴   E. 位觉斑

  44. 由三个互相垂直的管道组成的是（　　）

  45. 位于骨半规管内感受头部旋转运动的是（　　）

46. 位于前庭的前内侧，形如蜗牛壳的盘曲骨性管道是（　　　）

47. 椭圆囊和球囊位于（　　　）

48. 能感受直线变速运动的位觉感受器是（　　　）

（四）X 型题（多项选择题）

49. 角膜透明的因素有（　　　）

   A. 基质主要由胶原原纤维构成　　　　B. 基质含适量的水分

   C. 无血管和色素　　　　　　　　　　D. 细胞成分较多

   E. 胶原原纤维平行排列

50. 下列哪些结构中含有色素细胞（　　　）

   A. 角膜　　　　　　　　B. 脉络膜　　　　　　　C. 睫状体

   D. 视网膜　　　　　　　E. 虹膜

51. 关于角膜的描述正确的是（　　　）

   A. 为透明圆盘状结构

   B. 前界膜与后界膜均含基质和胶原原纤维

   C. 角膜上皮为未角化复层扁平上皮

   D. 角膜内皮可再生

   E. 角膜基质主要由胶原纤维构成

52. 关于视杆细胞的描述哪些正确（　　　）

   A. 感受强光　　　　　　　　　　　　B. 内突与双极细胞形成突触

   C. 外节的膜盘大多数与细胞膜分离　　D. 膜盘上镶嵌视紫红质

   E. 内节合成感光物质

53. 关于视锥细胞外突的结构和功能哪些错误（　　　）

   A. 感受强光和颜色

   B. 陈旧膜盘由巨噬细胞吞噬

   C. 视色素由 11-顺视黄醛和视蛋白构成

   D. 外节的膜盘与细胞膜完全分离

   E. 感光物质在膜盘上合成

54. 房水可由以下哪些结构分泌（　　　）

   A. 虹膜上皮　　　　　　　B. 巩膜静脉窦

   C. 虹膜血管　　　　　　　D. 睫状体非色素上皮细胞

   E. 睫状体血管

55. 眼的屈光装置包括（　　　）

   A. 晶状体　　　　　　　　B. 房水　　　　　　　　C. 玻璃体

   D. 角膜　　　　　　　　　E. 虹膜

56. 黄斑中央凹处有（　　　）

   A. 色素上皮细胞　　　　　B. 视杆细胞　　　　　　C. 视锥细胞

   D. 双极细胞　　　　　　　E. 节细胞

57. 眼球内不含血管的结构有（　　　）

A. 角膜   B. 虹膜   C. 脉络膜

D. 晶状体   E. 玻璃体

58. 关于壶腹嵴的描述哪些正确（   ）

A. 为膜前庭中的嵴状隆起   B. 上皮由支持细胞和毛细胞组成

C. 支持细胞为主要的感受细胞   D. 感受头部旋转变速运动

E. 壶腹帽为糖蛋白

59. 关于内耳结构的描述哪些正确（   ）

A. 骨迷路和膜迷路为两套套叠的管道

B. 骨迷路包括半规管、前庭和耳蜗三个部分

C. 内、外淋巴相互沟通

D. 感受器为膜迷路黏膜局部增厚形成

E. 壶腹嵴和螺旋器均为位觉感受器

60. 关于中心视觉的描述正确的是（   ）

A. 中央凹处的视觉

B. 视网膜最薄处的视觉

C. 只有色素上皮细胞和视锥细胞两层细胞处的视觉

D. 视锥细胞与双极细胞均一一对应处的视觉

E. 最为敏锐而精确的视觉

61. 导致听力障碍的因素有（   ）

A. 年龄   B. 外伤   C. 感染

D. 噪声   E. 耳毒性药物

二、简述题

1. 简述角膜的结构及功能。

2. 什么是壶腹嵴？

3. 什么是中央凹？

4. What is papilla of optic nerve?

三、论述题

1. 试述角膜的结构及其透明的主要原因。

2. 光线通过哪些结构到达视网膜的视细胞？视细胞又如何将神经冲动传出眼球？

【参考答案】

一、选择题

（一）A1 型题（单句型最佳选择题）

1. A   2. C   3. C   4. E   5. D   6. C   7. B   8. A   9. A   10. B   11. B   12. E   13. C

14. B　15. A　16. C　17. A　18. B　19. C　20. E　21. A　22. C　23. A　24. C　25. B
26. A　27. E

（二）A2 型题（病例摘要型最佳选择题）

28. D　29. D　30. E　31. A　32. C　33. E　34. D　35. B　36. E　37. A

（三）B 型题（标准配伍题）

38. E　39. C　40. B　41. A　42. D　43. A　44. A　45. D　46. C　47. B　48. E

（四）X 型题（多项选择题）

49. ABCE　50. BCDE　51. ABC　52. BCDE　53. DE　54. DE　55. ABCD　56. AC
57. ADE　58. BDE　59. ABD　60. ABCDE　61. ABCDE

二、简述题

1. 简述角膜的结构及功能。

角膜位于纤维膜的前 1/6，无色透明，不含血管，可分为角膜上皮、前界膜、角膜基质、后界膜、角膜内皮 5 层，具有屈光作用。

2. 什么是壶腹嵴？

壶腹嵴为膜半规管局部黏膜增厚形成的结构，呈嵴状突入壶腹内，表面覆以上皮，内含支持细胞和毛细胞。壶腹嵴感受身体或头部的旋转变速运动。

3. 什么是中央凹？

视网膜后极处有一浅黄色区域，称黄斑，其中央有一小凹称中央凹。中央凹视网膜最薄，只有视锥细胞和色素上皮细胞，此处的双极细胞和节细胞均向外周倾斜，故光线可直接落在视锥细胞上，且与双级细胞和节细胞形成一对一的通路。因此，中央凹是视觉最敏锐的部位。

4. What is papilla of optic nerve?

即视神经乳头，又称视盘，圆盘状，呈乳头形的隆起，为视神经穿出眼球壁处，并有视网膜中央动、静脉通过。此处无视细胞，故又称生理盲点。

三、论述题

1. 试述角膜的结构及其透明的主要原因。

角膜为透明的圆盘状结构，从前至后分五层：①角膜上皮。为未角化的复层扁平上皮，细胞排列整齐。基部平坦，为一层矮柱状细胞，具有一定的增殖能力，中间为多边形细胞，表层为 1 或 2 层扁平细胞，故角膜表面平整光滑。上皮内有丰富的游离神经末梢。②前界膜。为无细胞的均质层，含胶原原纤维和基质。③角膜基质。厚，由大量与表面平行的胶原板层组成。每一板层含大量平行排列的胶原原纤维。角膜基质不含血管，含较多水分，营养由房水和角膜缘的血管供应，这些特点是角膜透明的重要因素。④后界膜。结构似前界层，但更薄，由角膜内皮的分泌物形成。⑤角膜内皮：为单层扁平或立方上皮，参与后界层的形成与更新。角膜内皮细胞不能再生。

角膜透明的因素是：①角膜上皮为未角化的复层扁平上皮，排列整齐，基部平坦；②角膜基质胶原原纤维排列平行呈板状，每条纤维直径一致，其间含较多的水分；③角膜各层无血管和色素。

2. 光线通过哪些结构到达视网膜的视细胞？视细胞又如何将神经冲动传出眼球？

光线通过角膜、前房、瞳孔、晶状体、玻璃体、节细胞层和双极细胞层到达视网膜的视细胞。视细胞有视锥细胞和视杆细胞两种。视杆细胞膜盘上有感受弱光的视紫红质，视锥细胞膜盘上有感受强光和颜色的视色素。视细胞上的感光物质能将光刺激转换成神经冲动，视细胞的内突与双极细胞形成的突触，将神经冲动经双极细胞传至节细胞，节细胞的轴突形成视神经，视神经将神经冲动传出眼球。

（郭小兵）

第十九章　胚胎学绪论

【大纲要求】

一、知识目标

1. 能够概述胚胎学的研究内容和意义。
2. 能够说明胚期、胎期和致畸敏感期的概念及意义。

二、能力目标

能够概述胚胎学的分类及主要研究方法。

三、情感、态度和价值目标

1. 能够感受珍爱生命的意义。
2. 能够形成医学生对生命的尊重和珍爱。

【学习要点】

一、胚胎学研究内容和意义

胚胎学（embryology）：研究个体发生、发育及其机制的科学。内容包括生殖细胞发生、受精、胚胎发育过程及规律、胚胎与母体关系、先天畸形等。

意义：①从发生上加深对人体结构知识的理解。②胚胎发育机制的研究能为多门医学学科深入研究提供基础知识。

二、胚胎发育的分期

受精卵→新个体出生：266 天（38 周，受精龄）

三个时期
- 胚前期（preembryonic period）：受精卵→第2周末
- 胚期（embryonic period）：第3周→第8周
- 胎期（fetal period）：第9周→新个体出生

三、胚胎学主要分支学科

分支学科	研究方法	研究目的
描述胚胎学 （descriptive embryology）	形态学	胚胎形态发生、演变及规律
比较胚胎学 （comparative embryology）	比较不同种系动物胚胎发育	生物演变与进化过程及其内在联系
实验胚胎学 （experimental embryology）	胚胎细胞给予化学或物理刺激	胚胎发育规律及调控机制
化学胚胎学 （chemical embryology）	化学和生物化学	胚胎发育中化学物质量与质的变化及代谢
分子胚胎学 （molecular embryology）	分子生物学	胚胎发育中基因表达的时间顺序、空间分布与调控因素
畸形学 （teratology）	上述方法	先天畸形发生的原因、过程、机制及预防
生殖工程学 （reproductive engineering）	人工或体外受精、低温冷冻、胚胎移植	人工介入早期生殖过程，以期获得新生个体

【复习题】

一、选择题

（一）A1 型题（单句型最佳选择题）

1. 胚期是指下列哪个时期的胚胎发育（　　）
   - A. 受精至第 2 周末
   - B. 受精至第 8 周末
   - C. 第 3 周至出生
   - D. 第 3 周至第 8 周末
   - E. 受精至出生

*2. 关于胚期的描述哪项错误（　　）
   - A. 胚泡形成是此期的重要事件之一
   - B. 三胚层胚盘卷折为圆柱状胚体
   - C. 三胚层分化形成组织、器官、系统的原基
   - D. 该期以细胞数量增多为主
   - E. 胚期末已初具人形

*3. 关于胎期的描述哪项错误（　　）
   - A. 是人胚发育第 9 周至胎儿出生的时期
   - B. 胎儿生长快速
   - C. 多数器官已具有不同程度的功能
   - D. 是致畸敏感期
   - E. 此期畸形多为组织结构和功能缺陷

*4. 下列哪项属于描述胚胎学的研究内容（　　）
   - A. 观察胚胎发育的形态演变过程

B. 对不同种系动物的胚胎发育过程进行比较

C. 观察化学或物理因素刺激对胚胎发育的影响

D. 探讨各种先天畸形发生的原因和机理

E. 控制早期生殖过程，以获得人们期望的新生个体

*5. 下列哪个时期的胚胎发育最易导致畸形（　　）

A. 第 1～2 周　　　　　　B. 第 3～8 周　　　　　　C. 第 2～4 个月

D. 第 5～7 个月　　　　　E. 第 8 个月至出生

（二）A2 型题（病例摘要型最佳选择题）

*6. 某孕妇怀孕 5 周 +2 天，因病毒感染出现严重的带状疱疹而服用抗病毒药物，此时胎儿出现畸形的可能性较大，因为正处于下列哪个时期（　　）

A. 胚前期　　　　　　　　B. 胚期　　　　　　　　　C. 胎期

D. 围生期　　　　　　　　E. 胚胎期

7. 女性，25 岁，每次月经 3～4 天，月经间隔 28～30 天，末次月经是 2018 年 3 月 10 日，经产科医生确诊怀孕 2 月余，她的预产期是（　　）

A. 2018 年 12 月 10 日　　B. 2019 年 1 月 3 日　　　C. 2018 年 12 月 17 日

D. 2018 年 12 月 31 日　　E. 2019 年 1 月 10 日

（三）B 型题（标准配伍题）

（8～12 题共用备选答案）

A. 受精至第 2 周末　　　　B. 受精至第 8 周末　　　　C. 第 9 周至出生

D. 第 3 周至第 8 周末　　　E. 妊娠第 28 周至产后 7 天

*8. 胚的各器官系统与外形发育初具雏形的时期是（　　）

*9. 各器官系统发育成形，部分器官具有一定的功能活动是在（　　）

*10. 胚胎细胞的早期增殖和分化是在（　　）

*11. 围产期是指（　　）

12. 二胚层胚盘出现于（　　）

（13～17 题共用备选答案）

A. 描述胚胎学　　　　　　B. 化学胚胎学　　　　　　C. 分子胚胎学

D. 实验胚胎学　　　　　　E. 生殖工程

*13. 应用化学或物理因素刺激或施加手术，观察其对胚胎发育的影响属于（　　）

*14. 主要应用组织学和解剖学的方法观察胚胎发育形态演变过程属于（　　）

*15. 应用化学、生物化学和组织学技术研究胚胎发生过程中的机制属于（　　）

*16. 研究基因表达产物即各种蛋白质在胚胎发育中的作用，阐明胚胎发育机制属于（　　）

*17. 通过人工介入早期生殖过程，以获得人们期望的新生个体属于（　　）

（四）X 型题（多项选择题）

18. 胚胎学的研究内容包括（　　）

A. 生殖细胞发生　　　　　B. 受精　　　　　　　　　C. 胚胎发育及机制

D. 胚胎与母体关系　　　　E. 先天畸形

*19. 下列哪些是胚期内发生的变化（　　）

    A. 受精   B. 卵裂及桑葚胚形成   C. 胚泡形成及植入

    D. 胚层形成及分化   E. 圆柱状胚体形成

*20. 下列哪些是胎期内发生的变化（　　）

    A. 原条和中胚层形成   B. 胚盘由扁平形卷折为圆柱状

    C. 胎儿逐渐长大   D. 各器官、系统继续发育完善

    E. 多数器官已具备不同程度的功能

21. 胚胎发育将经历（　　）

    A. 新生儿期   B. 胚期   C. 胎期

    D. 婴儿期   E. 幼儿期

二、简述题

1. 什么是胚胎学？它的研究内容包括哪些方面？

*2. 胚前期、胚期和胎期有什么区别和联系？

*3. 胚胎学有哪些学科分类？

三、论述题

试述医学生学习胚胎学的意义。

【参考答案】

一、选择题

（一）A1 型题（单句型最佳选择题）

1. D   2. D   3. D   4. A   5. B

（二）A2 型题（病例摘要型最佳选择题）

6. B   7. C

（三）B 型题（标准配伍题）

8. D   9. C   10. A   11. E   12. A   13. D   14. A   15. B   16. C   17. E

（四）X 型题（多项选择题）

18. ABCDE   19. BCDE   20. CDE   21. BC

二、简述题

1. 什么是胚胎学？它的研究内容包括哪些方面？

胚胎学是研究从受精卵形成并发育为新生个体的过程及其机制的科学。研究内容包括生殖细胞形成、受精、胚胎发育、胚胎与母体的关系、先天畸形等。

2. 胚前期、胚期和胎期有什么区别和联系？

从受精到第 2 周末二胚层胚盘出现为胚前期。从受精卵形成至第 8 周末，称为胚期。此期受精卵迅速增殖分化，形成二胚层胚盘、三胚层胚盘、圆柱状胚体，并同时分化发

育为各种组织、器官与系统的原基，此期末胚胎已初具人的雏形。从第 9 周至胎儿娩出的时期，称为胎期。此期各组织、器官、系统继续发育，多数器官出现不同程度的功能活动并不断完善，胎儿逐渐长大。

3. 胚胎学有哪些学科分类？

胚胎学包括以下分支学科：描述胚胎学、比较胚胎学、实验胚胎学、化学胚胎学、分子胚胎学、畸形学、生殖工程。

三、论述题

试述医学生学习胚胎学的意义。

胚胎学是一门重要的医学基础课。胚胎从一个细胞发育为足月胎儿的过程中，每一部分都在发生复杂的动态变化。医学生只有在学习了胚胎学之后，掌握了人体外形、体内各系统、器官、组织、细胞的发生演变过程，才能了解生命的发生和发育，理解解剖学、组织学、病理学、遗传学等学科中的某些内容。胚胎学对内科学、外科学、儿科学、妇产科学、生殖医学等学科的工作也提供了必要的基础知识。

（彭宇婕）

第二十章　人体胚胎学总论

【大纲要求】

一、知识目标

1. 能够说明精子的成熟、获能及卵的成熟，并归纳受精的概念、地点和意义。
2. 能够解释卵裂的概念与桑葚胚的形成，总结胚泡的形成及结构。
3. 能够总结植入的概念、时间、地点及植入后子宫内膜的变化。
4. 能够归纳二胚层胚盘、三胚层胚盘和相关结构的形成及三胚层的分化。
5. 能够回忆胚外中胚层、胚外体腔及体蒂形成。
6. 能够阐述胎膜的组成和结构。
7. 能够解释胎盘的组成、结构特点和功能，说出胎盘屏障的组成与功能。
8. 能够辨认胚胎各期外形特征和胚胎龄的推算。
9. 能够列举双胎、多胎和联胎的成因。

二、技能目标

1. 能够通过绘制胚泡、植入、二胚层胚盘、三胚层胚盘、胎膜、胎盘模式图，并能够联系相关理论加深知识点理解。
2. 学会以受精卵发育作为起始，以每周为发育周期，从胚泡的三部分发育作为学习的线索，以动态变化的思维把握好胚胎的发育规律。
3. 能够利用纲要信号、口诀记忆法强化知识点内容。
4. 能够联系临床畸形等案例与胚胎学知识点触类旁通。
5. 能够以组织器官为例，举一反三，运用于三胚层的分化。

三、情感、态度和价值观目标

1. 能够感受珍爱生命的意义。
2. 能够认同自尊、自爱的意义。
3. 能够形成医学生对生命的尊重和珍爱，培养学生医者仁心的医德素养。

【学习要点】

一、生殖细胞与受精

（一）精子

内容	特点
产生	睾丸的生精小管。核型为 23，X 或 23，Y
成熟	附睾获得运动能力
获能	女性生殖管道获得受精能力
存活	女性生殖管道一般 2 或 3 天
受精能力	约 24 小时

（二）卵子

内容	特点
产生	卵巢，核型为 23，X
成熟	排卵时次级卵母细胞处于第二次减数分裂中期，精子进入后完成第二次减数分裂，形成成熟的卵子
存活	输卵管一般 24 小时
受精能力	约 12 小时

（三）受精（fertilization）

内容	特点
概念	精子与卵子结合形成受精卵的过程
部位	输卵管壶腹部
过程	精子顶体反应；精卵融合与透明带反应；雄原核、雌原核融合；受精卵形成
意义	激发卵裂；恢复二倍体核型；新个体的产生；决定性别
条件	正常的精子和卵子；精、卵在限定时间内相遇；男、女生殖管道通畅

二、卵裂、胚泡形成与植入

（一）卵裂

内容	特点
概念	受精卵的有丝分裂，卵裂产生的子细胞称为卵裂球
特点	数目增多；体积渐小；向子宫腔移动
桑葚胚	受精后第 3 天，由 12～16 个卵裂球组成的实心细胞团

（二）胚泡（blastocyst）

内容	特点
概念	受精后第 4 天，桑葚胚细胞数量增多，进一步发育为囊泡状结构，称为胚泡
结构	滋养层、胚泡腔和内细胞群（inner cell mass）构成
意义	内细胞群 ——→ 胚体原基；滋养层 ——→ 绒毛膜；胚泡腔 ——→ 胚外体腔 ——→ 消失

（三）植入（implantation）

内容	特点
概念	胚泡埋入分泌期子宫内膜功能层的过程，又称着床（imbed）
部位	常在子宫体部或底部
时间	始于受精的第 5～6 天，止于第 11～12 天
过程	极端滋养层细胞分泌蛋白水解酶 ——→ 溶解子宫内膜 ——→ 胚泡沿缺口侵入子宫内膜 ——→ 内膜缺口修复
条件	母体激素分泌正常；子宫内膜与胚泡发育同步
子宫内膜变化	植入后的子宫内膜称蜕膜，并发生蜕膜反应；蜕膜可分为基蜕膜、包蜕膜和壁蜕膜三部分

三、胚层形成与分化

时间	主要结构	特点
第 2 周："二"数期	二胚层胚盘	内细胞群 ⎰一层柱状细胞→上胚层（epiblast） ⎱一层立方细胞→下胚层（hypoblast） 二胚层胚盘：胚体原基
	羊膜腔与卵黄囊	上胚层与滋养层之间形成羊膜腔，腔内含羊水。下胚层细胞向胚泡腔侧增殖形成卵黄囊
	胚外体腔与体蒂	胚泡腔→胚外中胚层→胚外体腔 ↓ 体蒂：脐带原基
第 3 周："三"数期	原条	上胚层细胞→细胞索，称为原条。意义：①决定胚盘的中轴、头、尾端；②形成胚内中胚层
	胚内中胚层	原条中央凹陷处原沟细胞在上、下胚层之间→胚内中胚层。外、中、内胚层→三胚层胚盘
	脊索	原条头端原凹细胞→细胞索，称脊索。意义：诱导神经管形成
	口咽膜和泄殖腔膜	头端→口咽膜；尾端→泄殖腔膜。两膜处均无中胚层
第 4～8 周：胚层分化	外胚层分化	神经系统、松果体、神经垂体和视网膜；皮肤的表皮及其附属器等
	中胚层（轴旁中胚层、间介中胚层、侧中胚层和间充质）分化	结缔组织、肌组织、循环系统、泌尿、生殖系统主要器官、心包腔、胸膜腔和腹膜腔等
	内胚层分化	内胚层→原始消化管→消化系统、呼吸系统的上皮及腺体等

四、人圆柱状胚体形成

第 4 周，三胚层胚盘→头褶、尾褶和左、右侧褶→圆柱状；体蒂→脐带。第 8 周末，胚体外表初具人形。

五、胎膜和胎盘

（一）胎膜

组成	特点
绒毛膜	滋养层及胚外中胚层发育而成：初级绒毛干→次级绒毛干→三级绒毛干。包蜕膜侧为平滑绒毛膜，基蜕膜侧为丛密绒毛膜
羊膜	半透明薄膜，分泌羊水于羊膜腔内
卵黄囊	其壁上的胚外中胚层→造血干细胞；其壁上的内胚层→原始生殖细胞。结局：包入脐带退化
尿囊	卵黄囊尾侧向体蒂内伸出的盲囊；其壁上的胚外中胚层→脐动脉和脐静脉；其根部参与膀胱形成。结局：包入脐带退化
脐带	胎儿与胎盘间的索状结构。外覆羊膜，内含结缔组织、闭锁的卵黄囊和尿囊、2 条脐动脉和 1 条脐静脉

（二）胎盘

内容	特点
组成	胎儿的丛密绒毛膜与母体的基蜕膜共同形成。可分为粗糙的母体面和光滑的胎儿面
胎盘屏障（胎盘膜）	由合体滋养层、细胞滋养层及其基膜、薄层绒毛结缔组织、毛细血管基膜与内皮组成。绒毛间隙内的母体血与绒毛内的胎儿血互不相混，两者通过胎盘屏障实现物质交换
功能	物质交换；内分泌：人绒毛膜促性腺激素、人绒毛膜促乳腺生长激素、孕激素、雌激素

六、双胎、联胎与多胎

内容	特点
双胎	两个受精卵→双卵孪生，一个受精卵→单卵孪生。单卵孪生的成因：①受精卵发育为两个胚泡；②一个胚泡内出现两个内细胞群；③一个胚盘上出现两个原条与脊索
联胎	两个孪生胎体发生局部联结，称为联胎
多胎	一次产出两个以上的胎儿称为多胎

【复习题】

一、选择题

（一）A1 型题（单句型最佳选择题）

1. 受精卵的细胞分裂常称为（　　　）

    A. 卵裂 　　　　　　　　　　　B. 第一次减数分裂

C. 第二次减数分裂   D. 无丝分裂

E. 有丝分裂

*2. 排卵后卵子的受精能力约保持（　　）

A. 6 小时   B. 12 小时   C. 36 小时

D. 48 小时   E. 60 小时

*3. 精子在女性生殖管道内的受精能力约保持（　　）

A. 6 小时   B. 12 小时   C. 24 小时

D. 3 天   E. 4 天

*4. 精子获能的部位是（　　）

A. 附睾   B. 睾丸   C. 子宫和输卵管

D. 尿道   E. 阴道

5. 正常受精的部位在（　　）

A. 输卵管漏斗部   B. 输卵管壶腹部   C. 输卵管峡部

D. 输卵管子宫部   E. 子宫底或体部

6. 透明带消失于（　　）

A. 排卵时   B. 受精时   C. 桑葚胚形成时

D. 卵裂开始时   E. 胚泡植入时

7. 下列哪项不属于胚泡的结构（　　）

A. 滋养层   B. 胚泡液   C. 胚泡腔

D. 内细胞群   E. 放射冠

8. 胚泡开始植入的时间相当于月经周期的（　　）

A. 第 9~10 天   B. 第 12~14 天   C. 第 16~17 天

D. 第 19~20 天   E. 第 27~28 天

9. 胚泡完成植入大约需要（　　）

A. 3 天   B. 5 天   C. 6 天

D. 8 天   E. 10 天

10. 植入时最先接触子宫内膜的结构是（　　）

A. 极端滋养层   B. 透明带   C. 胚泡腔

D. 内细胞群   E. 滋养层

11. 植入后的子宫内膜称（　　）

A. 胎膜   B. 蜕膜   C. 羊膜

D. 绒毛膜   E. 基膜

12. 宫外孕最常发生在（　　）

A. 卵巢表面   B. 子宫阔韧带   C. 肠系膜

D. 输卵管   E. 膀胱壁

13. 胚泡植入下列何处可形成前置胎盘（　　）

A. 子宫底部   B. 子宫前壁   C. 子宫后壁

D. 输卵管   E. 子宫颈

*14. 体蒂由下列哪项形成（　　）

    A. 滋养层　　　　　　　　B. 胚内中胚层　　　　　　C. 胚外中胚层

    D. 外胚层　　　　　　　　E. 内胚层

*15. 脊索的细胞来自（　　）

    A. 神经褶　　　　　　　　B. 原条　　　　　　　　　C. 原沟

    D. 原凹　　　　　　　　　E. 神经沟

16. 形成原条的是（　　）

    A. 下胚层细胞　　　　　　B. 上胚层细胞　　　　　　C. 中胚层细胞

    D. 胚外中胚层细胞　　　　E. 滋养层细胞

17. 中胚层不能分化形成（　　）

    A. 平滑肌　　　　　　　　B. 肾　　　　　　　　　　C. 卵巢

    D. 假复层纤毛柱状上皮　　E. 疏松结缔组织

*18. 口咽膜、泄殖腔膜处的结构是（　　）

    A. 内胚层和外胚层　　　　　　　　　B. 滋养层和内胚层

    C. 内胚层和胚内中胚层　　　　　　　D. 胚内中胚层和胚外中胚层

    E. 滋养层和中胚层

19. 神经管由下列哪项诱导形成（　　）

    A. 间充质　　　　　　　　B. 脊索　　　　　　　　　C. 外胚层

    D. 内胚层　　　　　　　　E. 中胚层

20. 后神经孔未闭合可导致（　　）

    A. 无脑儿　　　　　　　　B. 脊髓裂　　　　　　　　C. 畸胎瘤

    D. 唇裂　　　　　　　　　E. 腭裂

21. 下列哪项不是内胚层分化形成（　　）

    A. 胃黏膜的上皮　　　　　B. 气管黏膜的上皮　　　　C. 肝细胞

    D. 肺泡上皮　　　　　　　E. 肾单位

22. 外胚层、中胚层和内胚层均起源于（　　）

    A. 胚内中胚层　　　　　　B. 胚外中胚层　　　　　　C. 上胚层

    D. 下胚层　　　　　　　　E. 上胚层和下胚层

23. 原始生殖细胞来源于（　　）

    A. 下胚层　　　　　　　　B. 卵黄囊的内胚层　　　　C. 卵黄囊的胚外中胚层

    D. 间介中胚层　　　　　　E. 羊膜

24. 造血干细胞来源于（　　）

    A. 下胚层　　　　　　　　B. 轴旁中胚层　　　　　　C. 侧中胚层

    D. 卵黄囊的内胚层　　　　E. 卵黄囊的胚外中胚层

25. 下列哪项不属于胎膜（　　）

    A. 羊膜　　　　　　　　　B. 包蜕膜　　　　　　　　C. 卵黄囊

    D. 绒毛膜　　　　　　　　E. 尿囊

26. 下列哪项不由受精卵发育形成（　　）

    A. 羊膜　　　　　　　　B. 蜕膜　　　　　　　　C. 绒毛膜

    D. 脐带　　　　　　　　E. 胚盘

27. 分娩时羊水量一般为（　　　）

    A. 小于 500ml　　　　　B. 500～1000ml　　　　C. 1000～1500ml

    D. 1500～2000ml　　　　E. 多于 2000ml

28. 妊娠后期，胎儿生长发育于（　　　）

    A. 子宫腔　　　　　　　B. 羊膜腔　　　　　　　C. 胚内体腔

    D. 胚外体腔　　　　　　E. 胚泡腔

29. 心包腔、胸膜腔、腹膜腔由下列哪项形成（　　　）

    A. 羊膜腔　　　　　　　B. 胚外体腔　　　　　　C. 胚泡腔

    D. 胚内体腔　　　　　　E. 脐腔

30. 胚内体腔形成于下列哪项结构内（　　　）

    A. 内胚层　　　　　　　B. 外胚层　　　　　　　C. 体节

    D. 间介中胚层　　　　　E. 侧中胚层

31. 下列哪项不是胎盘的特点（　　　）

    A. 盘状，母体面粗糙，胎儿面光滑

    B. 由母体基蜕膜和胎儿平滑绒毛膜构成

    C. 是母体与胎儿进行物质交换的场所

    D. 物质交换时需通过胎盘屏障

    E. 有内分泌功能，能分泌激素

32. 将绒毛固定于基蜕膜上的是（　　　）

    A. 合体滋养层　　　　　B. 细胞滋养层壳　　　　C. 体蒂

    D. 胎盘隔　　　　　　　E. 胚外中胚层

33. 胎儿娩出后，从剪断的脐带中流出的血液是（　　　）

    A. 胎儿的动、静脉血

    B. 母体的动、静脉血

    C. 胎儿的动脉血和母体的静脉血

    D. 胎儿的静脉血和母体的动脉血

    E. 胎儿和母体的动、静脉血

34. 做早孕诊断时，通常是检测孕妇尿中的（　　　）

    A. 雌激素　　　　　　　　　　　B. 孕激素

    C. 人绒毛膜促性腺激素（hCG）　　D. 人绒毛膜促乳腺生长激素

    E. 卵泡刺激素

35. 畸胎瘤是下列哪项未退化所致（　　　）

    A. 原条　　　　　　　　B. 脊索　　　　　　　　C. 卵黄囊

    D. 尿囊　　　　　　　　E. 脐带

36. 脐粪瘘是下列哪项未退化所致（　　　）

    A. 原条　　　　　　　　B. 脊索　　　　　　　　C. 卵黄囊

      D. 尿囊   E. 脐带

37. 脐尿瘘是下列哪项未退化所致（   ）

      A. 原条   B. 脊索   C. 卵黄囊

      D. 尿囊   E. 脐带

38. 下列哪项结构异常可导致葡萄胎或绒毛膜上皮癌（   ）

      A. 蜕膜   B. 胚泡腔   C. 滋养层

      D. 内细胞群   E. 羊膜

*39. 最易导致联胎的原因是（   ）

      A. 形成的两个受精卵未完全分离

      B. 形成的两个桑葚胚未完全分离

      C. 形成的两个胚泡未完全分离

      D. 形成的两个内细胞群未完全分离

      E. 形成的两个原条未完全分离

40. 人胚初具雏形的时间是（   ）

      A. 第 4 周末   B. 第 6 周末   C. 第 8 周末

      D. 第 10 周末   E. 第 12 周末

（二）A2 型题（病例摘要型最佳选择题）

41. 女性患者，30 岁，停经 45 天，尿 hCG+，突发下腹痛伴阴道流血，B 超检查确诊为异位妊娠。囊胚正常的植入部位是（   ）

      A. 输卵管壶腹部   B. 卵巢   C. 子宫直肠窝

      D. 子宫底部或体部   E. 子宫颈内口

42. 男婴，出生后体检发现骶尾部正中区域有一个直径 5cm 大的肿块，囊实性，经医院检查确诊为骶尾部畸胎瘤，该肿瘤最可能由下列哪项所致（   ）

      A. 间质中胚层

      B. 原条退化不良的残留组织形成

      C. 原沟退化不良的残留组织形成

      D. 神经板退化不良的残留组织形成

      E. 原结退化不良的残留组织形成

43. 女性，36 岁，停经 2 月余后出现严重的妊娠呕吐，难缓解，近一天因阴道流血，多于平时月经量而就诊。检查发现子宫异常增大、孕 3 个月，软，宫底位于脐耻之间，血清 hCG 水平明显高于正常水平，手术探查见大量大小不等的水泡状组织，论断为葡萄胎。葡萄胎形成原因是（   ）

      A. 羊膜细胞异常增生、水肿

      B. 绒毛膜中滋养细胞异常增生、水肿

      C. 卵黄囊细胞异常增生、水肿

      D. 子宫蜕膜细胞异常增生、水肿

      E. 胎盘细胞异常增生、水肿

44. 已婚女性，28 岁，平素月经规律，近日右下腹出现数次阵发性的疼痛，伴有轻微的恶心及里急后重感，同时右下腹明显的压痛，反跳痛不明显。该女性提及一个多月没有来月经，医生首先需要考虑的诊断是（　　　）

  A. 胆囊炎   B. 右侧卵巢囊肿   C. 右侧附件炎

  D. 右侧输卵管妊娠 E. 右肾结石

45. 女性婴儿，出生后不久，父母发现患儿在每次喝奶以后会有乳白色样混浊液体从肚脐流出，流出的液体时多时少，与进食量有一定关系，该患儿出现的问题可能与下列哪项相关（　　　）

  A. 脐带退化不良 B. 脐带未扎紧   C. 卵黄囊闭锁不良

  D. 尿囊闭锁不良 E. 食管瘘

46. 34^{+}周龄早产儿，男性，出生后体检发现孩子的脊柱有发育缺陷，肌组织薄弱且椎骨结构异常，导致以上缺陷的原因是（　　　）

  A. 神经外胚层发育异常 B. 间质中胚层发育异常 C. 内胚层中部发育异常

  D. 轴旁中胚层发育异常 E. 侧中胚层发育异常

47. 32 周龄早产男婴，出生后，医务人员发现孩子的胸背部及四肢大面积皮肤明显发红，可见到分布有丰富细小血管的鲜红组织，皮肤发育不全，该缺陷与下列哪项结构关系密切（　　　）

  A. 轴旁中胚层   B. 体壁中胚层   C. 脏壁中胚层

  D. 表面外胚层   E. 胚外中胚层

*48. 某孕妇在产检做 B 超检查时发现胎死宫内，超声提示胎儿的胸腹部可见心脏和胃肠的膨出，腹壁结构不完整，该缺陷形成于受精后（　　　）

  A. 1～2 周   B. 3～4 周   C. 4～8 周

  D. 3～5 个月   E. 6～8 个月

49. 30 岁女性患者，已婚，平素月经不规律，3～4 天/2～3 月，现停经 3^{+}月，她希望知道自己是否怀孕，医生可以做什么临床检查以准确判断她是否怀孕（　　　）

  A. 妇科 B 超   B. 妇科触诊体检 C. 化验尿液

  D. 抽血检查 hCG E. 抽血检查雌激素

*50. 女性，32 岁，孕 36 周，上午自觉胎动过于频繁，下午胎动又明显减少，到医院就诊检查，发现胎儿心率 108 次/分，B 超检查脐带绕颈 3 周半，此时医生考虑胎儿（　　　）

  A. 胎盘生长不良 B. 体蒂过度发育 C. 羊膜生长不正常

  D. 宫内窘迫   E. 颈部发育异常

51. 女性，38 岁，孕 35 周时出现少量无痛性阴道流血，后流血次数和出血量增加，家人送至医院时，孕妇面色苍白，脉搏细弱、四肢湿冷、血压 90mmHg/60mmHg，腹部检查发现子宫软，无压痛、轮廓清楚，大小与孕周相符，胎先露高浮，合并胎位异常。经超声检查确诊为前置胎盘，其发生原因常见于（　　　）

  A. 胚泡在子宫底植入   B. 胚泡在子宫体前壁植入

  C. 胚泡在子宫体后壁植入   D. 胚泡在接近子宫颈处植入

  E. 胚泡在输卵管植入

52. 女性，32 岁，患有慢性高血压，孕 25 周时出现阴道流血、腹痛而入院就诊，检查发现阴道流血为陈旧性不凝血，胎心异常，子宫张力高，患者伴有恶心、出汗、面色苍白和血压下降的征象。超声图像显示胎盘与子宫壁之间出现边缘不清楚的液性低回声区，胎盘增厚，诊断为胎盘早剥。下列关于胎盘的描述哪项不正确（　　　）

    A. 由基蜕膜和丛密绒毛膜组成

    B. 基蜕膜中有大量来自母体的血液

    C. 丛密绒毛膜分泌的 hCG 使胎盘内出血引起胎盘剥离

    D. 可产生雌激素与孕激素

    E. 胎儿与母体进行物质交换必须通过胎盘屏障

（三）B 型题（标准配伍题）

（53～60 题共用备选答案）

    A. 受精后第 1 周　　　　B. 受精后第 2 周　　　　C. 受精后第 3 周

    D. 受精后第 4～8 周　　　E. 受精 7 周以后

53. 桑葚胚出现在（　　　）

54. 胚泡出现在（　　　）

55. 二胚层胚盘出现在（　　　）

56. 三胚层胚盘出现在（　　　）

57. 羊膜腔和卵黄囊最早出现于（　　　）

58. 合体滋养层最早出现于（　　　）

*59. 四肢形成于（　　　）

*60. 生殖器开始分化（　　　）

（61～67 题共用备选答案）

    A. 上胚层　　　　　　　B. 下胚层　　　　　　　C. 外胚层

    D. 中胚层　　　　　　　E. 内胚层

61. 皮肤的表皮来源于（　　　）

62. 脑和脊髓来源于（　　　）

63. 消化腺来源于（　　　）

64. 胚内中胚层来源于（　　　）

65. 肾和生殖腺发生于（　　　）

66. 卵黄囊的形成最早源于（　　　）

67. 胸骨和肋骨的发生源于（　　　）

（四）X 型题（多项选择题）

68. 胚胎发育至第 2 周可出现的腔或囊有（　　　）

    A. 羊膜腔　　　　　　　B. 胚外体腔　　　　　　C. 卵黄囊

    D. 胚内体腔　　　　　　E. 尿囊

69. 精子进入卵母细胞后（　　　）

    A. 次级卵母细胞完成第二次减数分裂，形成雌原核

    B. 精子发生顶体反应

    C. 精子完成第二次减数分裂，形成雄原核

D. 雌、雄原核靠拢，核膜消失，形成受精卵

E. 引起透明带反应

70. 受精的意义在于（　　　）

    A. 启动受精卵细胞分裂　　　　　　B. 恢复二倍体核型

    C. 决定性别　　　　　　　　　　　D. 子代获得双亲的遗传物质

    E. 子代具有与亲代不完全相同的性状

71. 胚泡由下列哪些组成（　　　）

    A. 内细胞群　　　　　B. 胚泡腔　　　　　C. 滋养层

    D. 羊膜　　　　　　　E. 卵黄囊

72. 胚泡正常植入常见的部位有（　　　）

    A. 子宫体　　　　　　B. 子宫颈管内　　　C. 子宫颈

    D. 子宫底　　　　　　E. 输卵管

73. 胚泡正常植入的条件是（　　　）

    A. 母体雌激素和孕激素的精细调节

    B. 子宫内膜处于月经期

    C. 子宫内膜周期性变化与胚泡发育同步

    D. 透明带适时消失

    E. 胚泡准时到达子宫腔

74. 下列哪些结构由受精卵发育而来（　　　）

    A. 胚盘　　　　　　　B. 卵黄囊　　　　　C. 羊膜

    D. 绒毛膜　　　　　　E. 蜕膜

75. 关于二胚层胚盘的描述哪些正确（　　　）

    A. 上胚层是羊膜腔的底　　B. 下胚层是卵黄囊的顶　C. 出现在受精后第 2 周

    D. 通常为圆盘状　　　　　E. 是人体的原基

*76. 三胚层胚盘中没有中胚层的区域称为（　　　）

    A. 口咽膜　　　　　　B. 羊膜　　　　　　C. 泄殖腔膜

    D. 蜕膜　　　　　　　E. 黏膜

77. 关于原条的描述下列哪些正确（　　　）

    A. 由上胚层细胞增殖形成　　　　　B. 决定了胚盘的中轴与头、尾

    C. 能诱导神经板的形成　　　　　　D. 可形成胚内中胚层

    E. 原条头端可形成脊索

78. 下列哪些由内胚层分化形成（　　　）

    A. 肾　　　　　　　　B. 小肠黏膜上皮　　C. 胰腺细胞

    D. 肝细胞　　　　　　E. 肺泡上皮

79. 下列哪些由外胚层分化形成（　　　）

    A. 脑和脊髓　　　　　B. 皮肤的表皮和汗腺　C. 睾丸生精细胞

    D. 脊神经节　　　　　E. 骨骼

80. 下列哪些结构由中胚层分化形成（　　　）

A. 肾   B. 卵巢   C. 骨骼

D. 肌组织   E. 结缔组织

81. 关于间介中胚层（   ）

    A. 由脊索分化形成   B. 位于轴旁中胚层与侧中胚层之间

    C. 是泌尿系统主要器官的原基   D. 是生殖系统主要器官的原基

    E. 形成胚内体腔

82. 上皮组织可由下列哪些分化形成（   ）

    A. 外胚层   B. 中胚层   C. 内胚层

    D. 胚外中胚层   E. 间充质

83. 小肠的组织结构中来自于中胚层的有（   ）

    A. 单层柱状上皮   B. 结缔组织   C. 肌层

    D. 小肠腺   E. 黏膜下神经丛

84. 十二指肠的组织结构中来自于内胚层的有（   ）

    A. 黏膜上皮   B. 结缔组织   C. 肌层

    D. 小肠腺和十二指肠腺   E. 肌间神经丛

85. 胎膜包括（   ）

    A. 羊膜   B. 绒毛膜   C. 卵黄囊及尿囊

    D. 脐带   E. 胎盘

86. 分娩前胎膜中已退化的结构是（   ）

    A. 羊膜   B. 丛密绒毛膜   C. 卵黄囊

    D. 脐带   E. 尿囊

87. 绒毛膜由下列哪些结构形成（   ）

    A. 内胚层   B. 滋养层   C. 中胚层

    D. 胚外中胚层   E. 外胚层

88. 三级绒毛干的组成包括（   ）

    A. 合体滋养层   B. 细胞滋养层   C. 胚内中胚层

    D. 血管   E. 羊膜

89. 关于羊水的描述下列哪些正确（   ）

    A. 主要由羊膜分泌

    B. 分娩时可达到 2000ml

    C. 不断被羊膜吸收和胎儿吞饮

    D. 含胎儿脱落的上皮细胞及其代谢产物

    E. 羊水的检测可诊断某些先天性疾病

90. 关于胎盘的描述下列哪些正确（   ）

    A. 由母体的基蜕膜和胎儿的丛密绒毛膜构成

    B. 呈圆盘状，可分为胎儿面和母体面

    C. 胎盘内母体血和胎儿血互相混合

    D. 胎盘能分泌多种激素

E. 胎盘在妊娠黄体退化后才完整形成

91. 胎盘产生的激素包括（　　）

A. 雌激素　　　　　　　　　　　B. 孕激素

C. 人绒毛膜促性腺激素　　　　　D. 人绒毛膜促乳腺生长激素

E. 卵泡刺激素

*92. 早期的胎盘屏障包括（　　）

A. 合体滋养层　　　　　　　　　B. 细胞滋养层及其基膜

C. 薄层绒毛结缔组织　　　　　　D. 毛细血管基膜

E. 毛细血管内皮

93. 胎盘的功能有（　　）

A. 保护功能　　　　B. 提供营养　　　　C. 气体交换

D. 分泌激素　　　　E. 排出胎儿的代谢产物

二、简述题

1. 什么是获能？

2. What is fertilization?

3. 什么是桑葚胚？

4. What is blastocyst?

5. What is implantation?

6. 何为蜕膜？

7. 什么是二胚层胚盘？

8. 什么是原条？

*9. 胎盘屏障包括哪些结构？有何作用？

三、论述题

1. 试述胚泡植入的概念、时间、过程、部位、条件及植入后子宫内膜的变化。

2. 胚内中胚层是如何形成的？它主要分化为哪些结构或器官？

3. 试述胎盘的结构、血液循环与功能。

4. 试述神经管的发生及常见畸形。

5. 以胃壁结构为例，试述各层组织结构的胚层分化来源。

6. 一育龄妇女月经周期为 28 天左右，现已确诊为怀孕，末次月经为 2019 年 3 月 1 日，至 2019 年 4 月 1 日，胚胎发育有哪些主要变化？至 2019 年 4 月 8 日，胚胎发育又有哪些主要变化？

【参考答案】

一、选择题

（一）A1 型题（单句型最佳选择题）

1. A　2. B　3. C　4. C　5. B　6. E　7. E　8. D　9. C　10. A　11. B　12. D　13. E

14. C　15. D　16. B　17. D　18. A　19. B　20. B　21. E　22. C　23. B　24. E　25. B
26. B　27. C　28. B　29. D　30. E　31. B　32. B　33. A　34. C　35. A　36. C　37. D
38. C　39. E　40. C

（二）A2 型题（病例摘要型最佳选择题）

41. D　42. B　43. B　44. D　45. C　46. D　47. D　48. C　49. D　50. B　51. D　52. C

（三）B 型题（标准配伍题）

53. A　54. A　55. B　56. C　57. B　58. B　59. D　60. E　61. C　62. C　63. E　64. A
65. D　66. B　67. D

（四）X 型题（多项选择题）

68. ABC　69. ADE　70. ABCDE　71. ABC　72. AD　73. ACDE　74. ABCD
75. ABCDE　76. AC　77. ABDE　78. BCDE　79. ABD　80. ABCDE　81. BCD　82. ABC
83. BC　84. AD　85. ABCD　86. CE　87. BD　88. ABD　89. ACDE　90. ABD　91. ABCD
92. ABCDE　93. ABCDE

二、简述题

1. 什么是获能？

精子在通过子宫和输卵管时，其头部表面的糖蛋白被女性生殖管道分泌的酶降解，精子释放顶体酶，从而获得受精能力，这一过程称获能。

2. What is fertilization?

即受精。指获能后的精子与卵子结合形成受精卵的过程。受精的部位在输卵管壶腹部。

3. 什么是桑葚胚？

受精后第 3 天，由 12～16 个卵裂球组成的实心细胞团，称为桑葚胚。

4. What is blastocyst？

即胚泡。约受精后第 4 天，由桑葚胚进一步发育而形成的囊泡状结构，称为胚泡。中央的腔隙称胚泡腔，周围单层扁平细胞称为滋养层，胚泡内一侧的成团细胞称为内细胞群。内细胞群是胚体原基。

5. What is implantation？

即植入。胚泡逐渐埋入分泌期子宫内膜功能层的过程。植入开始于受精后的第 5～6 天，于第 11～12 天完成。部位通常在子宫体部或底部。

6. 何为蜕膜？

植入后的子宫内膜称为蜕膜。根据蜕膜与胚泡的位置关系，将其分为基蜕膜、包蜕膜和壁蜕膜。

7. 什么是二胚层胚盘？

人胚发育至第 2 周，内细胞群的细胞增殖分化，形成一层柱状细胞为上胚层，形成一层立方细胞为下胚层，上、下胚层紧密相贴呈圆盘状，称二胚层胚盘，是人体的原基。

8. 什么是原条？

人胚发育至第 3 周，上胚层的细胞增殖、迁移至胚盘尾端中轴线处的细胞索，称原条。原条决定了胚盘的中轴及头、尾端，并形成胚内中胚层。

9. 胎盘屏障包括哪些结构？有何作用？

胎儿血与母体血在胎盘内进行物质交换所通过的结构，也称胎盘膜。早期胎盘膜由合体滋养层、细胞滋养层及其基膜、绒毛结缔组织、毛细血管基膜与内皮组成。发育后期，胎盘膜仅由合体滋养层、共同基膜和毛细血管内皮组成。

三、论述题

1. 试述胚泡植入的概念、时间、过程、部位、条件及植入后子宫内膜的变化。

内容	特点
概念	胚泡逐渐埋入分泌期子宫内膜功能层的过程
时间	始于第 5~6 天，第 11~12 天完成
过程	胚泡透明带消失，极端滋养层分泌蛋白水解酶，溶蚀子宫内膜，胚泡沿缺口逐渐移入子宫内膜，内膜修复，植入完成
部位	通常在子宫体部或底部，以后壁为常见
条件	母体雌激素和孕激素的精细调节；子宫内膜周期性变化与胚泡发育同步
植入后子宫内膜的变化	植入后子宫内膜将发生蜕膜反应：内膜更肥厚，血液供应更丰富，腺体分泌更旺盛，基质细胞富含糖原和脂滴。此时子宫内膜改称蜕膜，蜕膜可分为基蜕膜、包蜕膜、壁蜕膜三部分

2. 胚内中胚层是如何形成的？它主要分化为哪些结构或器官？

从第 3 周开始，上胚层细胞增殖、迁移至胚盘一端中央处形成原条，原条中央原沟深部的细胞继续增殖，并在上、下胚层之间迁移、扩展形成胚内中胚层，简称中胚层。

中胚层从脊索两侧由内向外依次分化为：轴旁中胚层、间介中胚层和侧中胚层。填充在内、中、外各胚层间的中胚层细胞，称间充质。各部分分化的结构如下。

组成	分化的主要结构或器官
轴旁中胚层	皮肤的真皮及皮下组织、骨骼肌和中轴骨骼、结缔组织等
间介中胚层	泌尿、生殖系统主要器官
侧中胚层	体壁中胚层：体壁骨骼、肌组织、结缔组织和血管等 脏壁中胚层：消化、呼吸系统的肌组织、血管、结缔组织等 胚内体腔：心包腔、胸膜腔和腹膜腔
中胚层间充质	结缔组织、肌组织和血管等

3. 试述胎盘的结构、血液循环与功能。

胎盘结构：由胎儿的丛密绒毛膜与母体的基蜕膜共同组成。胎儿面光滑，有羊膜覆盖及脐带附着。母体面粗糙，形成 15~30 个椭圆形的胎盘小叶。丛密绒毛膜形成三级绒毛干及绒毛，绒毛干的末端以细胞滋养层壳固着于基蜕膜，绒毛干之间为绒毛间隙，基蜕膜伸入其内形成胎盘隔。

胎盘血液循环：母体动脉血经子宫螺旋动脉流入绒毛间隙，再经子宫静脉，流回母体。胎儿的血液经脐动脉及其分支，流入绒毛内的毛细血管网，后经脐静脉回流到胎儿体内。母体和胎儿的血液在各自封闭管道内循环，互不相混。绒毛间隙内的母体血与绒毛毛细血管内的胎儿血经胎盘屏障实现物质交换。

胎盘功能：①物质交换。胎儿通过胎盘屏障从母体血中获得营养物质和 O_2，排出代谢产物和 CO_2。②内分泌功能。人绒毛膜促性腺激素，能促进黄体的生长发育，以维持妊娠；人绒毛膜促乳腺生长激素，既能促使母体乳腺生长发育，又可促进胎儿的生长发育；雌激素和孕激素，从妊娠第 4 个月开始分泌，替代了妊娠黄体的功能。

4. 试述神经管的发生及常见畸形。

神经管是中枢神经系统发生的原基，将分化为脑和脊髓等。人胚第 4 周，脊索诱导背侧的外胚层增殖形成神经板，神经板的中央下陷形成神经沟，沟两侧的边缘隆起称为神经褶，两侧神经褶由中部向头尾逐渐愈合延伸呈管状，称为神经管。神经管头端为前神经孔，闭合后发育为脑，未闭合则为无脑儿畸形。神经管尾端为后神经孔，闭合后发育为脊髓，未闭合则为脊柱裂或脊髓裂畸形。

5. 以胃壁结构为例，试述各层组织结构的胚层分化来源。

胃壁由内向外由黏膜、黏膜下层、肌层、外膜构成，黏膜又由上皮、固有层、黏膜肌层组成。上皮为单层柱状上皮，固有层为结缔组织，分布有胃腺，黏膜肌层为平滑肌；黏膜下层为结缔组织，含黏膜下神经丛；肌层为 3 层平滑肌，分布有肌间神经丛；外膜多为浆膜。胃壁结构中单层柱状上皮、胃腺来源于内胚层；结缔组织、平滑肌、浆膜来源于中胚层；黏膜下神经丛、肌间神经丛均来源于外胚层。

6. 一育龄妇女月经周期为 28 天左右，现已确诊为怀孕，末次月经为 2019 年 3 月 1 日，至 2019 年 4 月 1 日，胚胎发育有哪些主要变化？至 2019 年 4 月 8 日，胚胎发育又有哪些主要变化？

（1）2019 年 4 月 1 日约为受精龄 2 周，胚胎发育发生的变化如下。

二胚层胚盘形成：在胚泡的植入过程中，内细胞群的细胞增殖、分化形成邻近滋养层的一层柱状细胞为上胚层；靠近胚泡腔侧的一层立方细胞为下胚层，上、下胚层紧密相贴呈圆盘状，即二胚层胚盘，是人体发育的原基。

羊膜腔与卵黄囊形成：上胚层与滋养层之间出现腔隙，称羊膜腔，上胚层周边细胞沿羊膜腔增殖、分化、迁移，形成一层扁平的羊膜上皮，构成羊膜腔的壁。下胚层的细胞则同时向胚泡腔侧生长增殖、分化、迁移、愈合，形成由单层扁平上皮细胞围成的卵黄囊。

胚外体腔与体蒂形成：随着二胚层胚盘、羊膜腔、卵黄囊形成，卵黄囊细胞向胚泡腔内增生，形成松散分布、星状多突的细胞，称为胚外中胚层。胚外中胚层内形成胚外体腔。随着胚外体腔的扩大，胚盘尾端与滋养层之间的胚外中胚层变窄形成体蒂，是脐带形成的原基。

（2）2019 年 4 月 8 日左右约为受精龄 3 周，胚胎发育发生的变化如下。

原条形成：上胚层的细胞增殖，在二胚层胚盘一端中央部分形成一条细胞索，称原条。原条的出现决定了胚盘的中轴与头、尾端。

胚内中胚层及三胚层胚盘形成：原条中央的凹陷称原沟，原沟深部的细胞在上、下胚层之间增殖、迁移、扩展，一部分细胞在上、下两胚层之间形成一层细胞，称胚内中胚层，简称中胚层；一部分细胞逐渐置换了下胚层的细胞，形成新的一层细胞，称内胚层。在内胚层和中胚层出现之后，原上胚层改称为外胚层。第 3 周末，内、中、外胚层紧密相贴形成了三胚层胚盘。

　　脊索形成：原条头端膨大称原结，原结中央凹陷称原凹。原凹的细胞在内、外胚层间向头端增殖形成一条细胞索称脊索。脊索将诱导背侧的外胚层形成神经管。

（杨　力）

第二十一章　颜面、颈和四肢的发生

【大纲要求】

一、知识目标

1. 能够说出鳃器的发生及演变。
2. 能够说明颜面的形成过程。
3. 能够解释颜面常见畸形的原因。
4. 能够说出四肢发生的基本过程及常见畸形。

二、技能目标

1. 能够通过胚胎学总论知识点拓展颜面发生，以动态变化的思维把握好颜面的发育规律。
2. 能够利用纲要信号、口诀记忆法强化颜面知识点内容。
3. 能够联系临床畸形案例与颜面知识点触类旁通。

三、情感、态度和价值观目标

1. 能够感受珍爱生命的意义。
2. 能够认同颜面发生的意义。
3. 能够形成医学生对生命的尊重和珍爱，培养学生医者仁心的医德素养。

【学习要点】

一、鳃器的发生

鳃器（branchial apparatus）：鳃弓、鳃沟、咽囊、鳃膜的总称。

名称	形成
鳃弓	额鼻隆起（frontonasal prominence）两侧的间充质增生，6 对
鳃沟	鳃弓之间的凹陷，5 对
咽囊	原始咽侧壁内胚层向外膨出，5 对
鳃膜	咽囊与鳃沟之间的隔膜

二、颜面的形成及演变

名称	形成	演变
额鼻隆起	脑泡腹侧间充质局部增生形成	前额、鼻梁和鼻尖、鼻中隔
上颌隆起和下颌隆起	第一鳃弓腹侧分支形成。各 1 对	上颌隆起→上唇的外侧部与上颌 下颌隆起→下唇和下颌
鼻板和鼻窝	额鼻隆起下缘两侧外胚层增生→鼻板，鼻板中央的凹陷为鼻窝。1 对	鼻窝→原始鼻腔
内侧鼻隆起和外侧鼻隆起	鼻窝周缘间充质增生形成。各 1 对	内侧鼻隆起→人中及上唇正中 外侧鼻隆起→鼻侧壁和鼻翼
口凹	额鼻隆起，左、右上颌隆起，左、右下颌隆起包围凹陷部分，其底是口咽膜，第 4 周破裂	口凹→口腔

三、腭的形成

左、右内侧鼻隆起→正中腭突
左、右上颌隆起→外侧腭突
} 腭→原始口腔 { 鼻腔 / 口腔

四、四肢的发生及演变

上肢芽与下肢芽：胚体左、右侧体壁上深部中胚层和表面外胚层增殖形成的隆起。两对。

上肢芽→上臂、前臂、手
下肢芽→大腿、小腿、足

五、主要畸形

畸形	原因或类型
唇裂	上唇单侧唇裂最常见，上颌隆起与同侧的内侧鼻隆起未愈合所致
腭裂	①前腭裂：正中腭突与外侧腭突未愈合所致。②正中腭裂：左、右外侧腭突未愈合所致。③完全腭裂：前腭裂和正中腭裂并存
面斜裂	上颌隆起与同侧外侧鼻隆起未愈合所致
四肢畸形	①缺失性畸形；②重复性畸形；③发育不全

【复习题】

一、选择题

（一）A1 型题（单句型最佳选择题）

1. 口凹周围的结构是（   ）

  A. 额鼻隆起、左、右第一对鳃弓和左、右下颌隆起

  B. 额鼻隆起、左、右内侧鼻隆起和左、右下颌隆起

  C. 额鼻隆起、左、右外侧鼻隆起和左、右下颌隆起

  D. 额鼻隆起、左、右鼻板和左、右第一对鳃弓

  E. 额鼻隆起、左、右上颌隆起和左、右下颌隆起

2. 颜面形成中，鼻板出现在（   ）

  A. 额鼻隆起的下缘两侧   B. 额鼻隆起的上缘两侧

  C. 第一对鳃弓分叉处   D. 第二对鳃弓正中处

  E. 上颌隆起的上缘两侧

3. 与鼻的发生无关的结构是（   ）

  A. 额鼻隆起   B. 第二对鳃弓   C. 鼻窝

  D. 内侧鼻隆起   E. 外侧鼻隆起

4. 内侧鼻隆起形成（   ）

  A. 人中在内的上唇正中部分   B. 上颌

  C. 鼻梁和鼻尖   D. 鼻翼

  E. 鼻侧壁

5. 下列关于颜面发生的描述哪项错误（   ）

  A. 最初发生于围绕口凹的五个隆起

  B. 颜面形成与口鼻形成密切相关

  C. 颜面的演变是从正中向两侧发展

  D. 口凹底有口咽膜覆盖

  E. 人胚发育至第 2 个月末，颜面初具人貌

6. 下列描述哪项错误（   ）

  A. 腭暂时分隔原始口腔和原始鼻腔

  B. 腭由正中腭突与外侧腭突共同形成

  C. 左、右外侧鼻隆起发育为鼻侧壁和鼻翼

  D. 上颌隆起与同侧内侧鼻隆起未愈合可导致唇裂

  E. 上颌隆起与同侧外侧鼻隆起未愈合可导致面斜裂

7. 下列关于唇裂的描述哪项错误（   ）

  A. 是最常见的颜面畸形

  B. 多由于上颌隆起与同侧内侧鼻隆起未愈合所致

  C. 只有单侧唇裂，无双侧唇裂发生

  D. 唇裂可伴有腭裂

  E. 左、右内侧鼻隆起未愈合可形成上唇正中唇裂

8. 面斜裂发生的原因是（   ）

  A. 上颌隆起与同侧内侧鼻隆起未愈合

  B. 上颌隆起与同侧外侧鼻隆起未愈合

  C. 下颌隆起与同侧内侧鼻隆起未愈合

D. 下颌隆起与同侧外侧鼻隆起未愈合

E. 左、右外侧腭突愈合不良所致

9. 下列关于四肢发生的描述哪项错误（　　）

A. 胚体左、右外侧体壁出现上、下两对肢芽

B. 上、下肢芽由深面内胚层和表面外胚层组成

C. 上肢芽发育为上臂、前臂和手

D. 下肢芽发育为大腿、小腿和足

E. 手板和足板起初呈蹼状

10. 鳃器不包括（　　）

A. 鳃弓　　　　　　　B. 鳃沟　　　　　　　C. 鳃膜

D. 咽囊　　　　　　　E. 后鳃体

11. 与颜面发生无关的结构是（　　）

A. 内侧鼻隆起　　　　B. 外侧鼻隆起　　　　C. 第二对鳃弓

D. 第一对鳃弓　　　　E. 额鼻隆起

12. 与第一对鳃弓演变无关的结构是（　　）

A. 颊　　　　　　　　B. 唇　　　　　　　　C. 颈

D. 颌　　　　　　　　E. 腭

13. 外侧鼻隆起发育形成（　　）

A. 鼻梁和鼻尖　　　　B. 鼻翼和鼻侧壁　　　C. 外侧腭突

D. 人中和正中腭突　　E. 面颊部

14. 与下颌隆起发育无关的结构是（　　）

A. 鼻窝　　　　　　　B. 下唇　　　　　　　C. 下颌

D. 舌体　　　　　　　E. 面颊部

15. 外耳道来自于（　　）

A. 第一鳃沟　　　　　B. 第二鳃沟　　　　　C. 第三鳃沟

D. 第四鳃沟　　　　　E. 第五鳃沟

16. 颜面最早出现的结构是（　　）

A. 口凹　　　　　　　B. 口咽膜　　　　　　C. 鳃弓

D. 鼻板　　　　　　　E. 鳃器

（二）A2 型题（病例摘要型最佳选择题）

17. 3 月大患儿，出生时发现口腔有畸形，伴吮吸困难、进食呛咳、食物鼻腔反流，患儿易感冒。门诊检查面部基本对称，鼻底全层裂开，左右上牙槽间有切迹，悬雍垂至左右牙槽突裂开。上述畸形属于（　　）

A. 唇裂　　　　　　　B. 前腭裂　　　　　　C. 面斜裂

D. 后腭裂　　　　　　E. 唇腭裂

18. 某男性新生儿，出生后即发现面部畸形，左右鼻翼不完全对称，且左侧鼻翼偏低，上唇在左侧鼻孔下方有明显的裂隙，导致该出生缺陷的直接原因是（　　）

A. 外侧鼻突与正中腭突未融合　　　B. 内侧鼻突与正中腭突未融合

C. 上颌突与同侧外侧鼻突未融合　　　D. 上颌突与同侧内侧鼻突未融合

E. 上颌突与对侧鼻突未融合

19. 男性患儿，2 岁，出生时发现面部严重畸形，左右侧面部不对称，右侧鼻翼不完整，可见鼻腔内红润组织，上唇至右侧下眼睑之间有明显裂隙，导致该畸形的直接原因是（　　）

A. 外侧鼻突与正中腭突未融合　　　　B. 外侧鼻突与同腭突未融合

C. 外侧鼻突与同侧上颌突未融合　　　D. 上腭突与内侧鼻突未融合

E. 右侧腭突与同侧鼻突未融合

20. 某女性新生儿，出生后发现她的四肢明显异常，直接长在躯干上、形似海豹，该出生缺陷属于下列哪种类型（　　）

A. 无臂畸形　　　　　　B. 短肢畸形　　　　　　C. 四肢分化异常

D. 重复畸形　　　　　　E. 无下肢畸形

（三）B 型题（标准配伍题）

（21～26 题共用备选答案）

A. 上唇裂　　　　　　　B. 下唇裂　　　　　　　C. 面斜裂

D. 前腭裂　　　　　　　E. 正中腭裂

21. 两侧下颌突未融合可导致（　　）

22. 上颌突与同侧外侧鼻突未融合可导致（　　）

23. 外侧腭突与正中腭突未融合可导致（　　）

24. 两外侧腭突正中未融合可导致（　　）

25. 内侧鼻突发育不良可导致（　　）

26. 左右侧内侧鼻突未融合可导致（　　）

（27～30 题共用备选答案）

A. 鳃弓　　　　　　　　B. 鳃沟　　　　　　　　C. 咽囊

D. 鳃膜　　　　　　　　E. 额鼻突

27. 脑泡腹侧的间充质局部增生，使胚体头部外观呈现较大的圆形突起是（　　）

28. 胚体头部两侧的间充质增生，渐次形成 6 对左右对称的柱状突起是（　　）

29. 原始消化管头段（原始咽）侧壁内胚层向外膨出，形成的 5 对囊状突起是（　　）

30. 原始咽顶壁的内胚层与鳃沟底壁的外胚层间形成的少量间充质是（　　）

（四）X 型题（多项选择题）

31. 颜面可见的畸形有（　　）

A. 前腭裂　　　　　　　B. 完全腭裂　　　　　　C. 单侧唇裂

D. 正中唇裂　　　　　　E. 面斜裂

32. 下列关于腭裂的描述哪些正确（　　）

A. 腭裂可伴有面斜裂

B. 正中腭突与外侧腭突未愈合致前腭裂

C. 左、右外侧腭突未愈合致正中腭裂

D. 前腭裂和正中腭裂合称完全腭裂

E. 腭裂可伴有唇裂

33. 人胚颜面部出现的结构有（　　　）

    A. 鳃弓，6 对　　　　　　B. 鳃沟，5 对　　　　　C. 咽囊，5 对

    D. 鼻板，1 对　　　　　　E. 鼻窝，1 对

34. 下列描述哪些正确（　　　）

    A. 人中由左、右内侧鼻隆起发育形成

    B. 鼻梁和鼻尖是由额鼻隆起发育而来

    C. 鼻翼是由外侧鼻隆起发育而来

    D. 上颌由左、右上颌隆起愈合形成

    E. 下颌由左、右下颌隆起愈合形成

35. 有关颜面畸形的描述哪些错误（　　　）

    A. 唇裂多因上颌隆起与同侧的外侧鼻隆起未愈合所致

    B. 前腭裂和正中腭裂合称完全腭裂

    C. 面斜裂因上颌隆起与同侧内侧鼻隆起未愈合所致

    D. 人中缺损是内侧鼻隆起发育不良导致

    E. 腭裂可伴有唇裂

36. 唇由下列哪些组成（　　　）

    A. 左、右内侧鼻隆起　　　B. 左、右外侧鼻隆起　　　C. 左、右上颌隆起

    D. 左、右下颌隆起　　　　E. 额鼻隆起

37. 额鼻隆起演变为（　　　）

    A. 鼻梁和鼻尖　　　　　　B. 前额　　　　　　C. 鼻中隔

    D. 鼻板　　　　　　　　　E. 口凹

38. 鳃膜的结构由哪些组成（　　　）

    A. 外胚层　　　　　　　　B. 内胚层　　　　　　C. 鳃弓

    D. 间充质　　　　　　　　E. 鳃器

二、简述题

1. 什么是鳃器？

2. 什么是腭裂？

3. 什么是面斜裂？

三、论述题

唇裂是颌面部常见的先天畸形，发病率约为 1.82‰，试分析唇裂形成的原因。

【参考答案】

一、选择题

（一）A1 型题（单句型最佳选择题）

1. E　2. A　3. B　4. A　5. C　6. A　7. C　8. B　9. B　10. E　11. C　12. C　13. B

14. A   15. A   16. B

（二）A2 型题（病例摘要型最佳选择题）

17. D   18. D   19. C   20. B

（三）B 型题（标准配伍题）

21. B   22.C   23. D   24. E   25. A   26. A   27. E   28. A   29. C   30. D

（四）X 型题（多项选择题）

31. ABCDE   32. BCDE   33. ABCDE   34. ABCDE   35. AC   36. ACD   37. ABC
38. ABD

二、简述题

1. 什么是鳃器？

胚在第 22～29 天时，由原始咽两侧的间充质迅速增生，在额鼻突和心隆起之间，由头端至尾端形成后对鳃弓，其间的凹沟称鳃沟。原始咽的内胚层向外侧膨出，形成与鳃沟相对应的 5 对咽囊，周围少量组织形成鳃膜。这些结构的总称为鳃器。

2. 什么是腭裂？

腭裂有多种类型。①前腭裂：正中腭突与外侧腭突未愈合所致。②正中腭裂：左、右外侧腭突未愈合所致。③完全腭裂：前腭裂和正中腭裂并存，常伴有唇裂。

3. 什么是面斜裂？

面斜裂是位于眼内眦与上唇口角之间的裂隙，由上颌隆起与同侧外侧鼻隆起未愈合所致。

三、论述题

唇裂是颌面部常见的先天畸形，发病率约为 1.82‰，试分析唇裂形成的原因。

唇裂发生的机制具有代表性的是融合学说和上皮墙学说相结合的理论。胚胎多因发育期间受致畸因子的影响，上颌隆起与同侧的内侧鼻隆起未愈合所致，多见上唇单侧，沟裂位于人中外侧。例如，左、右内侧鼻隆起或两侧下颌隆起未愈合，可导致上唇或下唇的正中唇裂。单侧唇裂一般在出生后 6 个月左右通过矫形手术修复缺陷。

（曾洪艳）

第二十二章　消化系统和呼吸系统的发生

【大纲要求】

一、知识目标

1. 能够理解消化系统和呼吸系统的常见畸形及形成原因。
2. 能够总结肠、肝、胆、胰的发生过程。
3. 能够说出咽的发生及咽囊的演变。
4. 能够概述甲状腺、食管、胃的发生。
5. 能够描述喉、气管和肺的发生。

二、技能目标

1. 通过对前肠、中肠和后肠的外形、位置改变及分隔变化的学习，形成动态观察、思考问题的意识。
2. 能够联系消化系统和呼吸系统发生过程中可能出现的畸形，培养分析问题、思考问题的能力。

三、情感、态度和价值观目标

1. 能够感受珍爱生命的意义。
2. 能够从先天畸形的发病率中建立预防为主的观念。

【学习要点】

$$消化、呼吸系统的原基（内胚层）\rightarrow 原始消化管 \begin{cases} 前肠 \\ 中肠 \\ 后肠 \end{cases}$$

一、消化系统的发生

（一）咽囊的演变

原始咽为消化管头端的膨大部，其侧壁形成五对咽囊，咽囊演化形成一些重要器官。

第1对咽囊 $\begin{cases} 内侧 \to 咽鼓管 \\ 外侧 \to 中耳鼓室 \end{cases}$　　　　第2对咽囊 $\begin{cases} 内侧 \to 腭扁桃体 \\ 外侧 \to 退化 \end{cases}$

第3对咽囊 $\begin{cases} 背侧 \to 下一对甲状旁腺 \\ 腹侧 \to 胸腺 \end{cases}$　　　第4对咽囊 $\begin{cases} 背侧 \to 上一对甲状旁腺 \\ 腹侧 \to 退化 \end{cases}$

第5对咽囊：形成一细胞团，称后鳃体。后鳃体的部分细胞迁入甲状腺内，分化为滤泡旁细胞。

（二）甲状腺的发生

原始咽底壁正中线约第1对咽囊平面，内胚层上皮细胞增生向间充质内下陷形成一盲管，称甲状舌管。甲状舌管沿颈部正中向尾端生长、延伸，末端向两侧膨大形成甲状腺。

（三）食管和胃的发生

原始咽尾侧的原始消化管随颈和胸部器官的发育而延长成为食管。食管发育过程中管腔曾一度闭锁，之后过度增生的上皮退化，管腔重新出现。

第4～5周时，食管尾侧的前肠形成梭形膨大，即为胃原基。胃的背侧缘生长快，形成胃大弯，胃大弯头端膨大形成胃底，腹侧缘生长慢，形成胃小弯。随着胃背系膜发育为网膜囊，胃由原来的垂直方位转为左上至右下的斜行方位。

（四）肠的发生

名称	分化结果
前肠	分化为原始咽、食管、胃和十二指肠上段，肝、胆囊、胰及除鼻以外的呼吸道
中肠	分化为十二指肠下段至横结肠的右 2/3
后肠	分化为横结肠的左 1/3 至肛管上段，膀胱和尿道的大部分

（五）肝和胆的发生

前肠末端腹侧壁内胚层上皮增生 → 肝憩室 $\begin{cases} 头支 \to 肝管、小叶间胆管、肝板、胆小管 \\ 尾支 \to 胆囊、胆囊管 \\ 基部 \to 胆总管 \end{cases}$

（六）胰腺的发生

人胚发育第4周末，前肠尾端内胚层细胞增生，先出现的一个位于背侧，与肝憩室相对，称为背胰芽，后出现的一个位于腹侧，紧靠肝憩室的尾侧缘，称为腹胰芽。由于胃和十二指肠方位的变化和肠壁的不均等生长，腹胰经右侧转向背侧并与背胰融合，形成一个胰腺。

（七）消化系统的常见先天畸形

畸形	原因
甲状舌管囊肿	甲状舌管未闭锁，留有间隙，当上皮细胞分化为黏液性细胞时，分泌的黏液聚集在间隙内形成小囊肿
消化管狭窄或闭锁	多见于食管、十二指肠。因发育中过度增生的上皮细胞未凋亡，管腔未能重建所致
先天性脐疝	由于肠袢退回腹腔后脐腔未闭锁，脐部仍与腹腔通连。腹压增高时，肠管可从脐部膨出
回肠憩室	即梅克尔憩室，因卵黄蒂近端未退化所致
脐粪瘘	由卵黄蒂未退化，在脐与肠之间残留一瘘管所致。腹压增高时，粪便可通过瘘管从脐部溢出
先天性巨结肠	神经嵴细胞未迁移至结肠壁中，导致肠壁内副交感神经节细胞缺如，肠壁收缩乏力，肠内容物淤积而致肠管扩张
不通肛	即肛门闭锁，是由肛膜未破或肛凹未能与直肠末端相通所致，并常因尿直肠隔发育不全而伴有直肠尿道瘘
肠袢转位异常	由于肠袢在发育中未发生旋转，或转位不全，或反向转位所致
胆管闭锁	肝内、外胆管在发生过程中有一个管腔暂闭塞，之后再重新管腔化的过程。如果其管腔重建过程受阻，就可能出现胆管闭锁，从而导致先天性新生儿阻塞性黄疸
环状胰	由于腹胰移位及背、腹两胰融合过程中发生异常，形成环绕十二指肠的胰腺

二、呼吸系统的发生

（一）喉、气管和肺的发生

原始咽尾端腹侧壁正中形成一纵行浅沟，称喉气管沟，此沟逐渐加深，并从尾端向头端愈合成一盲管，称喉气管憩室。憩室与食管间的间充质增生形成气管食管隔。喉气管憩室上段发育为喉，中段发育为气管，下段末端形成两个膨大，称肺芽。肺芽呈树状反复分支，逐渐形成左、右主支气管及肺支气管树的各级分支。

（二）呼吸系统的常见先天畸形

畸形	原因
气管食管瘘	因气管食管隔发育不良，导致气管与食管分隔不全，两者之间仍有瘘管相通
透明膜病	多见于早产儿，主要由于Ⅱ型肺泡细胞分化不良，不能分泌表面活性物质，因此肺泡表面张力增大，不能随呼吸运动而扩张

【复习题】

一、选择题

（一）A1 型题（单句型最佳选择题）

1. 原始消化管由下列哪项卷折形成（　　）

    A. 内胚层   B. 外胚层   C. 体壁中胚层

    D. 胚外中胚层   E. 滋养层

2. 胸腺来源于（　　）

    A. 第 1 对咽囊   B. 第 2 对咽囊   C. 第 3 对咽囊

    D. 第 4 对咽囊   E. 第 5 对咽囊

3. 甲状腺来源于（　　）

    A. 甲状舌管　　　　　　　　B. 第 1 对咽囊　　　　　　　　C. 第 2 对咽囊

    D. 第 3 对咽囊　　　　　　　　E. 第 4 对咽囊

4. 关于胃发生的描述下列哪项错误（　　）

    A. 由中肠尾侧梭形膨大发育而来　　　　B. 背侧缘生长快，形成胃大弯

    C. 腹侧缘生长慢，形成胃小弯　　　　　D. 胃背系膜发育为突向左侧的网膜囊

    E. 胃的方位在发育中会发生变化

5. 关于肠发生的描述下列哪项错误（　　）

    A. 由胃以下的原始消化管分化形成

    B. 肠生长速度快，形成"U"形中肠袢

    C. 盲肠突是空肠、回肠的原基

    D. 肠袢曾突入脐腔，形成生理性脐疝

    E. 肠袢在发育中要发生逆时针旋转

6. 对卵黄蒂的描述哪项正确（　　）

    A. 由尿囊演变而成　　　　　　B. 由卵黄囊演变形成

    C. 卵黄蒂与体蒂相同　　　　　D. 是大肠和小肠的分界线

    E. 卵黄蒂未退化可导致脐尿瘘

7. 对肝、胆发生的描述哪项错误（　　）

    A. 肝憩室是位于前肠末端腹侧壁的突起

    B. 头支较大，是肝的原基

    C. 尾支较小，是形成胆囊及胆道的原基

    D. 基部主要形成胆总管

    E. 肝憩室也称梅克尔憩室

8. 下列哪项最终可演变为肝板（　　）

    A. 肝憩室头支末端　　　　B. 腹胰芽　　　　　　　　C. 背胰芽

    D. 梅克尔憩室　　　　　　E. 喉气管憩室

9. 关于胰腺的发生哪项描述正确（　　）

    A. 中肠袢突出形成　　　　　　B. 由腹胰和背胰融合而成

    C. 背胰芽将逐渐退化　　　　　D. 胰芽不断分支形成胰岛

    E. 胰芽中游离的细胞分化为腺泡

10. 下列哪项可导致先天性巨结肠（　　）

    A. 结肠上皮发育不良　　　　　B. 结肠肌组织发育不良

    C. 结肠壁内神经节细胞缺乏　　D. 结肠肠腔内容物过多

    E. 结肠生长速度过快

11. 下列哪项可导致梅克尔憩室（　　）

    A. 脐腔未闭　　　　　　　　　B. 卵黄蒂近端未退化

    C. 卵黄蒂远端未退化　　　　　D. 肛膜未破

    E. 肠袢反向旋转

12. 下列哪项可导致脐粪瘘（　　　）

    A. 脐腔未闭　　　　　　　B. 卵黄蒂未退化　　　　C. 尿囊未闭

    D. 肛膜未破　　　　　　　E. 尿直肠隔发育不良

13. 后肠末端膨大部分称为（　　　）

    A. 脐腔　　　　　　　　　B. 泄殖腔　　　　　　　　C. 尿囊

    D. 卵黄囊　　　　　　　　E. 羊膜腔

14. 泄殖腔被下列哪个结构分隔为尿生殖窦和原始直肠（　　　）

    A. 尿生殖膜　　　　　　　B. 肛膜　　　　　　　　　C. 甲状舌管

    D. 气管食管隔　　　　　　E. 尿直肠隔

15. 关于喉、气管和肺发生的描述哪项正确（　　　）

    A. 由原始咽尾端底壁正中的甲状舌管发育而来

    B. 喉气管憩室是喉、气管、肺的原基

    C. 气管食管隔发育不良，会导致早产儿透明膜病

    D. 喉气管憩室上端有口咽膜封闭

    E. 气管和食管间有喉气管沟

16. 下列哪项发育不良可导致透明膜病（　　　）

    A. Ⅰ型肺泡细胞　　　　　B. 喉气管憩室　　　　　　C. 甲状舌管

    D. Ⅱ型肺泡细胞　　　　　E. 肝憩室

（二）A2 型题（病例摘要型最佳选择题）

17. 患儿，男，8 天，4.6kg，出生后哭闹时可见肠管从脐部膨出，脐周腹壁皮肤无红肿，吃奶正常，口唇红润。诊断为先天性脐疝。先天性脐疝产生的原因是（　　　）

    A. 卵黄蒂未退化　　　　　B. 脐腔未闭锁　　　　　　C. 卵黄囊基部未退化

    D. 尿囊未退化　　　　　　E. 肠襻未从胚内体腔返回腹腔

18. 梅克尔憩室是一种先天性消化道畸形，发生率为 1%～3%，男女比例约为 3∶1，绝大多数终生无症状，只是在腹部手术时偶然发现，少部分可引起多种并发症。下列哪项可导致梅克尔憩室（　　　）

    A. 脐腔未闭　　　　　　　B. 卵黄蒂近端未闭锁　　　C. 卵黄蒂远端未退化

    D. 肛膜未破　　　　　　　E. 肠襻反向旋转

19. 脐粪瘘是一种先天性疾病，胎儿出生后，脐部有稀水样伴臭味的肠内容物流出。试根据消化系统的发生分析该病的原因（　　　）

    A. 脐腔未闭　　　　　　　B. 卵黄蒂未完全闭锁　　　C. 尿囊未闭

    D. 肛膜未破　　　　　　　E. 尿直肠隔发育不良

20. 患儿，男，37 周＋4 天出生，体重 3250g，出生一天发现没有胎便，经医生检查，发现患儿肛门外观有，可是肛门闭锁。下列哪项可导致不通肛（　　　）

    A. 卵黄蒂未退化　　　　　　　　　B. 消化管内胚层上皮过度增生

    C. 尿囊未闭　　　　　　　　　　　D. 尿直肠隔发育不良

    E. 肛膜增厚未破或肛凹与直肠末端未能接通

21. 环状胰是一种先天性发育畸形。在胚胎发育过程中，由于侧腹胰始基尖端固定，

不能随同十二指肠一起向左旋转而遗留一带状胰腺组织环，部分或完全包绕十二指肠，致使肠腔狭窄而导致一系列临床症状。关于胰腺的发生哪项描述正确（　　）

  A. 中肠袢突出形成   B. 由腹胰和背胰融合而成

  C. 背胰芽将逐渐退化   D. 胰芽不断分支形成胰岛

  E. 胰芽中游离的细胞分化为腺泡

22. 气管食管瘘是消化道的一种严重发育畸形。本病临床上并不少见，男女发病无差异，主要表现为患婴吃奶时出现呕吐、青紫、呛咳和呼吸困难等症状。关于气管发生的描述哪项正确（　　）

  A. 由原始咽尾端底壁正中的甲状舌管发育而来

  B. 喉气管憩室是气管发生的原基

  C. 气管食管隔发育不良，会导致早产儿透明膜病

  D. 喉气管憩室上端有口咽膜封闭

  E. 气管和食管间有喉气管沟

23. 先天性巨结肠是新生儿的先天性肠道疾病之一，导致该病的原因是（　　）

  A. 结肠生长速度过快   B. 结肠肌组织发育不良

  C. 结肠肠腔内容物过多   D. 结肠壁内神经节细胞缺乏

  E. 结肠上皮发育不良

24. 先天性肠旋转不良或异常，是胚胎期肠发育过程中以肠系膜上动脉为轴心的正常旋转运动发生障碍所造成的先天性肠道畸形。十二指肠中段至横结肠右 2/3 由下列哪项分化而来（　　）

  A. 前肠   B. 中肠   C. 后肠

  D. 中胚层   E. 外胚层

25. 肺先天发育不全是由于胚胎期肺生长发育障碍所致，包括肺未发生（一侧或双侧肺缺如）、肺未发育（支气管呈一终端盲囊，未见肺血管及肺实质）、肺发育不全（肺组织和/或容积减少）。关于肺发生描述错误的是（　　）

  A. 喉气管憩室末端膨大，分为左右两支，称肺芽

  B. 肺芽是支气管和肺的原基

  C. 成体右肺分两叶，左肺分三叶

  D. 胚胎第 7 个月，分化出Ⅱ型肺泡上皮细胞

  E. 出生前两个月至出生后幼儿期，肺仍继续发育

26. 某患儿，28 周早产，出生体重为 1900g，出生后约 6 小时，出现进行性呼吸困难、呻吟、发绀、吸气三凹征，诊断为：新生儿呼吸窘迫综合征，又称新生儿肺透明膜病。下列哪项发育不良可导致透明膜病（　　）

  A. Ⅰ型肺泡细胞   B. 喉气管憩室   C. 甲状舌管

  D. Ⅱ型肺泡细胞   E. 肺巨噬细胞

（三）B 型题（标准配伍题）

（27～30 题共用备选答案）

  A. 肝憩室   B. 喉气管憩室   C. 背胰

D. 腹胰

E. 盲肠突

27. 胆囊和胆囊管来源于（　　　）

28. 气管、支气管和肺来源于（　　　）

29. 胰头上份胰体和胰尾来源于（　　　）

30. 胰头的下份来源于（　　　）

（31～35 题共用备选答案）

A. 消化管闭锁　　　　B. 不通肛　　　　C. 阑尾异位

D. 回肠憩室　　　　E. 气管食管瘘

31. 消化管内胚层上皮过度增生，消化管腔出现暂时性闭塞。以后，过度增生的细胞退化，使管腔重建再通。如某一段管腔重建过程不发生，则形成（　　　）

32. 食管与气管分隔不全，两者之间有瘘管相通，此畸形称为（　　　）

33. 肠襻自脐腔退回腹腔时，顺时针旋转会造成（　　　）

34. 肛膜未破或直肠与肛凹未接通会引起（　　　）

35. 卵黄蒂近端未退化或退化不全则形成（　　　）

（36～43 题共用备选答案）

A. 尿直肠隔　　　　B. 前肠　　　　C. 中肠

D. 后肠　　　　E. 卵黄蒂

36. 咽囊来自于（　　　）

37. 分隔泄殖腔的结构是（　　　）

38. 十二指肠上部来源于（　　　）

39. 泄殖腔来源于（　　　）

40. 盲肠和阑尾的原基来源于（　　　）

41. 将中肠分为头尾两支的结构是（　　　）

42. 肝和胰来源于（　　　）

43. 喉、气管和肺的上皮来源于（　　　）

（四）X 型题（多项选择题）

44. 原始消化管可分为（　　　）

A. 前肠　　　　B. 脐腔　　　　C. 后肠

D. 脐带　　　　E. 中肠

45. 对咽囊的描述哪些正确（　　　）

A. 为原始咽侧壁的囊状突起

B. 共有五对咽囊

C. 咽囊将演变为腭扁桃体、胸腺、咽鼓管等

D. 甲状腺滤泡旁细胞来源于咽囊

E. 也分化形成甲状旁腺

46. 前肠可演变为（　　　）

A. 食管　　　　B. 胃　　　　C. 肺

D. 肝　　　　E. 胰

47. 中肠可发育为（　　　）

    A. 空肠   B. 回肠   C. 升结肠

    D. 部分横结肠   E. 直肠

48. 后肠可演变为（　　　）

    A. 部分横结肠   B. 降结肠   C. 乙状结肠

    D. 直肠   E. 肛管上段

49. 关于肠发生的描述哪些正确（　　　）

    A. 肠由一条直管渐演变为"U"形肠袢

    B. 肠袢分头支和尾支

    C. 肠袢曾突入脐腔形成生理性脐疝

    D. 先天性脐疝是脐腔未闭锁所致

    E. 盲肠突为大肠和小肠的分界线

50. 盲肠突可发育为（　　　）

    A. 空肠   B. 回肠   C. 盲肠

    D. 阑尾   E. 升结肠

51. 卵黄蒂不闭锁将导致哪些畸形（　　　）

    A. 脐尿瘘   B. 脐粪瘘   C. 梅克尔憩室

    D. 先天性脐疝   E. 气管食管瘘

52. 肝憩室可发育为（　　　）

    A. 肝管   B. 小叶间胆管   C. 肝板

    D. 胆囊   E. 胆总管

53. 胰腺来源于（　　　）

    A. 肝憩室   B. 腹胰芽   C. 背胰芽

    D. 梅克尔憩室   E. 喉气管憩室

54. 尿生殖窦参与哪些器官形成（　　　）

    A. 膀胱   B. 尿道   C. 阴道前庭

    D. 直肠   E. 肛管上段

55. 原始直肠可发育为（　　　）

    A. 膀胱   B. 尿道   C. 阴道前庭

    D. 直肠   E. 肛管上段

56. 肛管的上皮来源于（　　　）

    A. 内胚层   B. 外胚层   C. 中胚层

    D. 胚外中胚层   E. 滋养层

57. 喉气管憩室可发育为（　　　）

    A. 肝   B. 胆   C. 喉

    D. 气管   E. 肺

二、简述题

1. 何为原始消化管？简单说出其分化结果。

2. 何为先天性巨结肠？其发生的原因是什么？

3. 简述透明膜病发生的原因及结果。

4. 简述脐粪瘘发生的原因。

三、论述题

1. 说出咽囊的形成和演变。

2. 试述中肠演变的过程、形成的器官及常见畸形。

3. 概述肝、胆、胰的发生过程及常见畸形。

4. 概述呼吸系统主要器官的发生过程及常见畸形。

【参考答案】

一、选择题

（一）A1 型题（单句型最佳选择题）

1. A   2. C   3. A   4. A   5. C   6. B   7. E   8. A   9. B   10. C   11. B   12. B   13. B
14. E   15. B   16. D

（二）A2 型题（病例摘要型最佳选择题）

17. B   18. B   19. B   20. E   21. B   22. B   23. D   24. B   25. C   26. D

（三）B 型题（标准配伍题）

27. A   28. B   29. C   30. D   31. A   32. E   33. C   34. B   35. D   36. B   37. A   38. B
39. D   40. C   41. E   42. B   43. B

（四）X 型题（多项选择题）

44. ACE   45. ABCDE   46. ABCDE   47. ABCD   48. ABCDE   49. ABCDE   50. CD
51. BC   52. ABCDE   53. BC   54. ABC   55. DE   56. AB   57. CDE

二、简述题

1. 何为原始消化管？简单说出其分化结果。

胚胎第 3～4 周时，三胚层胚盘向腹侧发生侧褶、尾褶、头褶，扁平的胚盘卷折为圆柱状胚体，而卵黄囊顶部的内胚层被包卷入胚体内，形成原始消化管。原始消化管分为前肠、中肠和后肠，以后发育为消化管与呼吸道的上皮和腺体。

2. 何为先天性巨结肠？其发生的原因是什么？

多见于乙状结肠，神经嵴细胞未迁移至结肠壁中，导致肠壁内副交感神经节细胞缺如，肠壁收缩乏力，肠内容物淤积而致肠管扩张。

3. 简述透明膜病发生的原因及结果。

多见于早产儿，主要由于Ⅱ型肺泡细胞分化不良，不能分泌表面活性物质，因此肺泡表面张力增大，不能随呼吸运动而扩张。光镜下可见肺泡萎缩塌陷，间质水肿，肺泡上皮覆盖一层从血管渗出的血浆蛋白膜，称为透明膜病。

4. 简述脐粪瘘发生的原因。

中肠袢顶端的卵黄蒂未完全闭锁，使脐与肠腔间残留瘘管，当腹压增高时，粪便可由此溢出，故称脐粪瘘。

三、论述题

1. 说出咽囊的形成和演变。

咽囊是原始消化管头端原始咽的侧壁向外突出形成的囊状结构，共 5 对。第 1 对咽囊可演变为咽鼓管及中耳鼓室；第 2 对咽囊演变为腭扁桃体；第 3 对咽囊演变为胸腺；第 3、4 对咽囊共同演变为甲状旁腺；第 5 对咽囊的部分细胞迁入甲状腺分化为滤泡旁细胞。

2. 试述中肠演变的过程、形成的器官及常见畸形。

中肠以背系膜连于腹后壁，由于生长速度快，中肠由直管弯向腹侧与前肠末端共同形成十二指肠。十二指肠以下的中肠继续向腹侧弯曲，形成"U"形中肠袢。中肠袢分头支和尾支，顶端连于卵黄蒂，尾支上有盲肠突。第 6 周，由于腹腔容积相对较小，中肠袢生长迅速并突入脐腔形成生理性脐疝，在脐腔中肠袢以肠系膜上动脉为轴逆时针旋转 90°；第 10 周，腹腔容积增大，肠袢以头支在先，尾支在后，边退回腹腔边继续逆时针旋转 180°，头支转至左侧，主要发育为空肠、回肠；尾支转至右侧发育为盲肠、阑尾、升结肠、横结肠右 2/3。肠袢退回腹腔后，脐腔逐渐闭锁，若未闭锁，将导致先天性脐疝。第 6 周后，卵黄蒂也逐渐退化闭锁，若未完全闭锁，将导致脐粪瘘畸形；若近端未闭锁，将导致梅克尔憩室。如果结肠发育过程中，神经嵴细胞未迁移至结肠壁，肠壁缺乏神经的调节而收缩乏力，导致内容物淤积于肠管内形成先天性巨结肠。若中肠袢反向旋转可导致肠袢转位异常。

3. 概述肝、胆、胰的发生过程及常见畸形。

胚胎发育第 4 周，前肠末端腹侧壁的内胚层上皮向外增生形成囊状的肝憩室，肝憩室末端膨大，分为头支和尾支。头支演变为肝管、小叶间胆管和肝板；尾支演变为胆囊管与胆囊；肝憩室的基部演变为胆总管。肝内、外胆管在发生过程中有一个管腔暂闭塞，之后再重新管腔化的过程。如果其管腔重建过程受阻，就可能出现胆管闭锁，从而导致先天性新生儿阻塞性黄疸。

第 4 周末，前肠末端近肝憩室尾缘腹侧和背侧的内胚层上皮增生，并向外突出形成腹胰芽和背胰芽，它们分别形成腹胰和背胰。由于胃及十二指肠的旋转及肠壁不均等生长，腹胰转向右侧，背胰转向左侧，最后腹胰转至背胰下方并与之融合，形成了单一的胰腺。在发育中胰芽反复分支，形成外分泌部的腺泡及各级导管，而游离的上皮细胞则发育为胰岛。由于腹胰移位及背、腹两胰融合过程中发生异常，形成环绕十二指肠的胰腺，称环状胰。

4. 概述呼吸系统主要器官的发生过程及常见畸形。

胚胎发育第 4 周，原始咽尾端底壁正中形成的喉气管沟逐渐愈合成喉气管憩室，喉气管憩室的上端发育为喉，中段发育为气管，末端膨大的两个肺芽，发育为主支气管和肺。喉气管憩室与背侧食管间有气管食管隔分隔，若该隔发育不良，可导致气管食管瘘。早产儿Ⅱ型肺泡细胞分化不良，可导致透明膜病。

（张东葵）

第二十三章　泌尿系统和生殖系统的发生

【大纲要求】

一、知识目标

1. 能够描述前肾、中肾、后肾、膀胱和尿道的发生和演变。
2. 能够说出泌尿系统的常见畸形及成因。
3. 能够描述未分化性腺、睾丸、卵巢及外生殖器的发生。
4. 能够阐述中肾管和中肾旁管的形成及分化。
5. 能够说出生殖系统的常见畸形。

二、技能目标

1. 能够联系肾、膀胱、尿道的发生和演变，解释泌尿系统的常见畸形及成因。
2. 能够联系睾丸、卵巢、外生殖器的发生和演变，解释生殖系统的常见畸形及成因。

三、情感、态度和价值观目标

1. 能够结合临床和生活实例，培养医学生的职业素养。
2. 能够认同"医者仁心"的理念。
3. 能够形成"以患者之健康为己任，救死扶伤"的品德。

【学习要点】

一、泌尿系统的发生

（一）肾和输尿管的发生

肾的发生经历前肾、中肾和后肾三个阶段。前肾、中肾重演了生物进化的过程，相继退化或部分保留；只有后肾形成人体的永久肾。

	前肾（pronephros）	中肾（mesonephros）	后肾（metanephros）
发生时间	第4周初至第4周末	第4周末至第2个月末	第5周初至永久
发生部位	生肾节内	生肾索内	输尿管芽和生后肾组织
结构及演变	前肾小管退化 前肾管大部分发育为中肾管	中肾小管大部退化 中肾管通入泄殖腔	①输尿管芽发育为输尿管、肾盂、肾盏和集合小管 ②生后肾组织：外周部分发育为肾被膜和肾内结缔组织 内侧部分发育为S形小管，一端膨大并凹陷形成肾小囊，其余部分形成肾小管
功能	无泌尿功能	人类可能有短暂泌尿功能	泌尿

（二）膀胱和尿道的发生

尿生殖窦	上段	中段	下段
男性	膀胱	尿道前列腺部和膜部	尿道海绵体部
女性	膀胱	尿道	阴道前庭

（三）主要畸形

畸形名称	原因
多囊肾	由于远曲小管未与集合管接通，尿液积聚在肾小管内，肾内出现许多大小不等的囊泡
肾缺如	因输尿管芽未形成或早期退化，不能诱导后肾发生，常以单侧多见
异位肾	肾在上升过程中受阻，使出生后的肾未达到正常位置
马蹄肾	两肾下端在发生时融合在一起，呈马蹄形，由此造成肾上升受阻，导致肾的最终位置较正常低
双输尿管	由输尿管芽过早分支所致
脐尿瘘	由脐尿管未闭锁所致，出生后尿液从脐部外溢

二、生殖系统的发生

生殖腺、生殖管道和外生殖器的发生均分为早期的性未分化阶段和后期的性分化阶段。

（一）生殖腺的发生
生殖腺嵴是生殖腺发生的原基。

1. 未分化性腺的发生

第5周，生殖腺嵴表面的上皮增生，呈条索状深入上皮下方的间充质形成初级性索。

第6周，来自于近尿囊处卵黄囊内胚层的原始生殖细胞迁入生殖腺内的初级性索。此时不能辨认性别，称未分化性腺。

2. 睾丸的发生

（1）胚胎细胞核型（46，XY），Y染色体上含有 *SRY* 基因，即睾丸决定因子。

（2）初级性索 $\xrightarrow{\text{睾丸决定因子}}$ 睾丸索 $\xrightarrow{\text{青春期时出现管腔}}$ 生精小管 $\begin{cases}\text{精原细胞} \xleftarrow{\text{分化}} \text{原始生殖细胞} \\ \text{支持细胞} \xleftarrow{\text{分化}} \text{初级性索上皮}\end{cases}$

睾丸索 $\xrightarrow{\text{末端吻合}}$ 睾丸网

睾丸索之间的间充质细胞 $\longrightarrow$ 睾丸间质细胞

3. 卵巢的发生

（1）胚胎细胞核型（46，XX），无 Y 染色体，无 *SRY* 基因。

（2）初级性索退化。

（3）次级性索 $\xrightarrow[\text{分化}]{\text{断裂}}$ 原始卵泡 $\begin{cases}\text{卵原细胞} \begin{cases}\xleftarrow{\text{分化}} \text{原始生殖细胞} \\ \xrightarrow{\text{分裂}} \text{初级卵母细胞}\end{cases} \\ \text{卵泡细胞} \xleftarrow{\text{分化}} \text{次级性索上皮}\end{cases}$

间充质分化为白膜、结缔组织。

4. 睾丸和卵巢的下降

生殖腺因胚体生长、腰部直立、引带相对缩短而被牵拉下降。第 3 个月时，卵巢停留在盆腔，睾丸继续下降而停留在腹股沟管内口。第 7~8 个月时，睾丸降入阴囊。

（二）生殖管道的发生与演化

1. 未分化期

第 6 周，胚体内先后出现左、右两对生殖管道，即中肾管和中肾旁管（paramesonephric duct），后者又称米勒管（Müllerian duct）。

2. 男性生殖管道的分化

支持细胞 $\xrightarrow{\text{分泌}}$ 抗中肾旁管激素 $\longrightarrow$ 中肾旁管退化

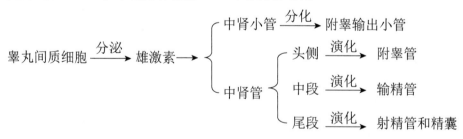

睾丸间质细胞 $\xrightarrow{\text{分泌}}$ 雄激素 $\longrightarrow$ $\begin{cases}\text{中肾小管} \xrightarrow{\text{分化}} \text{附睾输出小管} \\ \text{中肾管} \begin{cases}\text{头侧} \xrightarrow{\text{演化}} \text{附睾管} \\ \text{中段} \xrightarrow{\text{演化}} \text{输精管} \\ \text{尾段} \xrightarrow{\text{演化}} \text{射精管和精囊}\end{cases}\end{cases}$

3. 女性生殖管道的分化

无雄激素 $\longrightarrow$ 中肾管退化

无抗中肾旁管激素 $\longrightarrow$ 中肾旁管发育 $\begin{cases}\text{上段和中段} \xrightarrow{\text{演化}} \text{输卵管} \\ \text{下段左右合并} \xrightarrow{\text{演化}} \text{子宫和阴道穹隆部} \\ \text{窦结节} \xrightarrow[\text{延长}]{\text{增生}} \text{阴道}\end{cases}$

（三）主要畸形

畸形名称	原因
隐睾	睾丸未下降到阴囊，停留于腹腔或腹股沟处
先天性腹股沟疝	腹腔与鞘膜腔之间的通路未闭合形成
尿道下裂	左、右尿生殖褶闭合不全，阴茎腹侧另有尿道开口
双子宫与双角子宫	左、右中肾旁管下段未愈合可导致双子宫，若中肾旁管下段的上半部分未愈合，则形成双角子宫
阴道闭锁	窦结节未形成阴道板，或形成阴道板后未中空
真两性畸形	患者既有睾丸又有卵巢，核型为 46，XY/46，XX 嵌合型
男性假两性畸形	生殖腺为睾丸，核型为 46，XY，雄激素分泌不足导致外生殖器向女性方向不完全分化
女性假两性畸形	生殖腺为卵巢，核型为 46，XX，肾上腺分泌过多的雄激素，使外生殖器向男性方向不完全分化
睾丸女性化综合征	生殖腺为睾丸，核型为 46，XY，可分泌雄激素，但体细胞和中肾管细胞缺乏雄激素受体，生殖管道和外生殖器均不能向男性方向发育。睾丸支持细胞产生的抗中肾旁管激素，使输卵管和子宫也不发育。外阴向女性方向分化

【复习题】

一、选择题

（一）A1 型题（单句型最佳选择题）

1. 泌尿系统和生殖系统均来源于下列哪个胚层（　　）

   A. 外胚层　　　　　　　B. 轴旁中胚层　　　　　C. 侧中胚层

   D. 间介中胚层　　　　　E. 内胚层

2. 肾和睾丸均可发生于（　　）

   A. 尿生殖嵴　　　　　　B. 尿极　　　　　　　　C. 生殖腺嵴

   D. 中肾嵴　　　　　　　E. 神经嵴

3. 生后肾组织发生于（　　）

   A. 中肾管　　　　　　　B. 中肾旁管　　　　　　C. 中肾嵴外侧

   D. 生肾索头端　　　　　E. 生肾索尾端

4. 输尿管芽发生于（　　）

   A. 泄殖腔　　　　　　　B. 中肾管头段　　　　　C. 中肾管末段

   D. 尿生殖窦头端　　　　E. 尿生殖窦末端

5. 下列哪项不是由输尿管芽演变形成（　　）

   A. 输尿管　　　　　　　B. 肾盂　　　　　　　　C. 肾盏

   D. 集合小管　　　　　　E. 肾小管

6. 生后肾组织不能演变形成（　　）

   A. 肾小囊　　　　　　　B. 近端小管　　　　　　C. 细段

   D. 远端小管　　　　　　E. 集合管

7. 关于后肾发生的描述下列哪项错误（　　）

    A. 发生最晚，为人体永久肾　　　　　B. 最初位置较高，以后逐渐下降

    C. 集合小管来自输尿管芽　　　　　　D. 肾小管来自生后肾组织

    E. 具有泌尿功能

8. 形成膀胱和尿道的原基主要是（　　　）

    A. 原始直肠　　　　　　　B. 尿生殖窦　　　　　　C. 窦结节

    D. 中肾旁管　　　　　　　E. 中肾管

9. 尿生殖窦上段主要发育为（　　　）

    A. 膀胱　　　　　　　　　　　　　　B. 尿道的前列腺部和膜部

    C. 尿道的海绵体部　　　　　　　　　D. 附睾管

    E. 阴道前庭

10. 下列哪项未接通可致多囊肾（　　　）

    A. 肾小囊腔与近端小管　　　　　　　B. 近端小管与细段

    C. 细段与远端小管　　　　　　　　　D. 远端小管与集合小管

    E. 集合小管与肾小盏

11. 中肾管不能分化形成下列哪项结构（　　　）

    A. 附睾管　　　　　　　　B. 输出小管　　　　　　C. 输精管

    D. 射精管　　　　　　　　E. 精囊

12. 原始生殖细胞来自（　　　）

    A. 初级性索　　　　　　　B. 次级性索　　　　　　C. 胚外中胚层

    D. 胚内中胚层　　　　　　E. 卵黄囊内胚层

13. 能分泌抗中肾旁管激素的细胞是（　　　）

    A. 精原细胞　　　　　　　B. 卵原细胞　　　　　　C. 睾丸间质细胞

    D. 睾丸支持细胞　　　　　E. 卵泡细胞

14. 关于生殖腺的发生哪项错误（　　　）

    A. 分为早期的未分化性腺和后期的性分化阶段

    B. 精原细胞和卵原细胞均由原始生殖细胞分化而来

    C. 支持细胞和卵泡细胞均起源于初级性索

    D. 发生后都要经历下降

    E. 卵原细胞在胎儿出生前已分化为初级卵母细胞

15. 形成女性生殖管道的结构主要是（　　　）

    A. 中肾管　　　　　　　　B. 中肾旁管　　　　　　C. 生后肾组织

    D. 中肾小管　　　　　　　E. 输尿管芽

16. 在生殖管道分化时，左、右中肾旁管下段不愈合可引起（　　　）

    A. 双输尿管　　　　　　　B. 双子宫　　　　　　　C. 双阴道

    D. 双尿道　　　　　　　　E. 阴道闭锁

17. 睾丸女性化综合征的主要缺陷是（　　　）

    A. 生殖腺为卵巢　　　　　　　　　　B. 雄激素分泌不足

    C. 靶细胞缺乏雄激素受体　　　　　　D. 睾丸不能产生精子

E. 睾丸支持细胞不能产生抗中肾旁管激素

（二）A2 型题（病例摘要型最佳选择题）

18. 睾丸在正常发育过程中如果没有完全下降到阴囊，而停留在腹膜腔或腹股沟管处，称为隐睾。该病若不及时治疗，会对男性生育能力造成损害，其影响生育的原因主要是（　　）

  A. 雄激素分泌异常

  B. 雄激素结合蛋白分泌异常

  C. 在睾丸内产生的精子运动能力减弱

  D. 高温导致精子发生异常

  E. 异位睾丸导致性功能障碍

19. 患儿，男，5 岁，发现右侧阴囊包块 2 月。站立时突出，卧位消失，透光实验阴性，初步诊断为先天性腹股沟疝。先天性腹股沟疝发生的原因主要是（　　）

  A. 睾丸停留在腹股沟处形成疝

  B. 腹腔与鞘膜腔之间的通路未闭合

  C. 腹腔与脐腔之间的通路未闭合

  D. 腹股沟管与脐腔相通

  E. 鞘膜腔与脐腔相通

20. 社会性别女，14 岁，因先天性无阴道及阴蒂似小阴茎畸形入院。病史：患者母亲孕早期曾服用了较多的甲睾酮。查体：患者女性面容，乳房发育较同龄人差，大阴唇发育良好，无小阴唇和阴道前庭，阴道口闭锁，阴蒂外观似小阴茎。B 超：卵巢、子宫及附件形态大小正常，无前列腺及睾丸回声。实验室检查：核型为 46，XX。这个患者的初步诊断应该是（　　）

  A. 真两性畸形　　　　　B. 男性假两性畸形　　　　C. 女性假两性畸形

  D. 雄激素不敏感综合征　　　E. Klinefelter 综合征（先天性睾丸发育不全）

21. 男性，28 岁，因与他人打架斗殴，被打伤腰部出现血尿而急诊入院。右侧肾损伤严重被切除。术后，患者出现无尿，最后因尿毒症死亡。尸检发现患者为先天性独肾。肾缺如的原因主要是（　　）

  A. 前肾小管退化过早　　　　　　B. 中肾小管退化过早

  C. 中肾旁管未形成　　　　　　　D. 输尿管芽未形成或早期退化

  E. 输尿管芽过早分支

22. 患儿，男，10 岁。近 1 年来感右腰部绞痛，无血尿、尿频、尿急等症状。B 超检查发现双肾下级向脊柱靠拢，呈倒八字形，核磁共振提示双肾旋转不良。初步诊断为马蹄肾。关于后肾的发生及马蹄肾的形成下列描述哪项错误（　　）

  A. 后肾发育为成体的永久肾

  B. 后肾起源于输尿管芽和生后肾组织

  C. 后肾发生的原始位置较高，随后下降

  D. 两肾下端异常融合形成马蹄肾

  E. 马蹄肾常导致肾的最终位置较正常低

23. 患者，女，40 岁，近几个月无明显诱因出现腰痛，以右侧更为明显，无水肿及肉眼血尿，无尿量改变，无头晕、头痛、恶心和呕吐。就诊后 B 超检查示肾脏多囊样改变，初步诊断为多囊肾。结合肾脏的发生，下列哪种结构扩张后形成多囊肾中的囊泡（　　　）

    A. 集合管   B. 肾小管   C. 中肾小管

    D. 中肾管   E. 淋巴管

24. 孕妇 29 岁，孕 37 周+3 天，因阴道流水 3 小时入院。孕 12 周行产前检查时，B超发现双子宫，且双子宫同时妊娠。关于双子宫畸形产生的原因主要是（　　　）

    A. 左、右中肾管中段未愈合   B. 左、右中肾旁管中段未愈合

    C. 左、右中肾管下段未愈合   D. 左、右中肾旁管下段未愈合

    E. 窦结节中间的隔膜未消失

25. 男童，1 岁半，父母发现孩子站立排尿时尿流溅射，喜欢蹲踞排尿。后到医院检查诊断为先天性尿道下裂，需手术治疗。下列关于尿道下裂的描述哪项错误（　　　）

    A. 是一种男性尿道开口异常的先天畸形

    B. 尿道开口于阴茎腹侧

    C. 尿道开口的位置离龟头越远，一般病情越严重

    D. 是由左、右阴唇阴囊隆起未在中线闭合所导致的

    E. 是由左、右尿生殖褶闭合不全所导致的

26. 患者女，13 岁，无月经来潮，周期性下腹部疼痛 6 个月。第二性征发育正常。妇科检查：未见阴道口。初步诊断为先天性阴道闭锁。关于阴道闭锁形成的原因下列哪项正确（　　　）

    A. 中肾管未完全退化

    B. 中肾旁管下段闭合形成实心的阴道板

    C. 窦结节未形成阴道板或阴道板未中空形成管腔

    D. 生殖结节发育不全，未形成阴道板

    E. 尿生殖褶闭合未形成管腔

27. 社会性别女，40 岁。因双侧腹股沟肿物 20 年入院。患者原发性闭经，已婚，未孕。正常女性外生殖器，乳房发育正常。查体：双侧腹股沟区分别见一凸出肿物。B 超提示：无子宫，有性腺组织（可能为睾丸）。初步诊断为睾丸女性化综合征。下列关于该综合征的描述错误的是（　　　）

    A. 患者的核型应为 46，XY   B. 睾丸可分泌雄激素

    C. 体细胞缺乏雄激素受体   D. 中肾旁管发育正常

    E. 是男性假两性畸形中的一种类型

（三）B 型题（标准配伍题）

（28～34 题共用备选答案）

    A. 中肾管   B. 中肾旁管   C. 中肾小管

    D. 中肾嵴   E. 生后肾组织

28. 输尿管芽来自（　　　）

29. 输卵管来自（　　　）

30. 输精管来自（　　）

31. 射精管来自（　　）

32. 睾丸输出小管来自（　　）

33. 肾小囊来自（　　）

34. 尿生殖腺嵴外侧结构是（　　）

（35～40 题共用备选答案）

  A. 初级性索   B. 次级性索   C. 窦结节

  D. 卵黄囊壁内胚层   E. 间充质

35. 阴道板来自（　　）

36. 卵泡细胞来自（　　）

37. 睾丸支持细胞来自（　　）

38. 原始生殖细胞来自（　　）

39. 白膜来自（　　）

40. 睾丸间质细胞来自（　　）

（四）X 型题（多项选择题）

41. 关于中肾的描述下列哪些正确（　　）

  A. 当前肾退化时中肾开始发生

  B. 中肾小管内端膨大并凹陷为双层囊

  C. 中肾小管的外端开口于胚内体腔

  D. 中肾管由前肾管演变而来

  E. 当后肾发生时中肾所有结构退化

42. 输尿管芽可分化形成下列哪些结构（　　）

  A. 肾盂   B. 肾盏   C. 集合小管

  D. 肾小管   E. 肾小囊

43. 下列哪些符合生后肾组织的演变（　　）

  A. 血管球   B. 肾小囊   C. 肾小管

  D. 集合小管   E. 肾被膜

44. 关于后肾的描述哪些正确（　　）

  A. 起源于输尿管芽和生后肾组织 B. 发生的原始位置较低

  C. 与中肾同时发生   D. 为机体的永久肾

  E. 产生的尿液参与构成羊水

45. 下列哪些结构与泌尿系统的发生有关（　　）

  A. 生肾节   B. 中肾嵴   C. 尿生殖窦

  D. 尿囊   E. 原始直肠

46. 尿生殖窦在女性可演变形成下列哪些结构（　　）

  A. 阴道和子宫   B. 阴道前庭   C. 输尿管

  D. 膀胱   E. 尿道

47. 尿生殖窦在男性可演变形成下列哪些结构（　　）

    A. 输尿管   B. 膀胱   C. 尿道海绵体部

    D. 尿道前列腺部   E. 尿道膜部

48. 关于泌尿系统先天畸形的描述哪些正确（　　）

    A. 远曲小管未与集合小管接通可致多囊肾

    B. 生后肾组织未形成，不能诱导后肾发生可导致肾缺如

    C. 肾在上升过程中受阻可致异位肾

    D. 输尿管芽过早分支可引起双输尿管

    E. 两肾尾端融合称马蹄肾

49. 中肾旁管能发育形成下列哪些结构（　　）

    A. 部分尿道   B. 输卵管   C. 子宫

    D. 阴道前庭   E. 阴道穹隆部

50. 下列哪些结构不是由中肾管分化形成（　　）

    A. 生精小管   B. 输出小管   C. 附睾管

    D. 睾丸间质细胞   E. 射精管

51. 卵黄囊内胚层的原始生殖细胞可分化形成下列哪些细胞（　　）

    A. 精原细胞   B. 支持细胞   C. 间质细胞

    D. 卵原细胞   E. 卵泡细胞

52. 胎儿出生时卵巢内含有的结构有哪些（　　）

    A. 原始卵泡   B. 生长卵泡   C. 卵原细胞

    D. 初级卵母细胞   E. 次级卵母细胞

53. 关于生殖系统先天畸形的描述哪些错误（　　）

    A. 睾丸停留在腹腔或腹股沟处称隐睾

    B. 左、右中肾管下段未愈合可导致双子宫

    C. 患者既无睾丸又无卵巢称为真两性畸形

    D. 生殖腺为睾丸，但雄激素分泌不足可导致女性假两性畸形

    E. 睾丸女性化综合征是由于缺乏雄激素受体所致

54. 关于胎儿睾丸结构的描述哪些正确（　　）

    A. 生精小管腔大壁薄   B. 含有支持细胞

    C. 含有精原细胞和精母细胞   D. 含有睾丸间质细胞

    E. 睾丸间质细胞能分泌雄激素

55. 女性假两性畸形的描述哪些正确（　　）

    A. 生殖腺为卵巢   B. 染色体组型为 46，XX 或 46，XY

    C. 体内缺乏雄激素受体   D. 体内雄激素过多

    E. 外生殖器似男性

56. 关于阴道板的描述哪些正确（　　）

    A. 由窦结节细胞增生延长而成   B. 由实心结构变为管道

    C. 分化形成阴道的全部   D. 内端与子宫相通

    E. 外端以处女膜与阴道前庭相隔

57. 关于男性生殖管道分化的描述哪些错误（　　）

    A. 中肾旁管退化

    B. 间质细胞分泌的雄激素促进中肾管发育

    C. 中肾小管发育为附睾管

    D. 输出小管由中肾管分化形成

    E. 射精管和精囊由尿生殖窦分化形成

58. 关于女性外生殖器的分化哪些正确（　　）

    A. 未分化期与男性相似　　　　　　B. 因无雄激素，故自然分化为女性

    C. 生殖结节稍增大，形成阴蒂　　　D. 左、右尿生殖褶增大形成大阴唇

    E. 尿生殖窦下段扩大成阴道前庭

二、简述题

1. 什么叫输尿管芽，有何作用？

2. 何为多囊肾，并说明其形成原因？

3. 什么是未分化性腺？

4. 何为隐睾？

三、论述题

1. 试述后肾的发生、主要畸形及其成因。

2. 试述睾丸和卵巢的发生。

3. 试述男、女性生殖管道的分化。

【参考答案】

一、选择题

（一）A1 型题（单句型最佳选择题）

1. D　2. A　3. E　4. C　5. E　6. E　7. B　8. B　9. A　10. D　11. B　12. E　13. D　14. C　15. B　16. B　17. C

（二）A2 型题（病例摘要型最佳选择题）

18. D　19. B　20. C　21. D　22. C　23. B　24. D　25. D　26. C　27. D

（三）B 型题（标准配伍题）

28. A　29. B　30. A　31. A　32. C　33. E　34. D　35. C　36. B　37. A　38. D　39. E　40. E

（四）X 型题（多项选择题）

41. ABD　42. ABC　43. BCE　44. ABDE　45. ABCD　46. BDE　47. BCDE　48. ABCDE　49. BCE　50. ABD　51. AD　52. AD　53. BCD　54. BDE　55. ADE　56. ABDE　57. CDE　58. ABCE

二、简述题

1. 什么叫输尿管芽，有何作用？

左、右中肾管近泄殖腔处向背侧头端长出的一对盲管称为输尿管芽。它与生后肾组织共同分化形成后肾。输尿管芽向胚体头侧生长，其尾端形成输尿管，头端膨大反复分支形成肾盂、肾盏和集合管。

2. 何为多囊肾，并说明其形成原因？

多囊肾是一种遗传性疾病，由于远曲小管未与集合管接通，尿液积聚在肾小管内，肾内出现许多大小不等的囊泡。

3. 什么是未分化性腺？

生殖腺嵴是生殖腺发生的原基。第 5 周时，生殖腺嵴表面的上皮增生，呈条索状深入上皮下方的间充质，称初级性索。第 6 周时，发生于卵黄囊顶近尿囊处内胚层的原始生殖细胞迁入生殖腺内的初级性索。此时不能辨认性别，称为未分化性腺。

4. 何为隐睾？

睾丸未下降到阴囊，停留在腹腔或腹股沟处称为隐睾。出生后 3 个月内，睾丸可自发下降到阴囊，若睾丸未降，应在出生后 6～12 个月内进行睾丸下降固定术，手术时间越晚，对生育能力的影响越大。

三、论述题

1. 试述后肾的发生、主要畸形及其成因。

（1）后肾的发生。后肾起源于输尿管芽和生后肾组织两个部分。①输尿管芽：是中肾管末端近泄殖腔处向背外侧长出的一个盲管。输尿管芽向头端延伸且反复分支，主干演变为输尿管，末端膨大并分支形成肾盂、肾大盏、肾小盏、乳头管和集合管。②生后肾组织：在输尿管芽的诱导下，中肾嵴尾端细胞增生呈帽状包在集合管的盲端，形成生后肾组织。外周部分的生后肾组织形成肾被膜和肾内结缔组织，内侧部分形成多个细胞团，逐渐演化为 S 形小管，一端膨大并凹陷形成肾小囊，包绕毛细血管球形成肾小体；其余部分延长弯曲形成肾小管，逐渐演化为近端小管、细段和远端小管，末端与弓形集合管相通。肾小管与肾小体共同组成肾单位。

后肾发生于中肾嵴尾侧，故肾的原始位置最初位于盆腔。随着胎儿腹部器官的生长、输尿管的伸展和胚体的直立，肾逐渐移至腰部。

（2）主要畸形及成因。①多囊肾：由于远曲小管未与集合管接通，尿液积聚在肾小管内，肾内出现许多大小不等的囊泡。②肾缺如：因输尿管芽未形成或早期退化，不能诱导后肾发生。③异位肾：肾在上升过程中受阻，未达到正常位置，停留在盆腔。④马蹄肾：两肾下端在发生时融合在一起，呈马蹄形。⑤双输尿管：由于输尿管芽过早分支所致。⑥脐尿瘘：因脐尿管未闭锁，出生后尿液从脐部外溢。

2. 试述睾丸和卵巢的发生。

生殖腺嵴是生殖腺发生的原基。第 5 周时，生殖腺嵴表面的上皮增生，呈条索状深入上皮下方的间充质，称为初级性索。第 6 周时，发生于卵黄囊顶近尿囊处内胚层的原始生殖细胞迁入生殖腺内的初级性索。此时不能辨认性别，称为未分化性腺。

睾丸的发生：如男性胚胎，核型为 46，XY，在 Y 染色体上的性别决定基因使未分化性腺向睾丸方向发育。初级性索与表面上皮分离，继续向深部伸入、增生，形成细长弯曲的睾丸索，以后分化形成生精小管、直精小管和睾丸网。初级性索上皮细胞分化形成支持细胞，原始生殖细胞分化为精原细胞。睾丸索之间的间充质细胞分化为睾丸间质细胞。

卵巢的发生：如女性胚胎，核型为 46，XX，未分化性腺向卵巢分化。卵巢发生较晚，第 10 周时，初级性索退化，表面上皮增生、伸入，形成新的皮质索或称次级性索。次级性索与上皮分离后形成许多细胞团，即原始卵泡。其中央为原始生殖细胞分化形成的卵原细胞，进一步分化形成初级卵母细胞，周围是一层由次级性索上皮细胞分化形成的扁平的卵泡细胞。

3. 试述男、女性生殖管道的分化。

男、女性生殖管道分别由中肾管和中肾旁管分化发育形成。

男性生殖管道的分化：在男性，支持细胞产生的抗中肾旁管激素使中肾旁管退化。睾丸间质细胞分泌的雄激素使生殖腺旁的十余条中肾小管分化为附睾的输出小管，中肾管头侧延长弯曲形成附睾管，中段演化为输精管，尾段演化为精囊和射精管。

女性生殖管道的分化：在女性，由于雄激素缺乏使中肾管退化，中肾旁管进一步发育，其上段和中段形成输卵管；下段左、右合并后，其间隔膜消失，形成子宫及阴道穹隆部。窦结节增生延长为阴道板，中空演化成阴道。

（李娟娟）

第二十四章 心血管系统的发生

【大纲要求】

一、知识目标

1. 能够理解原始心血管系统的建立、血岛及造血干细胞的发生、原始心脏的形成、心脏外形的建立。

2. 能够总结原始心房、原始心室、动脉干与心球的内部分隔及发生的主要畸形，并能解释畸形原因。

3. 能够理解房室管的内部分隔、静脉窦的演变和永久性左、右心房的形成。

4. 通过比较胎儿血液循环和出生后血液循环的路径，归纳总结胎儿血液循环的特点。

二、技能目标

1. 能够通过对心管外形改变和心脏内部分隔的学习，培养动态学习胚胎发生的意识。

2. 能够联系心脏内部分隔的知识来分析发生过程中可能出现的畸形，培养分析问题、思考问题的能力。

三、情感、态度和价值观目标

1. 能够从先天性心脏病的发病率中建立预防为主的观念。

2. 能够从先天性畸形的发病原因中关注先天性心脏病患者，加强医务工作者的社会责任感。

【学习要点】

一、原始心血管系统的建立

（一）血岛及造血干细胞的发生

卵黄囊的胚外中胚层 —形成→ 血岛（blood island）

血岛
{
周边细胞 —分化→ 内皮细胞 —围成→ 内皮管，即原始血管

中央游离细胞 —分化→ 原始血细胞，即造血干细胞
}

*（二）胚内和胚外内皮管网的形成

$$出芽方式延伸的内皮管 \xrightarrow[沟通]{相互融合} 胚胎内、外的内皮管网$$

*（三）原始心血管系统的组成

1. 形成

人胚第 3 周末，胚体内和胚体外的内皮管网在体蒂处彼此连通，卵黄囊壁内皮管网内的原始血细胞随即进入胚体内，形成原始心血管系统，开始血液循环。

2. 组成

由左右对称的心管及最早出现的动脉和静脉组成。

二、心脏的发生

心脏发生于胚盘头端口咽膜前方的中胚层组织，即生心区。

（一）原始心脏的形成

生心区出现：两个围心腔 ⟶ 一个围心腔 ⟶ 心包腔

↓ 腹侧
中胚层细胞密集

一对
生心板 ⟶ 一对
心管 ⟶ 一条
心管 ⟶ 心脏

*（二）心脏外形的建立

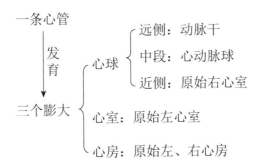

$$一条心管 \xrightarrow[发育]{} 三个膨大 \begin{cases} 心球 \begin{cases} 远侧：动脉干 \\ 中段：心动脉球 \\ 近侧：原始右心室 \end{cases} \\ 心室：原始左心室 \\ 心房：原始左、右心房 \end{cases}$$

（三）心脏内部的分隔及畸形

1. 房室管的分隔

$$房室管 \xrightarrow[长出心内膜垫]{腹、背侧} \begin{cases} 左房室孔 \xrightarrow{间充质局部增生} 二尖瓣 \\ 右房室孔 \xrightarrow{间充质局部增生} 三尖瓣 \end{cases}$$

房室管发育缺陷常涉及房间隔缺损、室间隔缺损和大血管畸形等。

2. 原始心房的分隔

第Ⅰ房间隔 —出现→ 第Ⅰ房间孔 —封闭/出现→ 第Ⅱ房间孔

（右侧）↓

第Ⅱ房间隔 —形成→ 卵圆孔（foramen ovale）

血流特点：右心房 ——→ 经过卵圆孔、第Ⅱ房间孔 ——→ 左心房。

畸形：房间隔缺损（atrial septal defect）和卵圆孔未闭。卵圆孔未闭最常见的原因如下。

（1）卵圆孔瓣有多个穿孔。

（2）第Ⅰ房间隔吸收过多，卵圆孔瓣短小，不能完全遮盖卵圆孔。

（3）第Ⅱ房间隔发育不全，卵圆孔偏大。

（4）第Ⅰ房间隔吸收过多，第Ⅱ房间隔上又有过大的卵圆孔。

（5）心内膜垫发育不全，第Ⅰ房间隔不能与其融合也可造成房间隔缺损。

3. 原始心室的分隔

原始心室 {
  室间隔肌部：由心室壁心尖处局部组织增生向心内膜垫方向生长形成
  室间隔膜部 —来源于→ {
    心内膜垫结缔组织延伸
    室间隔肌部游离缘
    心球嵴结缔组织
  }
}

常见畸形	分类	原因
室间隔缺损（ventricular septal defect）	室间隔膜部缺损（多见）	心内膜垫或左、右球嵴任何一部分发育异常
	室间隔肌部缺损（少见）	由肌性膈形成时心肌膜组织过度吸收所致

4. 动脉干与心球的分隔

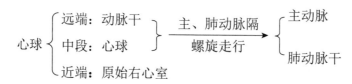

心球 {
  远端：动脉干
  中段：心球
  近端：原始右心室
} —主、肺动脉隔螺旋走行→ {
  主动脉
  肺动脉干
}

畸形名称	原因	表现	其他
主动脉和肺动脉错位	动脉干和心动脉球分隔时主动脉肺动脉隔不呈螺旋状，形成直隔分隔两动脉	表现为两动脉相互错位，主动脉由右心室发出；肺动脉由左心室发出	常伴有隔的缺损或动脉导管开放
主动脉或肺动脉狭窄	动脉球嵴生长位置偏向一侧，动脉干分隔不均等	表现为一侧动脉粗大，一侧动脉狭窄，即主动脉或肺动脉狭窄	常伴有室间隔膜部缺损。粗大的动脉骑跨在室间隔缺损部

续表

畸形名称	原因	表现	其他
永存性动脉干	主肺动脉隔未能正常发生	单一的动脉干骑跨在左、右心室之上	常伴室间隔缺损
法洛四联症 （tetralogy of Fallot）	动脉干和心球分隔不均，粗大的主动脉向右侧偏移而骑跨在室间隔缺损处所致	肺动脉狭窄，主动脉骑跨，室间隔缺损，右心室肥大	
动脉导管未闭	出生后，动脉导管的平滑肌未收缩	肺动脉仍和主动脉保持相通状态	

三、胎儿血液循环及其生后变化

（一）胎儿血液循环途径

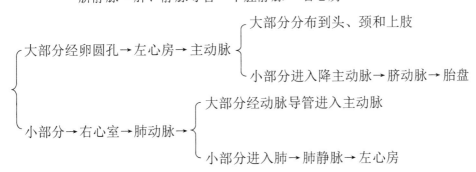

（二）胎儿出生后血液循环的变化

胎盘血流中断，脐带结扎，肺呼吸开始，主要变化如下。

（1）脐静脉闭锁→肝圆韧带。

（2）脐动脉闭锁→脐外侧韧带。

（3）肝内的静脉导管闭锁→静脉韧带。

（4）卵圆孔闭锁→卵圆窝。大量血从肺静脉入左心房后压力增高，卵圆孔瓣贴于第Ⅱ房间隔。

（5）动脉导管闭锁→动脉韧带。

【复习题】

一、选择题

（一）A1 型题（单句型最佳选择题）

1. 胚胎最早执行功能的系统是（　　　）

　　A. 消化系统　　　　　　　B. 心血管系统　　　　　　C. 呼吸系统

　　D. 泌尿系统　　　　　　　E. 神经系统

2. 造血干细胞来自（　　　）

　　A. 内胚层　　　　　　　　B. 外胚层　　　　　　　　C. 胚内中胚层

D. 卵黄囊壁上的胚外中胚层 　　　　　E. 滋养层

3. 心血管系统起源于（　　　）

　　A. 内胚层　　　　　　　　B. 中胚层　　　　　　　C. 外胚层

　　D. 内胚层和中胚层　　　　E. 中胚层和外胚层

4. 关于血岛的描述下列哪项错误（　　　）

　　A. 胚胎第 15 天左右开始出现　　　B. 由间充质细胞分化形成

　　C. 周边的细胞分化为内皮细胞　　　D. 中央游离的细胞分化为造血干细胞

　　E. 起源于尿囊壁的胚外中胚层

5. 人胚胎最早的造血部位是（　　　）

　　A. 肝　　　　　　　　　　B. 骨髓　　　　　　　　C. 脾

　　D. 尿囊壁上的胚外中胚层　E. 卵黄囊壁上的胚外中胚层

*6. 关于血管的发生下列哪项错误（　　　）

　　A. 血管首先发生于卵黄囊壁的血岛

　　B. 胚外和胚内的内皮管网同时发生

　　C. 胚内和胚外的内皮管网在体蒂处彼此连通

　　D. 早期的血管在结构上分不出动脉和静脉

　　E. 原始心血管系统左右对称

*7. 关于内皮网特征的描述下列哪项错误（　　　）

　　A. 血岛的内皮细胞围成内皮管

　　B. 内皮管以出芽方式向外延伸

　　C. 相邻的内皮管相互连通，逐渐形成内皮管网

　　D. 胚体内出现血岛，其周围的细胞围成内皮管

　　E. 第 3 周末，胚外和胚内的血管网在体蒂处沟通

8. 原始心脏发生于（　　　）

　　A. 脊索腹侧的中胚层　　　　B. 口咽膜头端的内胚层

　　C. 前肠腹侧的中胚层　　　　D. 口咽膜头端的中胚层

　　E. 口咽膜头端的外胚层

9. 关于原始心脏形成的描述下列哪项错误（　　　）

　　A. 起源于口咽膜头侧的中胚层

　　B. 起初形成一条纵行的生心索

　　C. 围心腔和生心索逐渐转到前肠的腹侧

　　D. 心肌的外套层将分化为心肌膜和心外膜

　　E. 左右心管逐渐融合成一条心管

10. 心管从头侧到尾侧依次为（　　　）

　　A. 静脉窦、心房、心室、心球　　　B. 心球、心房、心室、静脉窦

　　C. 心房、心室、心球、静脉窦　　　D. 心室、心房、静脉窦、心球

　　E. 心球、心室、心房、静脉窦

11. 关于心外形的演变描述中下列哪项错误（　　　）

A. 起初形成两条纵行原始心管

B. 心管分为心室及心房两个膨大

C. 心管弯曲形成凸向前下方的 "U" 形弯曲

D. 心房移向心室左后上方，并向两侧膨出

E. 心房与心室之间缩窄形成房室管

12. 心内膜垫在下列何处形成（　　）

    A. 心球　　　　　　　　B. 心室　　　　　　　　　　C. 心房

    D. 房室管　　　　　　　E. 静脉窦

13. 参与原始心房分隔的是（　　）

    A. 第Ⅰ房间隔和第Ⅱ房间隔　　　　B. 第Ⅰ房间隔和心内膜垫

    C. 第Ⅱ房间隔和心内膜垫　　　　　D. 第Ⅰ、Ⅱ房间隔和心瓣膜

    E. 卵圆孔和心内膜垫

14. 原始心房分隔时出现的第一房间孔是（　　）

    A. 位于第Ⅰ房间隔与心内膜垫之间　　B. 位于第Ⅱ房间隔与心内膜垫之间

    C. 第Ⅰ房间隔上部变薄穿孔形成　　　D. 第Ⅰ房间隔中部变薄穿孔形成

    E. 第Ⅱ房间孔上部穿孔形成

15. 关于第二房间隔的描述下列哪项错误（　　）

    A. 位于第Ⅰ房间隔的右侧　　　　　B. 较厚，呈半月形

    C. 逐渐向心内膜垫方向生长　　　　D. 与心内膜垫之间形成第Ⅱ房间孔

    E. 形成的孔被第Ⅰ房间隔遮盖

16. 心脏内部分隔时卵圆孔位于（　　）

    A. 第Ⅰ房间隔上部的中央　　　　　B. 第Ⅱ房间隔上部的中央

    C. 第Ⅰ房间隔与心内膜垫之间　　　D. 第Ⅱ房间隔与心内膜垫之间

    E. 心内膜垫与室间隔肌部之间

17. 卵圆孔瓣由下列哪项形成（　　）

    A. 第Ⅰ房间隔　　　　　　　　　　B. 第Ⅱ房间隔

    C. 第Ⅰ房间隔和第Ⅱ房间隔　　　　D. 心内膜垫向上突出的组织

    E. 心内膜垫向下突出的组织

18. 卵圆孔的封闭是由于（　　）

    A. 第Ⅰ房间隔与心内膜垫融合　　　B. 第Ⅱ房间隔与心内膜垫融合

    C. 第Ⅰ房间隔与第Ⅱ房间隔融合　　D. 心内膜垫向上突起封闭

    E. 心内膜垫向下突起封闭

19. 关于房室管分隔的描述下列哪项错误（　　）

    A. 心房与心室之间缩窄形成房室管

    B. 心室与心房之间的心内膜形成心内膜垫

    C. 心内膜垫将房室管分隔为左、右房室孔

    D. 围绕房室孔的间充质增生隆起，形成房室瓣

    E. 左侧为三尖瓣，右侧为二尖瓣

20. 室间孔位于（　　）

    A. 室间隔肌部与室间隔膜部之间

    B. 室间隔肌部与心内膜垫之间

    C. 室间隔膜部与心内膜垫之间

    D. 室间隔膜部与动脉球嵴之间

    E. 左、右房室管之间

*21. 原始右心房演变为（　　）

    A. 右心房的光滑部

    B. 右心耳

    C. 静脉窦右角

    D. 上腔静脉的末端

    E. 萎缩退化

22. 参与心室分隔的结构有（　　）

    A. 心内膜垫和室间隔肌部　　　　　B. 心内膜垫和室间隔膜部

    C. 室间隔肌部和室间隔膜部　　　　D. 室间隔肌部和心球嵴

    E. 室间隔膜部和心球嵴

23. 室间隔膜部形成于（　　）

    A. 左、右球嵴生长　　　　　　　　B. 心内膜垫生长

    C. 室间隔肌部和心内膜垫生长　　　D. 左、右心球嵴和心内膜垫生长

    E. 室间隔肌部和球嵴生长

24. 关于心室分隔的描述下列哪项错误（　　）

    A. 室间隔膜部由多部位组织共同形成

    B. 室间隔肌部与心内膜垫之间有室间孔

    C. 室间孔被室间隔肌部封闭

    D. 左、右心室最终完全分隔

    E. 室间隔包括室间隔肌部和膜部

25. 胎儿血液循环中含氧量最高的是（　　）

    A. 上腔静脉　　　　　B. 主动脉　　　　　C. 脐动脉

    D. 肺动脉　　　　　　E. 脐静脉

26. 胎儿血液循环中含氧量最低的是（　　）

    A. 脐静脉　　　　　　B. 静脉导管　　　　C. 肺动脉

    D. 下腔静脉　　　　　E. 上腔静脉

27. 关于胎儿血液循环特点的描述下列哪项错误（　　）

    A. 有两条脐动脉和一条脐静脉

    B. 有一条动脉导管连通主动脉和肺动脉

    C. 有一条静脉导管

    D. 左、右心室不相通

    E. 有卵圆孔，使左、右心房相通，血液可双向流动

28. 胎儿左、右心房间的血流方向是（　　）

　　A. 右心房血经第 I 房间孔至左心房　　B. 左心房血经第 I 房间孔至右心房

　　C. 右心房血经卵圆孔至左心房　　　　D. 左心房血经卵圆孔至右心房

　　E. 左、右心房血经卵圆孔双向流动

29. 胎儿出生后血液循环变化的关键原因是（　　）

　　A. 胎盘血液循环中断，静脉导管关闭

　　B. 肺开始呼吸，卵圆孔关闭

　　C. 胎盘血液循环中断，动脉导管关闭

　　D. 胎盘血液循环中断，肺开始呼吸

　　E. 卵圆孔关闭，动脉导管关闭

30. 法洛四联症的成因是（　　）

　　A. 动脉干和心球分隔不均　　　　　　B. 房间隔缺损

　　C. 室间隔缺损　　　　　　　　　　　D. 卵圆孔未闭

　　E. 动脉导管未闭

31. 最常见的血管畸形是（　　）

　　A. 静脉导管未闭　　　　　　　　　　B. 动脉导管未闭

　　C. 肺动脉狭窄　　　　　　　　　　　D. 主动脉狭窄

　　E. 主动脉和肺动脉错位

（二）A2 型题（病例摘要型最佳选择题）

32. 患儿女性，2 岁。查体：发现胸骨左缘第 2～3 肋间 II～III 级收缩期杂音，肺动脉瓣区第二心音亢进，伴固定性分裂，最可能的诊断是房间隔缺损。胚胎时期房间隔是由下列哪两种结构形成（　　）

　　A. 第 I 房间隔与心内膜垫　　　　　　B. 第 II 房间隔与心内膜垫

　　C. 第 I 房间隔与第 II 房间隔　　　　　D. 第 II 房间隔与左静脉窦瓣

　　E. 第 I 房间隔与心球嵴

33. 患儿女性，8 个月，常在哭闹后出现呼吸急促，口唇发紫来医院就诊，经相关检查后诊断为法洛四联症。法洛四联症患者出现"青紫"的程度主要取决于（　　）

　　A. 肺动脉狭窄的程度　　　　　　　　B. 室间隔缺损的大小

　　C. 室间隔缺损的部位　　　　　　　　D. 主动脉骑跨的程度

　　E. 右心室肥厚的程度

34. 患儿男性，4 岁，平时体质较弱，活动后常常需要下蹲休息，在一次幼儿园体检中发现有心脏杂音，进一步到医院做心脏彩超等检查，诊断为房间隔缺损。有关原始心房内部分隔的描述下列哪项错误（　　）

　　A. 第 I 房间隔较厚和硬　　　　　　　B. 在第 I 房间隔右侧出现第 II 房间隔

　　C. 卵圆孔是出现在第 II 房间隔上　　　D. 卵圆孔和第 II 房间孔的位置相互交错

　　E. 第 I 房间隔相当于卵圆孔的瓣膜

35. 患儿女性，2 岁，曾多次患肺炎。胸片示：肺纹理增强，左心房和左心室增大，主动脉影增宽，诊断为动脉导管未闭。有关胚胎时期动脉导管的描述下列哪项错误（　　）

A. 是肺动脉和主动脉弓之间的血管

B. 主动脉内的血大部分经动脉导管入肺动脉

C. 将演变为动脉韧带

D. 出生后 3 个月左右完全关闭

E. 来自右侧第 6 弓动脉远侧段

36. 患儿男性，3 岁。自生后 6 个月开始出现口唇、指（趾）甲床青紫，并有杵状指。胸部 X 射线检查示"靴形心"、肺动脉段凹陷、肺血减少，最可能的诊断是法洛四联症。形成法洛四联症最主要的原因是（　　）

    A. 左心室肥大   B. 肺动脉骑跨   C. 肌性室间隔缺损

    D. 主动脉狭窄   E. 主动脉肺动脉隔偏位

37. 患儿男性，6 岁，气促、乏力 5 年，加重 5 天入院。患儿平时少动，四肢乏力，面色苍白，生长发育缓慢等症状。入院查体：体温 36.5℃，心率 100 次/分，体重 20kg，心界扩大，胸骨左缘 2～3 肋间可闻及喷射性收缩期杂音，肺动脉第二心音（P_2）亢进和固定分裂。肺、腹无异常，诊断为房间隔缺损。房间隔缺损可能发生于以下哪种原因（　　）

A. 第Ⅱ孔处，因第Ⅰ隔吸收过大

B. 第Ⅱ孔处，因第Ⅱ隔吸收过大

C. 第Ⅰ孔处，因第Ⅰ隔与心内膜垫未融合

D. 卵圆孔处，因第Ⅰ隔吸收面积过大

E. 卵圆孔处，因第Ⅱ隔未与心内膜垫融合

38. 患儿女性，3 岁，自幼发现心脏杂音来医院就诊。心脏超声检查提示：先天性心脏病，膜性室间隔缺损（左向右分流），需在全麻体外循环下行室缺修补术。参与膜性室间隔形成的结构是（　　）

A. 心球与心内膜垫的结缔组织

B. 半月瓣基部未分化的结缔组织

C. 房室瓣基部未分化的结缔组织

D. 心内膜垫、动脉球嵴和肌性室间隔处的结缔组织

E. 第Ⅰ隔和第Ⅱ隔的结缔组织

39. 患儿男性，1 岁，哭闹时出现脸色发紫 3 个月，伴有呼吸困难。心脏彩色超声检查提示：先天性心脏病，卵圆孔未闭合。卵圆孔在结构上完全闭锁的时间是（　　）

    A. 胎儿即将分娩时   B. 胎儿娩出后 1 周内   C. 出生后 1 岁左右

    D. 出生后 2 岁左右   E. 出生前就已封闭

40. 某孕妇，29 岁，怀孕 36 周，到医院做产检，需做脐血流检测。有关胎儿血液循环的描述下列哪项错误（　　）

A. 有 2 条脐动脉和 1 条脐静脉通向胎盘

B. 肝内有静脉导管，将脐静脉血直接注入下腔静脉

C. 肺动脉和主动脉之间有一条动脉导管

D. 大部分肺动脉血液进入发育中的肺

E. 右心房血液可通过卵圆孔进入左心房

41. 某产妇，27 岁，怀孕 39 周 + 4 天，顺产一正常女婴，体重 3.25kg，新生儿评分 10 分。该新生儿出生后血液循环将发生一系列变化，下列哪项描述错误（　　）

    A. 脐动脉和脐静脉闭锁

    B. 肝内静脉导管闭锁成静脉韧带

    C. 动脉导管闭锁成动脉韧带

    D. 肺呼吸后，肺静脉回流入左心房的血液增多，左心房压力增高

    E. 出生后一个月，卵圆孔瓣与第Ⅱ房间隔完全融合

（三）B 型题（标准配伍题）

（42～46 题共用备选答案）

    A. 第Ⅰ房间孔　　　　　B. 第Ⅱ房间孔　　　　　C. 卵圆孔

    D. 房室孔　　　　　　　E. 室间孔

42. 被第Ⅱ房间隔封闭的孔是（　　）

43. 第Ⅱ房间隔形成的孔称（　　）

44. 第Ⅰ房间隔与心内膜垫之间形成的孔称（　　）

45. 法洛四联症中未封闭的孔是（　　）

46. 背侧和腹侧心内膜垫融合形成的孔称（　　）

（47～51 题共用备选答案）

    A. 房间隔缺损　　　　　B. 心内膜垫　　　　　C. 第Ⅱ房间隔

    D. 室间隔缺损　　　　　E. 法洛四联症

47. 房室管壁增生形成（　　）

48. 覆盖第Ⅱ房间孔的是（　　）

49. 主动脉肺动脉隔偏位形成（　　）

50. 第Ⅰ房间隔与心内膜垫未融合形成（　　）

51. 室间隔膜部缺损形成（　　）

（四）X 型题（多项选择题）

52. 从胚胎至成年，具有造血功能的器官或结构有（　　）

    A. 卵黄囊　　　　　　　B. 尿囊　　　　　　　C. 肝

    D. 脾　　　　　　　　　E. 骨髓

53. 造血干细胞可起源于（　　）

    A. 卵黄囊壁的胚外中胚层　　　　　B. 体蒂的胚外中胚层

    C. 绒毛膜的胚外中胚层　　　　　　D. 间介中胚层

    E. 侧中胚层

54. 关于原始心血管系统的发生下列哪些描述正确（　　）

    A. 由胚内中胚层和胚外中胚层分化形成

    B. 最初的血管为内皮管网

    C. 胚体内的血管发生早于胚体外

    D. 约第 3 周开始血液循环

    E. 胚体内和胚体外的内皮管网并不相通

55. 关于心内膜垫的描述下列哪些正确（　　）
    A. 是房室管心内膜组织增生所形成
    B. 腹侧壁和背侧壁各一个
    C. 参与形成半月瓣
    D. 将房室管分隔为左、右房室孔
    E. 参与形成室间隔膜部

56. 关于原始心房分隔的描述下列哪些正确（　　）
    A. 第Ⅰ房间隔较厚，第Ⅱ房间隔较薄
    B. 第Ⅱ房间隔出现在第Ⅰ房间隔的右侧
    C. 卵圆孔和第Ⅱ房间孔的位置相互交错
    D. 卵圆孔的左侧覆以卵圆孔瓣
    E. 第Ⅰ房间孔很快封闭，第Ⅱ房间孔保留至出生

57. 关于原始心室分隔的描述下列哪些错误（　　）
    A. 室间隔分肌部和膜部
    B. 膜部发生得早，肌部发生得晚
    C. 肌部厚，有平滑肌纤维
    D. 室间孔全部由心内膜垫的组织封闭
    E. 肌部与心内膜垫之间为室间孔

58. 关于室间隔缺损的描述下列哪些正确（　　）
    A. 以室间隔肌部缺损较为常见
    B. 左、右心室相通
    C. 缺损可见于室间隔任何部位
    D. 多由于心内膜垫或心球嵴发育不良所致
    E. 室间隔肌部组织吸收过度也可引起

59. 卵圆孔未闭产生的原因包括（　　）
    A. 第Ⅰ房间隔吸收面积过大
    B. 第Ⅱ房间隔发育不全
    C. 卵圆孔瓣出现许多穿孔
    D. 心内膜垫发育不全
    E. 动脉干分隔不均

60. 关于动脉干和心球内部分隔的描述下列哪些正确（　　）
    A. 动脉干和心球的内膜组织增生形成一对纵嵴
    B. 纵嵴对向生长并在中线融合
    C. 分隔不均可导致室间隔膜部缺损
    D. 动脉干和心球被纵嵴分隔为肺动脉干和升主动脉
    E. 纵嵴呈平板状延伸形成主动脉肺动脉隔

61. 关于心球演变的描述下列哪些正确（　　）
    A. 形成升主动脉　　　　　　　　　　B. 形成动脉导管

    C. 形成肺动脉干   D. 形成原始右心室

    E. 参与形成室间隔膜部

62. 动脉干和心球分隔异常可能导致（   ）

    A. 主动脉或肺动脉错位   B. 主动脉或肺动脉狭窄

    C. 法洛四联症   D. 室间隔缺损

    E. 永存动脉干

63. 法洛四联症包括（   ）

    A. 主动脉狭窄   B. 肺动脉狭窄

    C. 室间隔缺损   D. 主动脉骑跨

    E. 右心室肥大

64. 关于动脉导管的描述下列哪些正确（   ）

    A. 是肺动脉和主动脉弓之间的血管

    B. 闭锁后形成动脉韧带

    C. 内含混合性血液

    D. 出生后 3 个月左右完全闭锁

    E. 主动脉弓内的血液大部分经动脉导管入肺动脉

65. 胎儿血液循环中含有丰富氧和营养物质的血管是（   ）

    A. 肺静脉   B. 主动脉   C. 脐动脉

    D. 脐静脉   E. 下腔静脉

66. 胎儿血液循环的特点是（   ）

    A. 一条脐动脉和两条脐静脉与胎盘相连

    B. 右心室血经室间孔入左心室

    C. 脐静脉血大部分经静脉导管注入下腔静脉

    D. 右心房血经卵圆孔入左心房

    E. 脐静脉血氧气和营养物质最丰富

67. 胎儿血液循环特有的结构包括（   ）

    A. 第 I 房间孔   B. 动脉导管和静脉导管

    C. 脐动脉和脐静脉   D. 卵圆孔

    E. 第 II 房间孔

68. 胎儿出生后血液循环的变化包括（   ）

    A. 静脉导管关闭   B. 左心房压力升高

    C. 胎盘血液循环终止   D. 肺动脉的血液全部进入肺

    E. 动脉导管和卵圆孔关闭

二、简述题

    1. What is foramen ovale?

    2. What is blood island?

    3. 什么叫动脉导管未闭？

三、论述题

1. 试述原始心房的内部分隔及其常见畸形。
2. 试述原始心室的内部分隔及其常见畸形。
3. 试述胎儿血液循环的特点及出生后的变化。
4. 试述法洛四联症的成因及其畸形。

【参考答案】

一、选择题

（一）A1 型题（单句型最佳选择题）

1. B 2. D 3. B 4. E 5. E 6. B 7. D 8. D 9. B 10. E 11. B 12. D 13. A
14. A 15. D 16. D 17. A 18. C 19. E 20. B 21. B 22. C 23. D 24. C 25. E
26. E 27. E 28. C 29. D 30. A 31. B

（二）A2 型题（病例摘要型最佳选择题）

32. C 33. A 34. A 35. B 36. E 37. D 38. D 39. C 40. D 41. E

（三）B 型题（标准配伍题）

42. B 43. C 44. A 45. E 46. D 47. B 48. C 49. E 50. A 51. D

（四）X 型题（多项选择题）

52. ACDE 53. ABC 54. ABD 55. ABDE 56. BCDE 57. BCD 58. BCDE 59. ABC
60. ABCD 61. ACDE 62. ABCD 63. BCDE 64. ABCD 65. BDE 66. CDE 67. BCDE
68. ABCDE

二、简述题

1. What is foramen ovale?

即卵圆孔，在原始心房分隔过程中，第Ⅱ房间隔的下方与心内膜垫之间形成的卵圆形孔。出生前，右心房的血液由卵圆孔冲开卵圆孔瓣，经第Ⅱ房间孔流入左心房。出生后，肺循环开始，左心房压力增大，致使卵圆孔瓣紧贴第Ⅱ房间隔，并逐渐融合为一个完整的房间隔，卵圆孔关闭。

2. What is blood island?

即血岛，人胚第 15 天左右，在卵黄囊壁上的胚外中胚层形成的块状或索状的细胞团。其周边的细胞分化为内皮细胞并围成内皮管，血岛中央的细胞分化为造血干细胞。内皮管不断出芽伸延，与邻近部位的内皮管相互连接形成内皮管网。

3. 什么叫动脉导管未闭？

动脉导管未闭多见于女性。发生的原因可能是出生后的动脉导管壁肌组织不能收缩，使肺动脉干和主动脉保持相通。主动脉的血液分流入肺动脉，肺循环血量增加，体循环血量减少，引起肺动脉高压、右心室肥大等，影响患儿的生长发育。

三、论述题

1. 试述原始心房的内部分隔及其常见畸形。

第 4 周末，在原始心房顶部背侧壁正中处长出一较薄的镰状隔膜，称第Ⅰ房间隔。

此隔向心内膜垫方向生长，其游离缘与心内膜垫之间暂留一个孔，称第Ⅰ房间孔。在第Ⅰ房间孔封闭之前，第Ⅰ房间隔上部的中央被逐渐吸收而变薄并出现一些小孔，继后小孔融合为一个大孔，称第Ⅱ房间孔。这样，原始心房被分隔为左、右两部分，但左、右心房仍然借第Ⅱ房间孔相通。

第5周末，在第Ⅰ房间隔的右侧，从心房顶端腹侧壁上又发生一较厚的镰状隔膜，称第Ⅱ房间隔。此隔也向着心内膜垫方向生长，并遮盖第Ⅱ房间孔，其下方留有一卵圆形的孔，称卵圆孔。卵圆孔位置较第Ⅱ房间孔稍低，两孔头尾交错。第Ⅰ房间隔在卵圆孔的左侧遮盖卵圆孔的部分，称卵圆孔瓣。出生前，由于肺循环不行使功能，右心房的压力明显大于左心房，右心房的血液由卵圆孔冲开卵圆孔瓣，经第Ⅱ房间孔流入左心房，而左心房的血液则不能返流入右心房。出生后，肺循环开始，左心房压力增大，致使卵圆孔瓣紧贴第Ⅱ房间隔，并逐渐融合为一个完整的房间隔，卵圆孔随之关闭，左、右心房完全分隔。

常见的畸形为房间隔缺损，其中以卵圆孔未闭最常见。可由以下原因所致：①卵圆孔瓣出现许多穿孔；②卵圆孔瓣过小，不能完全遮蔽卵圆孔；③卵圆孔过大；④卵圆孔过大伴卵圆孔瓣过小。心内膜垫发育不良，第Ⅰ房间隔不能与之融合，也可导致房间隔缺损。

2. 试述原始心室的内部分隔及其常见畸形。

第4周末，心室底壁近心尖处组织向心内膜垫方向凸起形成一个较厚的半月形肌性嵴，称室间隔肌部，其游离缘与心内膜垫之间留有一半月形孔，称室间孔。第7周末，由于心内膜垫组织的增生以及心球尾端的左右球嵴融合并向下延伸，共同形成室间隔膜部，将室间孔封闭。

常见的畸形为室间隔缺损，其中以室间隔膜部缺损多见，心内膜垫组织或左右球嵴任何一部分发育异常，均可导致室间孔不能完全封闭。

3. 试述胎儿血液循环的特点及出生后的变化。

胎儿血液循环特点：①存在胎盘循环，胚体含二氧化碳和代谢产物的静脉血经脐动脉流回胎盘，与母体血液进行气体和物质交换后，富含氧气和营养物质的动脉血经脐静脉由肝门入肝流入胚体；②入肝的血液大部分经肝内静脉导管直接注入下腔静脉；③右心房大部分的血液经卵圆孔进入左心房；④肺动脉绝大部分血经动脉导管注入降主动脉。

胎儿出生后血液循环的变化：①脐静脉闭锁成为肝圆韧带；②肝静脉导管闭锁成为静脉韧带；③脐动脉的远侧部分闭锁成为脐外侧韧带，近侧部分保留成为膀胱上动脉；④动脉导管闭锁成为动脉韧带；⑤卵圆孔在出生时即呈功能性关闭，生后约一年，卵圆孔完全关闭。

4. 试述法洛四联症的成因及其畸形。

法洛四联症是肺动脉狭窄、室间隔缺损、主动脉骑跨和右心室肥大四种缺陷同时存在的畸形。其发生的原因是主动脉肺动脉隔偏位于肺动脉侧，造成肺动脉狭窄和主动脉粗大。此时的主动脉肺动脉隔尾端不能正常地参与室间隔膜部的形成，造成室间隔缺损，而粗大的主动脉骑跨在室间隔缺损处。由于肺动脉狭窄，右心室的排血阻力增大，形成右心室高压，导致右心室肥大。

（李　坪）

第二十五章　神经系统和眼、耳的发生

【大纲要求】

一、知识目标

1. 能够理解脑泡形成和演变及大脑和小脑的发生。
2. 能够理解脊髓的形态发生和组织发生。
3. 能够概述神经系统的主要先天畸形及原因。
4. 能够说出神经管和神经嵴的早期分化。
5. 能够说出眼和耳的发生及主要先天畸形。

二、技能目标

1. 通过学习脑泡的形成及演变，能够理解脑和脊髓及主要先天畸形的形成。
2. 通过学习眼和耳的形成过程，能够理解主要先天畸形的形成。

三、情感、态度和价值观目标

1. 能够从脑的发生中认识神经再生的意义。
2. 能够从神经系统和眼耳的先天疾病病因中关注社会，积极宣传预防措施。

【学习要点】

一、中枢神经系统的发生

（一）神经管和神经嵴的发生
　　　　外胚层 —→ 神经板 —→ 神经管、神经嵴

（二）神经组织的发生

神经外胚层
├─ 神经管
│   ├─ 分化为脑、脊髓、神经垂体、松果体与视网膜
│   ├─ 神经上皮：假复层柱状上皮，基膜较厚，称外界膜；内面称为内界膜
│   ├─ 套层：部分神经上皮细胞迁至神经上皮的外周，成为成神经细胞和成神经胶质细胞，它们在神经上皮的外周构成新的细胞层。成神经细胞最终分化为神经元，成神经胶质细胞分化为星形胶质细胞和少突胶质细胞
│   └─ 室管膜层：原来的神经上皮变成一层立方形细胞
└─ 神经嵴：分化为神经节、周围神经和肾上腺髓质等

二、脊髓的发生

神经管下段
├─ 套层
│   ├─ 背侧：形成翼板→脊髓灰质的后角
│   ├─ 中部：形成脊髓的侧角
│   └─ 腹侧：形成基板→脊髓灰质的前角
├─ 前正中裂：左、右两基板向腹侧突出，致使在两者之间形成一条纵行的深沟，位居脊髓的腹侧正中
└─ 后正中隔：左、右两翼板增大向内侧推移并在中线愈合，形成隔膜

三、脑的发生

（一）脑外形和内部结构的发育

（1）脑泡
├─ 神经管头段分化为脑，第4周末形成三个膨大的脑泡
├─ 前脑泡：第5周，头端向两侧膨大，形成左、右端脑，以后演变为大脑两半球；前脑泡的尾端则形成间脑
├─ 中脑泡：中脑
└─ 菱脑泡：头段演变为后脑，之后演变为脑桥和小脑；尾段演变为末脑，之后演变为延髓

（2）脑泡腔
├─ 前脑泡腔：演变为左、右两个侧脑室和间脑的第三脑室
├─ 中脑泡腔：形成狭窄的中脑导水管
└─ 菱脑泡腔：演变为宽大的第四脑室

（3）神经管管壁：头段的神经上皮细胞增殖，向外侧迁移分化为成神经细胞和成神经胶质细胞，形成套层，套层形成基板和翼板，端脑套层中的大部分细胞迁移到外表面

形成大脑皮质，少部分聚集成团形成神经核。中脑、后脑、末脑套层细胞聚集形成各种神经核。

（二）大脑皮质的发生

皮质 { 古皮质：海马和齿状回
旧皮质：胚胎第7周形成梨状皮质
新皮质：神经上皮细胞增殖，分期、分批地迁至表层并分化为神经细胞。胎儿出生时已形成6层结构

（三）小脑的发生

（1）起源：后脑两侧翼板的背侧部分对称性增厚发育而成。

（2）套层成神经细胞→小脑皮质的分子层、浦肯野细胞层和颗粒层。

（3）边缘层→白质。

四、神经节和周围神经的发生

1. 神经节的发生

神经节的发生 { 头段神经嵴细胞迁移至神经管背外侧，分化为脑神经节和脊神经节
胸段神经嵴细胞迁移到背主动脉外侧，形成两列节段性的交感神经节
神经嵴细胞分化为成神经细胞、施万细胞和卫星细胞，成神经细胞再分化为感觉神经元

2. 周围神经的发生

由神经细胞的突起和施旺细胞形成。

五、垂体的发生

组成 { 腺垂体：口凹顶部的外胚层上皮在间脑底壁外突形成拉特克囊，其前壁增厚，形成腺垂体的远侧部，后壁形成中间部，由远侧部向上长出一结节状突起包绕漏斗柄，形成结节部
神经垂体：间脑底部的神经外胚层向腹侧延伸形成神经垂体芽，继而分化形成神经垂体

六、眼的发生

（一）眼球的发生

1. 眼的形成

胚胎第4周，前脑向外膨出形成一对视泡 { 远端膨大、内陷 → 视杯
近端变细 → 视柄
表面外胚层 → 晶状体板 → 晶状体泡

2. 视网膜的发生

视网膜 { 视杯外层：分化为色素上皮层

视杯内层：增厚并先后分化出节细胞、视锥细胞、无长突细胞、水平细胞、视杆细胞和双极细胞。视杯两层之间的视泡腔变窄，最后消失，于是两层直接相贴，构成视网膜视部。在视杯口边缘部，内层上皮与外层分化的色素上皮相贴，并向晶状体泡和角膜之间的间充质内延伸，形成视网膜盲部

3. 视神经的发生

视柄内外层细胞分化成的胶质细胞包绕节细胞轴突，演变为视神经。

4. 晶状体的发生

晶状体泡演变而成。

5. 角膜、虹膜和眼房的发生

晶状体泡前方的表面外胚层及间充质。

6. 血管膜和巩膜的发生

视杯周围的间充质。

（二）眼睑和泪腺的发生

由眼球前方的表面外胚层发育而成。

七、耳的发生

1. 内耳的发生

菱脑两侧的外胚层形成几个板，之后分化成内耳。

2. 中耳的发生

管鼓隐窝及周围间充质形成。

3. 外耳的发生

第 1 鳃沟及周围间充质形成。

八、主要畸形

（一）神经系统的主要畸形

1. 神经管缺陷

前神经孔未闭合可形成无脑畸形，后神经孔未闭合可形成脊髓裂。

2. 脑积水

多由脑室系统发育障碍、脑脊液生成和吸收平衡失调所致，以中脑导水管和室间孔狭窄或闭锁最常见。

（二）眼、耳的主要畸形

主要有先天性无虹膜、瞳孔膜残留、先天性白内障、先天性青光眼、先天性耳聋等。

【复习题】

一、选择题

（一）A1 型题（单句型最佳选择题）

1. 人胚第 5 周的脑从头至尾为（   ）
    A. 端脑、脑桥、中脑、间脑、后脑
    B. 端脑、中脑、间脑、菱脑、末脑
    C. 端脑、间脑、中脑、脑桥、小脑
    D. 端脑、中脑、间脑、末脑、后脑
    E. 端脑、间脑、中脑、后脑、末脑

2. 后神经孔未闭或闭合不全造成（   ）
    A. 无脑畸形   B. 脑膨出   C. 脊髓裂
    D. 颅骨异常   E. 脑积水

3. 脊髓由下列哪项分化形成（   ）
    A. 神经管前段   B. 神经管下段   C. 神经嵴
    D. 拉特克囊   E. 神经垂体芽

4. 关于神经管的描述哪项正确（   ）
    A. 中胚层增厚形成神经板后形成神经管
    B. 早期神经管管壁由成神经细胞层、套层、边缘层构成
    C. 神经上皮分化为成神经细胞与成神经胶质细胞
    D. 施万细胞由神经上皮细胞分化
    E. 成神经细胞分化为各种神经细胞与神经胶质细胞

5. 关于神经系统的发生哪项错误（   ）
    A. 神经管的头段形成三个膨大的脑泡
    B. 前脑泡演变为端脑和间脑
    C. 中脑泡演变为中脑
    D. 菱脑泡头段演变为脑桥和小脑
    E. 菱脑泡尾段演变为脊髓

6. 关于脑室的发生哪项错误（   ）
    A. 神经管的管腔演变为脑室
    B. 第三脑室和侧脑室均由前脑泡的腔演变形成
    C. 中脑导水管由中脑泡的腔演变形成
    D. 第四脑室由菱脑泡的腔演变形成
    E. 神经管未闭合可形成脑积水

7. 大脑皮质的组织发生哪项错误（   ）
    A. 海马和齿状回是最早出现的皮质结构
    B. 梨状皮质为旧皮质

    C. 新皮质出现最晚，面积最大

    D. 胎儿出生时，新皮质还未形成 6 层结构

    E. 大脑皮质中的神经细胞呈层状分布

8. 小脑来源于（   ）

    A. 前脑泡   B. 中脑泡   C. 菱脑泡

    D. 神经管尾段   E. 基板和翼板

9. 关于脊髓的发生下列哪项正确（   ）

    A. 由神经管头段分化形成

    B. 后神经孔未闭可形成脊髓裂

    C. 套层分化为白质

    D. 边缘层分化为灰质

    E. 基板形成后角，而翼板形成前角

10. 腺垂体来源于（   ）

    A. 神经管的神经上皮   B. 口凹顶部的外胚层

    C. 间脑底部的神经外胚层   D. 神经垂体芽

    E. 原始咽顶部的内胚层

11. 无脑畸形由下列哪项所致（   ）

    A. 神经沟未闭合   B. 后神经孔未闭合

    C. 中脑导水管狭窄或闭锁   D. 前神经孔未闭合

    E. 脑室系统发育障碍

12. 视泡由下列哪项膨出形成（   ）

    A. 前脑泡   B. 中脑泡   C. 后脑

    D. 末脑   E. 脑室

13. 角膜来源于（   ）

    A. 神经外胚层   B. 表面外胚层   C. 表面外胚层和间充质

    D. 间充质   E. 内胚层

14. 视网膜色素上皮层由哪项分化形成（   ）

    A. 视杯内层   B. 视杯外层   C. 中胚层

    D. 间充质   E. 表面外胚层

15. 晶状体泡由下列哪项分化形成（   ）

    A. 前脑泡   B. 表面外胚层   C. 中脑泡

    D. 菱脑泡   E. 中胚层

16. 神经管完全形成于受精后（   ）

    A. 第 2 周   B. 第 4 周   C. 第 6 周

    D. 第 12 周   E. 第 20 周

17. 胎儿 3 个大月时脊髓由内向外包括以下哪几部分（   ）

    A. 套层、室管膜层、边缘层、神经上皮层

    B. 室管膜层、边缘层、神经上皮层、软膜

  C. 套层、室管膜层、边缘层、软膜

  D. 神经上皮层、软膜、套层、边缘层

  E. 室管膜层、套层、边缘层、软膜

18. 脑泡在形成和演变过程中不会出现哪种结构（ ）

  A. 端脑曲   B. 脑桥曲   C. 颈曲

  D. 头曲   E. 间脑曲

19. 神经嵴不能分化为下列哪种细胞（ ）

  A. 视网膜细胞   B. 滤泡旁细胞   C. 嗜铬细胞

  D. 胶质细胞   E. 黑素细胞

20. 中耳和外耳的发生与下列哪种结构无关（ ）

  A. 第 1 鳃弓   B. 第 2 鳃弓   C. 第 1 鳃沟

  D. 第 2 鳃沟   E. 第 1 咽囊

21. 胚胎第 4 周后，头部两侧的表面外胚层受哪种结构诱导逐渐形成内耳（ ）

  A. 端脑   B. 间脑   C. 菱脑

  D. 末脑   E. 小脑

（二）A2 型题（病例摘要型最佳选择题）

22. 女性，35 岁，孕 20 周，在医院进行产科 B 超检查时，发现胎儿颅顶骨和枕骨不完整，有大面积缺如，且脑发育不全。引起此先天缺陷的原因是（ ）

  A. 神经管未形成   B. 前神经孔未闭合 C. 神经嵴未形成

  D. 神经沟未形成   E. 脊索未形成

23. 男性患儿，1 岁，背部正中有一约 4cm 的纵形裂口，并有一个直径约 5cm 的囊袋状结构膨出，经 CT 检查发现患儿的第 3~5 胸椎不完整，且椎弓发育不全，背部膨出的组织与脊髓相连。引起此先天畸形的原因是（ ）

  A. 神经孔未闭合   B. 头侧神经沟未闭合 C. 尾侧神经沟未闭合

  D. 轴旁中胚层过度发育 E. 背侧外胚层过度发育

24. 女性患儿，3 岁，智力明显低于同龄儿童，头颅增大，且顶部和枕部增大最为明显，经检查发现颅骨较薄，颅缝过宽，前囟未闭合。经检查发现脑室过大，脑室中积存大量液体。引起此先天畸形最常见的原因是（ ）

  A. 前脑泡狭窄   B. 菱脑泡狭窄   C. 中脑泡狭窄

  D. 第三脑室狭窄   E. 第四脑室狭窄

25. 男性患儿，2 岁，MRI 检查发现头颅巨大，脑皮质较薄，侧脑室和第三脑室明显增大且有大量积极液。此先天畸形是（ ）

  A. 无脑儿   B. 露脑   C. 脑膨出

  D. 脑积水   E. 脑疝

26. 男性患儿，5 岁，瞳孔不圆，呈向下的钥匙形状，视物不清楚，经医生检查诊断为虹膜缺损伴视神经发育不良，该先天畸形可能的原因是（ ）

  A. 角膜发育不良   B. 晶状体发育不良 C. 视网膜发育不良

  D. 瞳孔膜未完全闭合 E. 脉络膜未完全闭合

27. 某幼儿，男，3 岁，家长观察到孩子在没有哭泣时也经常眼眶湿润，不时伴有少量泪水从内侧眼角流出。经眼科医师检查为眼部先天畸形，最常见的原因是（　　）

　　A. 泪腺导管闭锁　　　　　B. 鼻泪管闭锁　　　　　C. 先天性睑内翻

　　D. 先天性青光眼　　　　　E. 泪腺瘘

28. 5 岁男孩，长期以来左眼视物不清楚，眼睛中央有不规则形灰白色珊瑚状物，经检查发现晶状体混浊，最可能的诊断是（　　）

　　A. 先天性无虹膜　　　　　B. 瞳孔膜残留　　　　　C. 先天性青光眼

　　D. 先天性白内障　　　　　E. 先天性晶状体缺如

29. 2 岁女孩，出生后不久孩子就出现容易流泪、畏光、眼睑痉挛，经检查发现角膜横径明显增大，角膜上皮水肿，外观呈毛玻璃样混浊，眼压升高，眼轴长度过大，形似"牛眼"，最可能是下列哪种先天性畸形所致（　　）

　　A. 先天性无虹膜　　　　　B. 先天性无晶状体　　　　C. 先天性青光眼

　　D. 先天性白内障　　　　　E. 囊状眼球

30. 3 岁男，因耳部疾患到医院就诊，医生检查后确认为先天性鼓室发育异常所致，下列哪项与鼓室发育异常无明显关系（　　）

　　A. 先天性耳前瘘管　　　　B. 外耳道闭锁　　　　　C. 先天性耳聋

　　D. 中耳畸形　　　　　　　E. 先天性小耳

31. 2 岁患儿，左侧耳郭形态异常，常出现左耳的疼痛和感染，挤压时有白色乳酪状液体流出，医生诊断为先天性耳前瘘管，该畸形主要由下列哪项所致（　　）

　　A. 咽鼓管发育不全　　　　B. 鳃沟封闭　　　　　　C. 咽囊发育不全

　　D. 耳丘融合不良　　　　　E. 鳃弓发育不良

（三）B 型题（标准配伍题）

（32～36 题共用备选答案）

　　A. 前脑　　　　　　　　　B. 中脑　　　　　　　　C. 后脑

　　D. 末脑　　　　　　　　　E. 间脑

32. 脑桥来源于（　　）

33. 端脑来源于（　　）

34. 延髓来源于（　　）

35. 导水管来源于（　　）

36. 小脑来源于（　　）

（37～41 题共用备选答案）

　　A. 体表外胚层　　　　　　B. 视杯　　　　　　　　C. 视柄

　　D. 间充质　　　　　　　　E. 神经板

37. 视神经来源于（　　）

38. 视网膜来源于（　　）

39. 玻璃体来源于（　　）

40. 角膜上皮来源于（　　）

41. 晶状体来源于（　　）

（42～46题共用备选答案）

  A. 鳃沟   B. 间充质   C. 咽囊

  D. 听泡   E. 鳃弓

42. 膜迷路来源于（ ）

43. 骨迷路来源于（ ）

44. 听小骨来源于（ ）

45. 鼓室来源于（ ）

46. 外耳道来源于（ ）

（四）X型题（多项选择题）

47. 神经管可分化形成（ ）

  A. 视网膜   B. 脑   C. 脊髓

  D. 腺垂体   E. 神经垂体

48. 神经嵴分化为（ ）

  A. 脑神经节   B. 脊神经节   C. 甲状腺滤泡旁细胞

  D. 甲状旁腺   E. 肾上腺髓质

49. 神经管头段可分化形成下列哪些器官（ ）

  A. 神经节   B. 大脑   C. 小脑

  D. 脊髓   E. 延髓

50. 下列哪些是由间充质分化而来（ ）

  A. 巩膜   B. 血管膜   C. 晶状体

  D. 视网膜   E. 角膜上皮

51. 以下哪些结构是由表面外胚层向内深陷形成（ ）

  A. 口凹   B. 鼻窝   C. 听泡

  D. 视泡   E. 外耳道

52. 表面外胚层可分化形成（ ）

  A. 角膜上皮   B. 外耳道上皮 C. 膜迷路上皮

  D. 虹膜上皮   E. 视网膜色素上皮

二、简述题

1. 什么是神经管？有何作用？

2. 什么是神经嵴？

3. 什么是视杯？其作用是什么？

4. 神经管缺陷会导致哪些先天畸形？

5. 什么是脑积水？

三、论述题

1. 试述脑泡的形成与演变。

2. 试述脊髓的发生。

3. 试述视网膜的发生。

【参考答案】

一、选择题

（一）A1 型题（单句型最佳选择题）

1. E　2. C　3. B　4. C　5. E　6. E　7. D　8. C　9. B　10. B　11. D　12. A　13. C
14. B　15. B　16.B　17.E　18. E　19. A　20. D　21. C

（二）A2 型题（病例摘要型最佳选择题）

22. B　23. C　24. C　25. D　26. E　27. B　28. D　29. C　30. E　31. A

（三）B 型题（标准配伍题）

32. C　33. A　34. D　35. B　36. C　37. C　38. B　39. D　40. A　41. A　42. D
43. D　44. B　45. C　46. A

（四）X 型题（多项选择题）

47. ABCE　48. ABE　49. BCE　50. AB　51. ABCE　52. ABC

二、简述题

1. 什么是神经管？有何作用？

人胚第 3 周初，脊索诱导背侧中线的外胚层增厚呈板状，称神经板，该板中央沿长轴向脊索方向凹陷，形成神经沟，沟两侧边缘隆起称神经褶，两侧的神经褶靠拢并愈合，使神经沟封闭为神经管。神经管将分化为脑、脊髓、神经垂体、松果体和视网膜等。

2. 什么是神经嵴？

在神经管形成过程中，神经褶边缘的一些神经外胚层细胞随神经管的形成而下陷，在神经管背外侧形成左右两条细胞索，称神经嵴。神经嵴将分化为神经节、周围神经和肾上腺髓质等。

3. 什么是视杯？其作用是什么？

人胚第 4 周，当神经管闭合成前脑时，向外膨出形成左、右一对囊泡，称为视泡。视泡远端膨大，贴近表面外胚层，并凹陷形成双层杯状结构，称视杯。视杯是视网膜发生的原基。

4. 神经管缺陷会导致哪些先天畸形？

第 4 周末时，神经沟应完全愈合形成神经管。若前神经孔未闭合可形成无脑畸形；后神经孔未闭合将形成脊髓裂。

5. 什么是脑积水？

脑积水是颅内脑脊液异常增多的先天畸形，多由脑室系统发育障碍、脑脊液生成和吸收平衡失调所致，以中脑导水管和室间孔狭窄或闭锁最常见。

三、论述题

1. 试述脑泡的形成与演化。

第 4 周末，神经管头段形成三个膨大的脑泡，从前向后依次为前脑泡、中脑泡和菱脑泡。至第 5 周时，前脑泡的头端向两侧膨大，形成左、右两个端脑，以后演变为大脑两半球，而前脑泡的尾端则形成间脑。中脑泡演变为中脑。菱脑泡的头段演变为后脑，尾段演变为末脑；后脑又演变为脑桥和小脑，末脑演变为延髓。在脑泡演变的同时，神经管的管腔也演变为各部位的脑室。前脑泡的腔演变为左、右两个侧脑室和间脑中的第三脑室；中脑泡的腔形成狭窄的中脑导水管；菱脑泡的腔演变为宽大的第四脑室。

2. 试述脊髓的发生。

神经管的尾段发育成脊髓。神经管的管腔形成脊髓中央管，管壁套层分化为灰质，边缘层则分化为白质。神经管壁因套层中成神经细胞与成神经胶质细胞增生而增厚。腹侧部增厚形成基板，继而再形成脊髓灰质前角，其中的成神经细胞分化为躯体运动神经元；背侧部增厚成翼板，以后形成脊髓灰质后角，其中的成神经细胞分化为感觉神经元；若干成神经细胞聚集于基板和翼板之间，形成脊髓侧角，分化为内脏运动神经元。神经管的顶与底壁分别形成顶板和底板。顶板形成后正中隔，底板形成前正中裂。神经管周围的间充质则分化成脊膜。

3. 试述视网膜的发生。

人胚第 4 周，当神经管闭合成前脑时，向外膨出形成左、右一对囊泡，称为视泡。视泡远端膨大，贴近表面外胚层，同时内陷形成双层杯状结构，称视杯。视网膜由视杯内、外两层共同分化而成。视杯外层分化为色素上皮层。视杯内层增厚，自第 6 周起，先后分化出节细胞、视锥细胞、无长突细胞、水平细胞、视杆细胞和双极细胞。视杯两层之间的视泡腔变窄，最后消失，于是两层直接相贴，构成视网膜视部。在视杯口边缘部，内层上皮不增厚，与外层分化的色素上皮相贴，并向晶状体泡和角膜之间的间充质内延伸，形成视网膜盲部，即睫状体与虹膜的上皮。

（杨　力）